Orbis

Birgit Adam

Die Strafe der Venus

Eine Kulturgeschichte der Geschlechtskrankheiten

Orbis Verlag

Bildnachweis

Archiv für Kunst und Geschichte, Berlin: Seite 10, 70, 75,. 82, 84, 96, 100, 112, 116, 119, 122, 127, 131, 135, 138, 147, 149; Bildarchiv Preußischer Kulturbesitz, Berlin: Seite 28, 35, 36, 43, 51, 55, 57, 63, 64, 68, 69, 77, 80, 83, 88, 145, 150, 151, 153, 154; DPA: Seite 156, 158, 161, 204, 207, 209, 215, 216, 222, 224, 227, 228; Stiftung Deutsches Hygiene-Museum, Dresden: Seite 109,125, 179, 193, 196, 197.

Mit freundlicher Genehmigung wurden entnommen: aus „Krankheit, Sexualität, Gesellschaft", Franz Steiner Verlag, 1999: Seite 165, 167, 169, 173; aus „Medizin, Moral und Sexualität", Chronos Verlag, 1994: Seite 182, 183, 190, 194; aus „Haut- Geschlechtskrankheiten", Urban und Schwarzenberg, 1997: Seite 20 u., 21, 24; aus „Praktischer Hausschatz der Heilkunde", Verlag Ernst Wiest Nachf. Leipzig, o. Jg.: Seite 19, 20 o.

ISBN 3-572-01268-6

Konzeption: Gerald Drews Medienagentur GmbH, Augsburg
Redaktion: Thomas Wieke, Wiesbaden
Bildredaktion: Michael Brandstätter, München
Buchgestaltung, Umschlaggestaltung und Gesamtherstellung:
Buch & Konzept, Annegret Wehland, München
Reproduktion: Litho Art, München
Satz: Caroline Saupe, München
Druck und Bindung: GGP Media, Pößneck

817 2635 4453 6271
04 03 02 01

Inhalt

Vorwort

Groß war die Angst in der Bevölkerung, als der Arzt Alfred Blaschko im Jahre 1912 vor einer „venerischen Durchseuchung" der Gesellschaft warnte und zum Kampf gegen Geschlechtskrankheiten wie Syphilis und Gonorrhöe aufrief. Dabei war Blaschko keineswegs pessimistisch oder gar hysterisch, denn vor 100 Jahren waren Geschlechtskrankheiten wie Syphilis – heute durch Penicillin leicht heilbar – schon fast zu „Volkskrankheiten" geworden. Von den unteren sozialen Schichten schlichen sich Syphilis und Gonorrhöe hinauf in die Oberschicht und galten als ernst zu nehmende Bedrohung der Bevölkerung, ja sogar als Angriff auf die gesellschaftliche Ordnung der bürgerlichen Welt.

Doch wie konnte es überhaupt so weit kommen? Schließlich leben wir doch erst seit kurzem in einer sexuell freizügigen Gesellschaft, möchte man meinen. Wenig bekannt ist heute, dass der Nährboden für diese Krankheiten schon im Mittelalter bereitet wurde. Zu allen Zeiten neigten Menschen zu sexuellen Ausschweifungen – auch die, denen man es am wenigsten zugetraut hätte: die Kirchenoberen.

Obwohl die Syphilis zu gewissen Zeiten geradezu seuchenartig auftrat, waren Geschlechtskrankheiten damals wie heute immer ein Tabuthema. Der Patient ließ sich im stillen Kämmerlein behandeln, mit dem Arzt tuschelte er allenfalls hinter vorgehaltener Hand über sein Leiden. Die Krankheit wurde unter moralischen Gesichtspunkten gesehen, denn sie galt als Strafe Gottes für einen unmoralischen Lebenswandel.

Vor rund hundert Jahren änderte sich dies jedoch entscheidend: Moralapostel wehrten sich zwar immer noch gegen eine Erforschung und Behandlung von Geschlechtskrankheiten, doch der Einfluss von Medizinern und Politikern war größer. Die Krankheiten galten nun nicht mehr als ein Problem des Einzelnen, sondern als eine Gefahr für die gesamte Gesellschaft des ausgehenden 19. Jahrhunderts. Neben der Medizin nahm sich auch die Politik der Krankheiten an – sie wurden aus der Abgeschiedenheit der Schlafzimmer ins Licht der Öffentlichkeit gezerrt. Diskussionen um die Bekämpfung von Geschlechtskrankheiten waren unter Ärzten und Politikern an der Tagesordnung – und das alles zu einer Zeit, die sich vor allem durch ihre Prüderie und Verklemmtheit auszeichnete. Diese historisch interessante Periode des Umbruchs in Medizin, Gesellschaft und Politik ist jedoch auch für die heutige Zeit relevant: Die Angst vor Aids seit den Achtzigerjahren des 20. Jahrhunderts spiegelt diese Thematik wider.

Dieses Buch will Sie auf eine Reise durch die Geschichte der Geschlechtskrankheiten mitnehmen, die so alt wie die Menschheit selbst ist. Der Schwerpunkt liegt dabei auf den Krankheiten Syphilis und Gonorrhöe, die seit jeher am weitesten verbreitet waren.

Im Laufe der Jahrhunderte erkrankten unzählige Menschen an der Lustseuche: Könige, Päpste, Dichter, Maler, Ärzte und Wissenschaftler, fromme und weniger fromme Menschen, Männer wie Frauen, Menschen, die Geschichte geschrieben haben und andere, deren Namen längst vergessen sind. Ganz normale Menschen, die genauso unter der Krankheit litten, ohne dass man sich an sie erinnert – mit anderen Worten: Menschen wie Sie und ich.

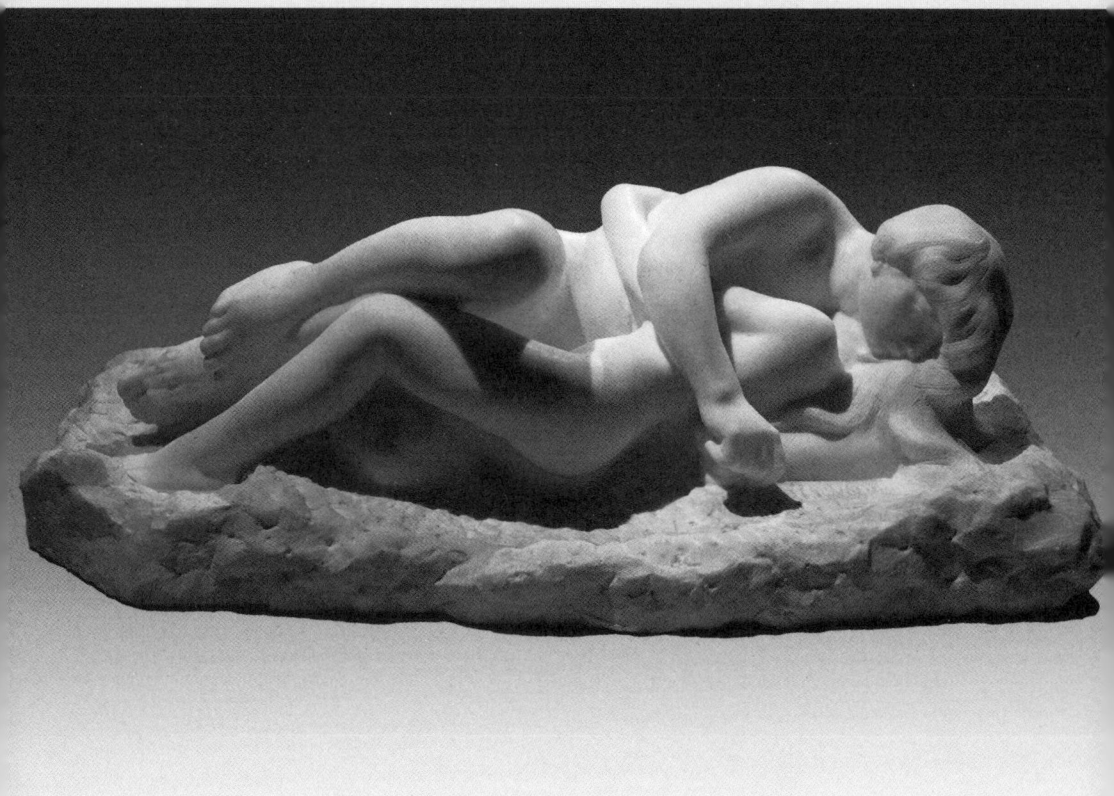

1. Kapitel

Geschlechtskrankheiten: Die nackten Tatsachen

Bevor wir uns auf eine Reise durch die Geschichte der Lust und des Lasters begeben, sollten wir uns erst einmal mit den Tatsachen auseinander setzen. Krankheiten wie Syphilis und Gonorrhöe sind heilbar geworden und haben im Zeitalter von Aids ihren Schrecken verloren. „Syphilis – gibt's doch gar nicht mehr", lautet die Einstellung gegenüber der scheinbar ausgestorbenen Lustseuche.

Geschlechtskrankheiten heute

Auch wenn Geschlechtskrankheiten jetzt bei weitem nicht mehr im gleichen Ausmaß auftreten wie noch vor 100 Jahren, spielen sie nach wie vor eine besondere Rolle im modernen Gesundheitswesen. Sie gehören heute sogar zu den medizinisch am besten erforschten Krankheiten, denn bis zum 31.12.2000 wurden sie immer noch durch ein spezielles Gesetz geregelt: Das Gesetz zur Bekämpfung der Geschlechtskrankheiten (GeschlKrG) von 1953 legte fest, wie sich Arzt und Patient im Falle einer Erkrankung zu verhalten haben. Auch schrieb es regelmäßige Untersuchungen für Prostituierte vor. Mit dem Inkrafttreten des neuen Infektionsschutzgesetzes wurde dieses Gesetz jedoch abgeschafft; die anonyme Meldepflicht für eine Infektion mit Syphilis und HIV besteht allerdings weiter. Das Gesetz mag nicht mehr zeitgemäß sein, doch Syphilis, weicher Schanker oder Gonorrhöe sind keineswegs Relikte einer längst vergangenen Ära, denn auch heute infizieren sich in Deutschland pro Jahr ca. 3500 Menschen. Hauptbetroffene sind Männer im Alter zwischen 25 und 30 Jahren, der Anteil der geschlechtskranken Frauen macht nur ein Fünftel aller Fälle aus.

Geschlechtskrankheiten in Deutschland (Neuerkrankungen)

1996:	4643	**1998:**	3584
1997:	4091	**1999:**	3435

Quelle: Statistisches Bundesamt

Wie sich aus der ersten Statistik ablesen lässt, nimmt die Zahl der Neuerkrankungen an Geschlechtskrankheiten stetig ab – im Übrigen bereits seit mehr als zehn Jahren. Diese Entwicklung ist mit Sicherheit den „Safer Sex"-Kampagnen der Gesundheitsämter und der

Verbreitung von Geschlechtskrankheiten 1999
(Anzahl der Erkrankungen pro 100 000 Einwohner)

Deutschland gesamt	4,2
Hamburg	33,2
Berlin	11,0
Sachsen	7,1
Sachsen-Anhalt	5,9
Mecklenburg-Vorpommern	5,0
Hessen	4,5
Bremen	4,4
Brandenburg	4,2
Thüringen	3,4
Nordrhein-Westfalen	3,1
Schleswig-Holstein	3,1
Bayern	2,9
Niedersachsen	2,4
Baden-Württemberg	1,7
Rheinland-Pfalz	1,6
Saarland	1,7

Quelle: Statistisches Bundesamt

TV-Werbung für Kondome zu verdanken, die neben einer Infektion mit dem HI-Virus natürlich auch eine Ansteckung mit einer anderen sexuell übertragbaren Krankheit verhindern.

Doch was passiert eigentlich mit dem Körper eines an Syphilis Erkrankten? Woran erkenne ich, ob ich mir vielleicht einen Tripper – wie man volkstümlich zur Gonorrhöe sagt – eingefangen habe? Viele von Ihnen wollen das vielleicht lieber gar nicht so genau wissen! Denn warum sollten wir uns auch mit dem Gedanken auseinander setzen, dass wir uns ausgerechnet beim Sex mit einer gefährlichen Krankheit infizieren könnten? Doch weshalb galten dann Geschlechtskrankheiten zu früheren Zeiten als Seuche, ja sogar als Bedrohung der Menschheit? Um die historische Dimension unseres Themas besser zu erfassen, wollen wir uns zunächst kurz den medizinischen Fakten widmen: Infektionsmöglichkeiten, Symptome, Verbreitung und Behandlung der Geschlechtskrankheiten bringen Licht in Krankheitsbilder, die wohl ein jeder am liebsten im Dunkeln lassen würden.

DIE „KLASSISCHEN" GESCHLECHTSKRANKHEITEN

Die so genannten klassischen Geschlechtskrankheiten sind meldepflichtige Erkrankungen, die in erster Linie durch Sexualkontakte übertragen werden und deshalb bis zum Jahr 2000 auch unter das Gesetz zur Bekämpfung der Geschlechtskrankheiten fielen. Andere Krankheiten – wie zum Beispiel Aids – werden zwar auch durch Geschlechtsverkehr übertragen, andere Infektionswege, wie zum Beispiel verschmutze Spritzen beim Drogenmissbrauch, spielen hier jedoch ebenfalls eine wichtige Rolle. Zu den klassischen Geschlechtskrankheiten zählen:

KLASSISCHE GESCHLECHTSKRANKHEITEN

Gonorrhöe (Tripper)
Syphilis (Lues)
Ulcus molle (weicher Schanker)
Venerische Lymphknotenentzündung (Lymphogranulomatosis inguinalis)

Wer sich eine dieser Krankheiten zuzog, musste noch vor kurzem damit rechnen, dass zwei seiner Grundrechte vorübergehend eingeschränkt wurden, nämlich das Recht auf körperliche Unversehrtheit und auf Freiheit der Person. Das Gesetz zur Bekämpfung der Geschlechtskrankheiten schrieb nämlich vor, dass sich jeder Infizierte von einem Arzt untersuchen und behandeln lassen muss. Auch heute noch muss der Arzt eine Syphilis-Erkrankung dem örtlichen Gesundheitsamt melden. Doch keine Angst: Die Meldung erfolgt ohne Name und Anschrift – Sie landen also nicht auf einer „schwarzen Liste"! Lediglich Ihr Geburtsjahr, Geschlecht und die ersten drei Ziffern Ihrer Postleitzahl erfährt „Big Brother" Staat. Außerdem müssen Sie dem Arzt dabei helfen, die Person ausfindig zu machen, bei der Sie sich vermutlich angesteckt haben, ebenso auch diejenigen Personen, an die Sie die Krankheit weitergegeben haben könnten. Die oberste Regel heißt in einem solchen Fall natürlich: kein (ungeschützter) Sex! Sonst machen Sie sich nämlich der Körperverletzung schuldig! Auch hier ist Nachdenken angesagt: ein paar Monate ohne Sex oder ein paar Monate hinter Gittern?

Heute können Ärzte mit Hilfe ihrer modernen Geräte die Krankheiten einwandfrei bestimmen; sie wissen, dass es sich um verschiedene

Infektionskrankheiten handelt, die durch spezifische Erreger ausgelöst werden und einen bestimmten Krankheitsverlauf nach sich ziehen. Doch das war nicht immer so. Die Krankheitsvorstellungen veränderten sich im Laufe der Zeit, vielfach wurden Syphilis und Gonorrhöe für unterschiedliche Stadien ein- und derselben Krankheit mit dem eher nebulösen Namen „Lustseuche" gehalten. Erst in den Dreißigerjahren des 19. Jahrhunderts konnten beide Krankheiten eindeutig voneinander abgegrenzt werden. Auch zwischen den frühen Symptomen der Syphilis und den Spätfolgen, die sich oft erst mehr als zehn Jahre nach einer Infektion einstellen, sahen Ärzte zunächst keinen Zusammenhang. Heute wissen wir jedoch einiges mehr über diese heimtückischen Krankheiten.

Gonorrhöe

Gonorrhöe ist heute die am meisten verbreitete Geschlechtskrankheit, doch sagt Ihnen dieser Begriff auf Anhieb vielleicht gar nichts. Kommt Ihnen dafür der volkstümliche Ausdruck „Tripper" bekannt vor? „Die hat ihm einen Tripper angehängt", wird ab und zu hinter vorgehaltener Hand getuschelt, höchste Geheimhaltungsstufe ist dann angesagt. „Neisseria gonorrhoeae" heißen die Erreger dieser gemeinen Krankheit. Übertragen wird sie ausschließlich durch Sexualkontakte, auch wenn so manch ein Erkrankter sich auf etwas anderes herauszureden versuchte: „Im Publikum hört man nicht selten die Ansicht äußern, dass der Tripper auch auf außergeschlechtlichem Wege, also gleichsam auf unschuldige Weise, zustande kommen könne. Verheiratete Männer pflegen gar nicht selten dem Arzte mit Unschuldsmiene zu beteuern, sie hätten keineswegs etwa außerehelich verkehrt, sondern sie müssten sich ihr Leiden wohl dadurch zugezogen haben, dass sie kürzlich ihre Notdurft im Freien verrichtet hätten und dabei dem Wind ausgesetzt gewesen seien. Nur so viel kann man von solchen Äußerungen als wahr oder wenigstens als möglich gelten lassen, dass unabgehärtete, verweichlichte und empfindliche Personen durch die Verrichtung ihrer Notdurft im Freien eine Erkältung davontragen können, und diese kann sich gelegentlich wohl auch mal auf die Harnröhre werfen", heißt es in einem medizinischem Handbuch aus den Zwanzigerjahren des vorigen Jahrhunderts. Also, keine faulen Ausreden bitte!

Schon nach ein bis drei Tagen machen sich die Folgen der Infektion bemerkbar – der oder die „Schuldige“, dem sie die Krankheit zu verdanken haben, müsste also noch zu finden sein. Für Frauen ist das Infektionsrisiko übrigens fast doppelt so hoch wie für Männer: Beim ungeschützten Geschlechtsverkehr mit einem infizierten Partner beträgt es für Frauen fast 100 Prozent, für Männer dagegen nur 50 Prozent. Doch nicht nur das Infektionsrisiko ist für Frauen höher, in 70 Prozent aller Fälle bemerkt eine Frau gar nicht, dass sie sich einen Tripper zugezogen hat. Allerdings ist das keine – wie man zunächst vermuten möchte – positive Nachricht, denn bleibt der Tripper unbehandelt, können sich chronische Beschwerden bis hin zur Sterilität einstellen.

Doch nun von Anfang an: Die Bakterien siedeln sich zumeist im vorderen Teil der Harnröhre an, können aber – je nach sexueller Vorliebe – auch Enddarm oder Rachen befallen. Ein Jucken in der Harnröhre, brennende Schmerzen beim Wasserlassen und ein schleimiger Ausfluss stellen sich ein. Eigentlich wäre jetzt ein Arztbesuch fällig – doch wer geht schon gerne zum Arzt? Und dann auch noch wegen so etwas Peinlichem? Gerade Frauen neigen dazu, den Ausfluss als natürliche Schleimabsonderung aus der Scheide zu missdeuten und vertrauen darauf, dass er von selbst wieder verschwindet. Doch das tut er nicht! Wird er nicht behandelt, greift der Tripper auf den hinteren Bereich der Harnröhre über – und dann geht der „Spaß“ erst richtig los: Die Schmerzen beim Wasserlassen werden stärker, gleichzeitig auch der Harndrang, gelegentlich ist auch Blut im Urin zu finden. Unsere französischen Nachbarn haben diese Symptome übrigens schön drastisch formuliert: In der Umgangssprache heißt der Tripper dort „chaude pisse“, also „heiße Pisse“. Bei Männern dehnt sich die Erkrankung später auf Prostata und Nebenhoden aus, bei Frauen können Gebärmutter, Eileiter und Eierstöcke angegriffen werden. Das kann schließlich auch zur Unfruchtbarkeit führen.

Dabei wäre alles so einfach: Kondome schützen vor einer Ansteckung und sollte es Sie trotzdem erwischt haben, hilft ein Arztbesuch beim ersten Verdacht. Die Erreger lassen sich ganz leicht über eine Urinprobe oder einen Abstrich nachweisen und mit Penicillin bekämpfen. Nach einer Woche ist die Gefahr schon wieder vorbei.

Übrigens gibt es auch eine Form des Trippers, die nicht rein auf die Genitalien beschränkt ist: Bei der Geburt kann sich die Krankheit von der Mutter auf das Neugeborene übertragen und beim Kind eine Bindehautentzündung auslösen. Nicht zuletzt deshalb bekommen heute Säuglinge unmittelbar nach der Geburt antibiotische Augentropfen eingeträufelt.

Syphilis (Lues)

Die Lustseuche, auch „Krankheit der Venus" genannt, versetzte nach ihrem ersten Auftauchen gegen Ende des 15. Jahrhunderts ganz Europa in Angst und Schrecken. Wie die Syphilis nach Europa gelangte und im Laufe der Jahrhunderte ihren Einzug in Fürstenhäuser und Künstlerkreise hielt, aber auch in gutbürgerlichen Familien und sogar im Vatikan grassierte – damit werden wir uns in den folgenden Kapiteln beschäftigen. Zunächst wollen wir die Krankheit jedoch unter rein medizinischen Gesichtspunkten betrachten.

Der *„Praktische Hausschatz der Heilkunde"* aus den Zwanzigerjahren des vorigen Jahrhunderts zeigt uns sehr anschaulich, wie heimtückisch die Syphilis im menschlichen Körper wütet:

„Die Syphilis [...] umfasst mit ihren gierigen Krallen den gesamten Körper, es gibt keinen Körperteil, kein Gewebe oder Organsystem, in welchem sie nicht erscheinen könnte, und wenn sie auch nicht überall zu gleicher Zeit Krankheitsprozesse hervorruft, sondern dabei, wie wir noch sehen werden, eine gewisse planmäßige Reihenfolge beobachtet, so ist es doch ganz sicher, dass sie nicht wie andere Krankheitsgifte nur an der Stelle, wo sie gerade eine Krankheitserscheinung hervorgerufen hat, zu suchen ist, sondern dass sie zur gleichen Zeit den ganzen Körper in allen seinen Lebensäußerungen beherrscht und dass sie früher oder später, oft ganz unerwartet, in jedem beliebigen Organ unter dem mannigfachsten Entzündungsformen hervortreten kann. Die Syphilis vermag dank dieser Vielgestaltigkeit ihrer Wirkungen sich hinter den verschiedensten Masken zu verbergen, mit welchen sie nur allzu oft die Unkundigen täuscht, und welche nur der Blick des erfahrenen Arztes zu durchdringen vermag. Bald erscheint sie unter der Form eines unschuldig aussehenden Hautausschlages, bald plagt sie den Kranken mit Schmerzen und Beschwerden, welche ganz denen der Neurasthenie ähneln, dann wieder spielt sie die Rolle einer Leber- oder Nierenentzündung, oder sie

befällt die Sinnesorgane, um ihr Opfer mit Blindheit und Taubheit zu schlagen, oder aber sie täuscht gar ein seelisches Leiden vor, indem sie langsam das Gehirn ergreift und dort in schleichender Weise Größenwahnsinn, Verfolgungsangst, Zwangsideen und andere Störungen der Geistestätigkeit verbreitet."

Diese Beschreibung erweckt den Eindruck, als sei die Syphilis ganz gezielt darauf aus, durch ihr bösartiges Wesen und mit planvoller Gerissenheit die Menschheit zu zerstören. So übertrieben dies heute für uns klingen mag, zeigt diese Darstellung doch sehr deutlich, wie gefährlich die Syphilis zu einer Zeit war, in der medizinische Zusammenhänge noch nicht jedermann bekannt waren und die Gefahr einer landes- oder gar weltweiten Epidemie keineswegs gebannt war.

Der „Übeltäter", der nun all die beschriebenen Symptome im Körper zu verantworten hat, ist ein schraubenförmiges Bakterium namens Treponema pallidum oder Spirochaeta pallida, das über Schleimhäute und mikroskopisch kleine Hautverletzungen in den Körper eindringt. Übertragen wird auch Syphilis vor allem durch Geschlechtsverkehr, unter Umständen auch beim Küssen. Dazu hat der *„Praktische Hausschatz"* einen wichtigen Ratschlag parat: „Eine gefährliche und gar nicht genug zu verdammende Unsitte ist es, dass fremde Personen sich so oft herausnehmen, Kinder zu küssen, noch dazu auf die Lippen, welche durch die überaus hohe Verletzlichkeit ihres Gewebes das Eindringen von Ansteckungsstoffen sehr erleichtern. Sehr berechtigt ist daher die englische Sitte, den Kindern ein Schildchen umzuhängen mit der Aufschrift: Küsse mich nicht!" Außerhalb des Körpers sterben die Erreger jedoch so schnell ab, dass eine Ansteckung zum Beispiel über gemeinsam benutztes Besteck, Gläser oder die Toilette nicht möglich ist.

Eine besondere Gefahr besteht für Schwangere: Ab dem fünften Monat kann die Infektion auf das ungeborene Kind übertragen werden; Missbildungen, Früh- oder Totgeburten sind die Folge. Liegt die Syphilis-Infektion der Mutter schon länger zurück, so kommt das Baby mit angeborener (connataler) Syphilis zur Welt. Solche Kinder haben Ausschläge auf Handflächen und Fußsohlen, leiden an einem besonderen Schnupfen und sehen meist greisenhaft aus. Häufig sterben sie schon in den ersten Lebensjahren. Bei den überlebenden Kindern treten Entwicklungsstörungen bei der Zahnbildung auf, außerdem führt ange-

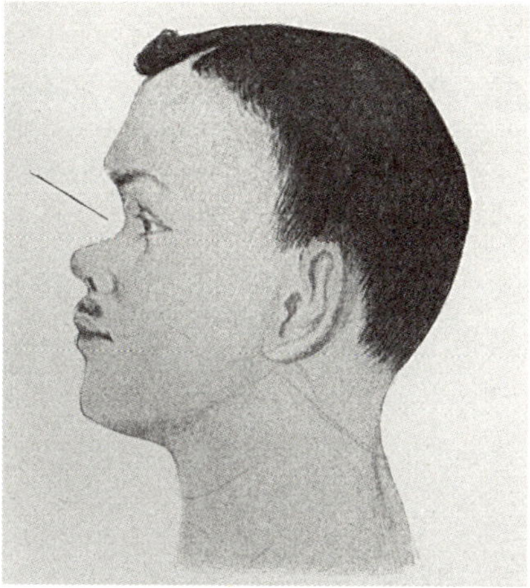

Typisches Kennzeichen der angeborenen Syphilis: die Sattelnase.

borene Syphilis häufig zu völliger Taubheit. Ein typisches Kennzeichen der Syphiliskinder ist die so genannte Sattelnase: Die Nasenscheidewand wird zerstört, der Nasenrücken sinkt ein.

Bei Erwachsenen zeigen sich etwa drei bis vier Wochen nach der Ansteckung die ersten Symptome. In diesem Primärstadium der Syphilis bildet sich am Ort der Infektion ein kleines, schmerzloses Geschwür auf der Haut: der so genannte „harte Schanker". Die Lymphknoten in seiner Umgebung schwellen an. Wird der harte Schanker nicht behandelt, so verschwindet er nach etwa sechs Wochen von selbst. So manch ein ahnungsloser Patient mag sich nun schon wieder in Sicherheit wiegen, doch der Schein trügt. Unter der Oberfläche brodelt es. Spirochäten verteilen sich über das Blut im ganzen Körper und etwa neun bis zehn Wochen nach der Infektion tritt vor allem an Handtellern und Fußsohlen der für die Krankheit typische rosafarbene bis bräunlich-rote fleckige Ausschlag auf, der allerdings nicht juckt. Dazu können sich Haarausfall und plötzliche Heiserkeit gesellen. Auch sind jetzt alle Lymphknoten auffällig geschwollen. Dieses Sekundärstadium der Krankheit kann fünf bis zehn Jahre andauern. Dabei zeigen sich die Symptome keineswegs die ganze Zeit über, vielmehr bricht die Krankheit intervallartig immer wieder aus.

Der Körper kämpft nun natürlich stetig mit der Krankheit und setzt das Niveau seiner Abwehrkräfte herauf. Das führt dazu, dass im Blut zunächst zwar weniger Erreger vorhanden sind, doch die sind nicht minder gefährlich. So gut wie jedes Organ kann in diesem Tertiärstadium von den Spirochäten befallen werden. Nierenförmige, gummiartige Geschwüre können auf der Haut, im Gehirn, in den Hoden und in der Leber entstehen. Besonders gefährlich sind sie an der Aorta, wo sich eine Wandaussackung bilden und die Aorta zum Platzen bringen kann. Außerdem kann es zu Gewebezerstörungen in größerem Ausmaß

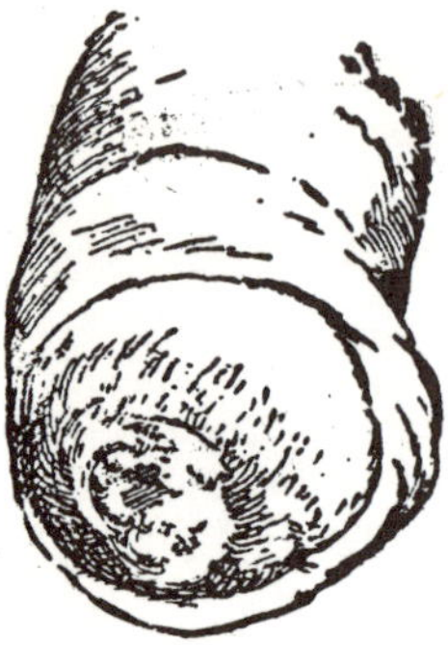

Syphilitisches Geschwür nach einer Darstellung aus den 20er Jahren.

kommen. Gaumen, Nasenscheidewand oder die Zunge werden langsam zersetzt. In den Industriestaaten ist dieses Stadium jedoch selten, zumeist wird die Erkrankung hier rechtzeitig erkannt und behandelt.

Zehn bis 20 Jahre nach der Infektion tritt der Patient ins Quartärstadium der Syphilis ein: Äußerlich kann man die Krankheit nun gar nicht mehr erkennen, doch innerlich geht es dafür umso heftiger zur Sache. Degenerative Veränderungen in Gehirn oder Rückenmark stellen sich ein: Paralyse und Tabes dorsalis heißen die Endstadien der Syphilis in der Wissenschaftssprache. Die Paralyse wird im Volksmund gerne als „Gehirnerweichung" bezeichnet, dabei handelt es sich vielmehr um eine Schrumpfung des Großhirns. Zum Vergleich: Das Großhirn eines gesunden Menschen wiegt etwa 1500 g, das eines an Paralyse erkrankten Syphilitikers dagegen nur rund 900 g. Der Verlauf der Paralyse ist von Patient zu Patient unterschiedlich, das Ergebnis ist jedoch stets dasselbe: völliger geistiger Verfall. Anders verhält es sich bei der Tabes dorsalis, einer Erkrankung des Zentralnervensystems, im Volksmund auch Rückenmarksschwindsucht genannt. Hier bleibt der Kranke zwar geistig fit, sein Körper wird jedoch langsam gelähmt. Über zehn bis 20 Jahre kann sich dieser Zustand hinziehen, am Schluss ist der Patient an sein Bett gefesselt und kann sich oft nicht einmal mehr aufrichten. Doch so weit kommt es relativ selten: Nur etwa fünf Prozent aller Syphilis-Fälle führen zu Paralyse oder Tabes dorsalis.

Dieser Krankheitsverlauf zeigt, wie heimtückisch die Syphilis ist.

Hautausschläge wie hier an den Fußsohlen stellen sich etwa zehn Wochen nach der Infektion ein.

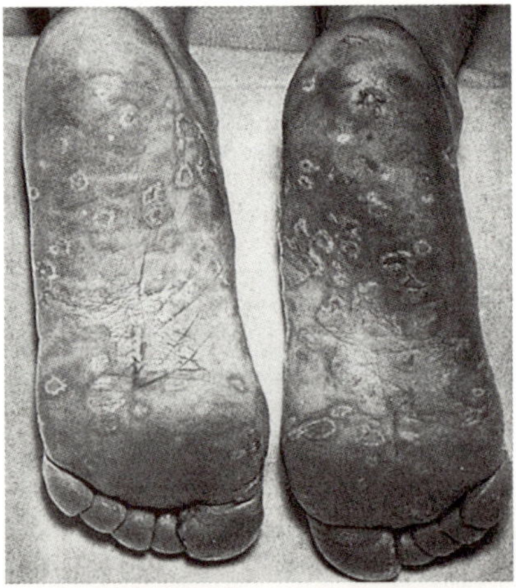

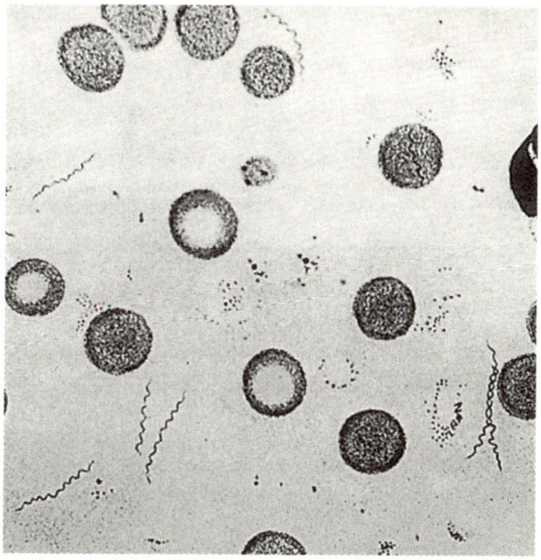

Unscheinbar, aber gefährlich: Spirochaeta pallida, Erreger der Syphilis.

Sie beginnt relativ harmlos, ohne Schmerzen, und wird von den Betroffenen daher leicht ignoriert oder verdrängt. Durch die langen Latenzzeiten wähnt sich der Kranke schon geheilt und bringt eventuelle Beschwerden oft nicht in Zusammenhang mit seiner Erkrankung. Dabei ist nicht nur sein eigener Körper den Attacken der Spirochäten ausgesetzt, sondern er ist auch für seine Sexualpartner höchst gefährlich – mit anderen Worten: er ist eine wandelnde Zeitbombe! Dabei ist es kaum ein Trost, dass Syphilis nur während des Primär- und Sekundärstadiums ansteckend ist, denn wer hat schon Lust auf Sex, während sich sein Gehirn langsam auflöst?

Was also tun? Bei den ersten Anzeichen einer Infektion sofort zum Arzt, denn der kann mit Penicillin der Krankheit Einhalt gebieten. Bleibt die Syphilis dagegen unbehandelt, ist sie bei immerhin zehn Prozent der Infizierten tödlich.

Ulcus molle („weicher Schanker“)

Der weiche Schanker ist in Mitteleuropa sehr selten, tritt jedoch hin und wieder als exotisches Urlaubssouvenir auf. Männer sind hier fünfmal häufiger betroffen als Frauen.

Verantwortlich für die Erkrankung sind Bakterien mit dem Namen Haemophilus ducreyi, die bereits etwa drei bis fünf Tage nach der Infektion weiche, schmerzhafte Geschwüre an der Eintrittspforte der Erreger auslösen. Auch die benachbarten Lymphknoten schwellen an. Die Geschwüre heilen nicht nur schlecht, durch Kontaktinfektion können sich zudem an anderen Stellen neue Geschwüre bilden. Bekämpfen kann man den weichen Schanker mit Antibiotika; wird er nicht behandelt, kann es zu schwerwiegenden Gewebezerstörungen kommen.

Venerische Lymphknotenentzündung (Lymphogranulomatosis inguinalis)

Die venerische Lymphknotenentzündung ist die seltenste aller Geschlechtskrankheiten, sie tritt vor allem in tropischen Ländern auf und wird von dort her gelegentlich als unangenehmes Souvenir mit nach Deutschland gebracht. Sie wird durch den Erreger Chlamydia trachomatis verursacht und löst etwa ein bis drei Wochen nach der Infektion schmerzhafte Erosionen an den Genitalien aus. Gleichzeitig sind die Lymphknoten in den Leisten stark geschwollen und können unter Umständen vereitern. Auch hier kann ein Arzt mit Antibiotika helfen.

Weitere sexuell übertragbare Krankheiten

Neben diesen vier klassischen Geschlechtskrankheiten gibt es eine ganze Reihe von Krankheiten, die zwar ebenfalls auf sexuellem Wege übertragen werden, aber eben nicht ausschließlich. Sie haben den Geschlechtskrankheiten in der jüngsten Zeit den Rang abgelaufen, genaue Angaben über ihre Häufigkeit können hier jedoch nicht gemacht werden.

Herpes genitalis

Der Begriff „Herpes“ ist Ihnen vielleicht durch die gleichnamigen Lippenbläschen vertraut. In der Tat wird Herpes genitalis durch einen nahen Verwandten des Lippenbläschen-Virus ausgelöst: Herpes-Simplex-Virus (HSV) heißt der Übeltäter. Etwa eine Woche nach der Infektion treten an der Genitalschleimhaut, eventuell auch am After und in der Mundhöhle, Rötungen, Schwellungen und kleine Bläschen auf, die Flüssigkeit enthalten und heftig jucken oder schmerzen können. Sie heilen zwar zumeist von selbst ab, kommen jedoch leider immer wieder. Begleitet werden die Krankheitsschübe von geschwollenen Lymphknoten, leichtem Fieber, Problemen beim Wasserlassen und einem allgemeinen Unwohlsein.

Auch hier gilt: Die Behandlung von Herpes gehört in die Hände eines Arztes, der Ihnen ein Medikament verschreiben kann, das die

Ausbreitung der Bläschen verringert und ihre Abheilung beschleunigt – ganz vertreiben kann es die Krankheit jedoch nicht. Sie sollten sich daher stets bewusst sein, dass Sie – auch wenn Sie jahrelang keinerlei Beschwerden verspürt haben – immer eine Gefahrenquelle für Ihre Sexualpartner sind.

Feigwarzen

Feigwarzen sind kleine weiche rosa Warzen, die meistens an den Schamlippen, am Penisschaft oder auf der Vorhaut vorkommen, sich aber auch um den Enddarm oder in der Mundhöhle ansiedeln können. Sie werden durch so genannte Papilloma-Viren (HPV) verursacht und sind sehr leicht übertragbar. Heimtückisch sind Feigwarzen vor allem deshalb, weil sie unter Umständen erst bis zu neun Monate nach der Infektion zum ersten Mal auftreten und außerdem vermutlich die Entstehung von Krebs an den Genitalien begünstigen. Behandelt werden die Feigwarzen mit Tinkturen, flüssigem Stickstoff oder Laserstrahlen; sie verschwinden dadurch zumeist für immer.

HIV-Infektion/Aids

Aids (Acquired Immune Deficiency Syndrome = Erworbener Immundefekt) bzw. die Infektion mit HIV ist die in jüngster Zeit wohl am häufigsten diskutierte sexuell übertragene Krankheit – und leider auch die gefährlichste. Obwohl die Wissenschaft bei der Erforschung dieser Krankheit große Fortschritte gemacht hat, gibt es nach wie vor kein wirksames Heilmittel oder einen Impfstoff. Entdeckt wurde die Krankheit 1981 in Los Angeles, wo ein Patient an einer sehr seltenen Form der Lungenentzündung litt. Etwa zur selben Zeit beobachteten Ärzte in New York ein vermehrtes Auftreten der ebenfalls eher seltenen Tumorform Kaposi-Sarkom. Da in beiden Fällen ausschließlich homosexuelle Männer betroffen waren, tippte man zunächst auf eine Art „Schwulenpest", bis schließlich das HI-Virus als Auslöser ausgemacht werden konnte. Wo das Virus herkommt, ist jedoch bis heute noch nicht vollkommen klar: Vermutlich stammt die Krankheit aus Afrika, konnte sich aber im Westen durch Homosexualität, Drogenmissbrauch und verstärkte sexuelle Aktivität im Allgemeinen recht schnell verbreiten.

Heute schätzt die Weltgesundheitsorganisation (WHO), dass weltweit etwa 36 Millionen Menschen mit dem HI-Virus infiziert sind, bei weiteren 1,54 Millionen Personen ist die Krankheit Aids bereits ausgebrochen. In Deutschland infizieren sich jedes Jahr 2000 bis 2500 Menschen mit HIV, davon ist etwa jeder Fünfte eine Frau. Insgesamt sind hierzulande zwischen 50000 und 60000 Menschen HIV-positiv. Über 50 Prozent der Ansteckungen erfolgen über homosexuelle Kontakte, weitere 15 Prozent über intravenösen Drogenmissbrauch. Nur neun Prozent aller Infizierten haben sich durch heterosexuelle Kontakte angesteckt. Allerdings wächst dieser Prozentsatz ständig. Heterosexuelle haben also keinen Grund, sich in Sicherheit zu wiegen.

Erreger der Krankheit ist das so genannte HI-Virus (HIV = Humanes Immunschwäche-Virus), das das Abwehrsystem des Körpers angreift und zerstört. HIV-Infizierte ziehen sich deshalb leichter Krankheiten zu als gesunde Menschen und leiden zum Beispiel an Infektionskrankheiten oder Tumoren, die sonst nur selten vorkommen. Diese Erkrankungen können die Infizierten bis zum Tode schwächen.

Das Virus befindet sich in Körperflüssigkeiten wie Blut, Sperma oder Scheidensekret, und kann übertragen werden, wenn eine infektiöse Flüssigkeit in die Blutbahn gelangt. Dazu gehört nicht nur der Geschlechtsverkehr, sondern auch verschmutzte Spritzen beim Drogenkonsum oder Bluttransfusionen. Während der Schwangerschaft und bei der Geburt können Mütter ihre Kinder anstecken, auch über die Muttermilch kann eine Infektion erfolgen. Ungefährlich ist aber das gemeinsame Benutzen von Geschirr, Toiletten, Handtüchern, Schwimmbädern oder der Sauna, da das Virus an der frischen Luft sofort abstirbt. Auch Händeschütteln, Küssen oder Insektenstiche bringen keine Gefahr.

Ist das Virus erst einmal in die Blutbahn gelangt, greift es dort das körpereigene Abwehrsystem an und zerstört es langsam. Viele HIV-Infizierte verspüren zunächst überhaupt keine Beschwerden, andere dagegen klagen etwa drei bis sechs Wochen nach der Ansteckung über Fieber, Schweißausbrüche, geschwollene Lymphknoten oder allgemeines Unwohlsein. Oft werden diese Symptome allerdings für eine einfache Grippe gehalten. Im Anschluss daran beginnt die so genannte „asymptomatische Phase", die fünf bis zehn Jahre lang andauern kann. Während dieser Zeit ist der Infizierte völlig beschwerdefrei und leistungsfähig, denn das Immunsystem versucht, Viren und Abwehrkräfte im Gleichgewicht zu halten, wird auf die Dauer aber immer schwächer. Nimmt die Virus-Konzentration im Blut überhand, so beginnt die symptomatische Phase der Krankheit mit Anzeichen wie Durchfall, Fieber oder Appetitlosigkeit.

Schließlich entsteht das Vollbild Aids, keine einzelne Krankheit, sondern eine Vielzahl von Symptomen und Infektionen. Dazu zählen zum Beispiel Tumore, Lungenentzündung, Infektionen im Magen-Darm-Bereich oder eine Zerstörung des Zentralen Nervensystems. Die durchschnittliche Überlebenszeit nach diesem Ausbruch der Krankheit beträgt etwa drei bis vier Jahre, große individuelle Unterschiede sind hier jedoch keine Ausnahme.

Wenn Sie befürchten, sich mit HIV infiziert zu haben, sollten Sie sofort einen Aids-Test machen lassen, den die Gesundheitsämter kostenlos und anonym durchführen. Je früher Sie über eine Ansteckung Bescheid wissen, umso besser können Ihnen die Ärzte helfen. Auch wenn es noch kein Heilmittel gegen HIV bzw. Aids gibt, können verschiedene Medikamente heute die Lebensqualität verbessern und den Ausbruch der Krankheit aufschieben. So kann zum Beispiel die Virusvermehrung im Blut bekämpft werden (antiretrovirale Therapie) und auch für die Begleiterkrankungen einer HIV-Infektion gibt es heute wirkungsvolle Behandlungsmöglichkeiten. Bei einem Aids-Test wird eine Infektion über vorhandene Antikörper im Blut festgestellt, jedoch kann man sie erst etwa sechs bis zwölf Wochen nach der Ansteckung nachweisen. Selbst wenn Ihr Aids-Test also zunächst negativ ausfällt, sollte Sie das Ergebnis nicht zum Jubeln veranlassen – vielmehr sollten Sie den Test nach etwa drei Monaten wiederholen, um auch ganz sicher zu gehen.

Chlamydien-Infektion

Chlamydien-Infektionen gehören zu den häufigsten Geschlechtskrankheiten, werden oft jedoch nicht einmal bemerkt. Erste Beschwerden stellen sich etwa sieben bis 14 Tage nach einer Ansteckung ein. Typische Anzeichen für eine Infektion mit den kugelförmigen Bakterien sind leichter Ausfluss aus Penis oder Scheide, häufiger Harndrang sowie Schmerzen im Unterleib, besonders beim Wasserlassen und beim

Geschlechtsverkehr. Wird die Erkrankung nicht behandelt, verschwinden die Symptome zwar häufig von selbst wieder, doch kann die Erkrankung chronisch werden. In rund einem Viertel aller Fälle führt sie zu Unfruchtbarkeit. Der Arzt kann jedoch mit Antibiotika schnelle Hilfe verschaffen.

Pilzerkrankungen (Candidiasis)

Es ist nun einmal eine alt bekannte Tatsache, dass sich Pilze gerne auf Schleimhäuten und der Haut im Allgemeinen ansiedeln, der gute alte Fußpilz ist nur ein Beispiel hierfür. Krankheiten lösen Pilze jedoch nur an den Körperstellen aus, an denen das Abwehrsystem herabgesetzt ist, so zum Beispiel an dauernd feuchten Stellen oder nach Veränderungen im Hormonspiegel.

Betroffen sind dabei leider auch die Genitalien. Frauen leiden unter einer starken Scheidenentzündung mit Schmerzen und Ausfluss, meist sind auch die Schamlippen geschwollen und gerötet. Bei Männern sind Eichel und Vorhaut gerötet oder mit weißlichem Belag überzogen. Der Arzt kann hier mit Scheidenzäpfchen bzw. Cremes schnell Abhilfe schaffen.

Trichomonaden-Infektion

Fast jede fünfte Frau infiziert sich im Laufe ihres sexuell aktiven Lebens einmal mit Trichomonaden, einem in Europa weit verbreiteten Parasiten. Sie werden nicht nur durch Geschlechtsverkehr übertragen, sondern ab und zu auch über Toiletten, Handtücher oder in der Sauna. Bei Frauen macht sich die Infektion durch grünlich-gelben Ausfluss, Juckreiz und Schmerzen beim Wasserlassen bemerkbar, bei Nichtbehandlung kann sie zu einer chronischen Scheiden- und Blasenentzündung führen. Bei Männern bleibt die Krankheit oft unbemerkt, denn sie führt lediglich zu geringem morgendlichen Ausfluss und leichtem Brennen oder Ziehen in der Harnröhre. Doch auch hier können die Spätfolgen sehr unangenehm sein: Eichel und Prostata können sich entzünden. Der Arzt kann der Krankheit mit verschiedenen Medikamenten zu Leibe rücken, dabei sollte stets auch der Partner mitbehandelt werden.

„Da vergeht einem ja alles", mag sich so manch einer von Ihnen nach der Lektüre dieses Kapitels nun denken. Muss es aber nicht, denn Kondome schützen vor allen diesen Krankheiten. Auch unsere Vorfahren waren erfinderisch, um sich vor unangenehmen Folgen ihrer sexuellen Vergnügungen zu schützen – und wir reden hier nicht nur von ungewollten Kindern! Von der Schwimmblase eines Fisches über Schafsdärme erfüllten im Laufe der Jahrhunderte allerlei teils mehr, teils weniger dicke Häute die Zwecke des Verhüterlis. Trotzdem wird die Menschheit seit Urzeiten von Geschlechtskrankheiten geplagt – aber richtig ernst wurde es erst mit Kolumbus.

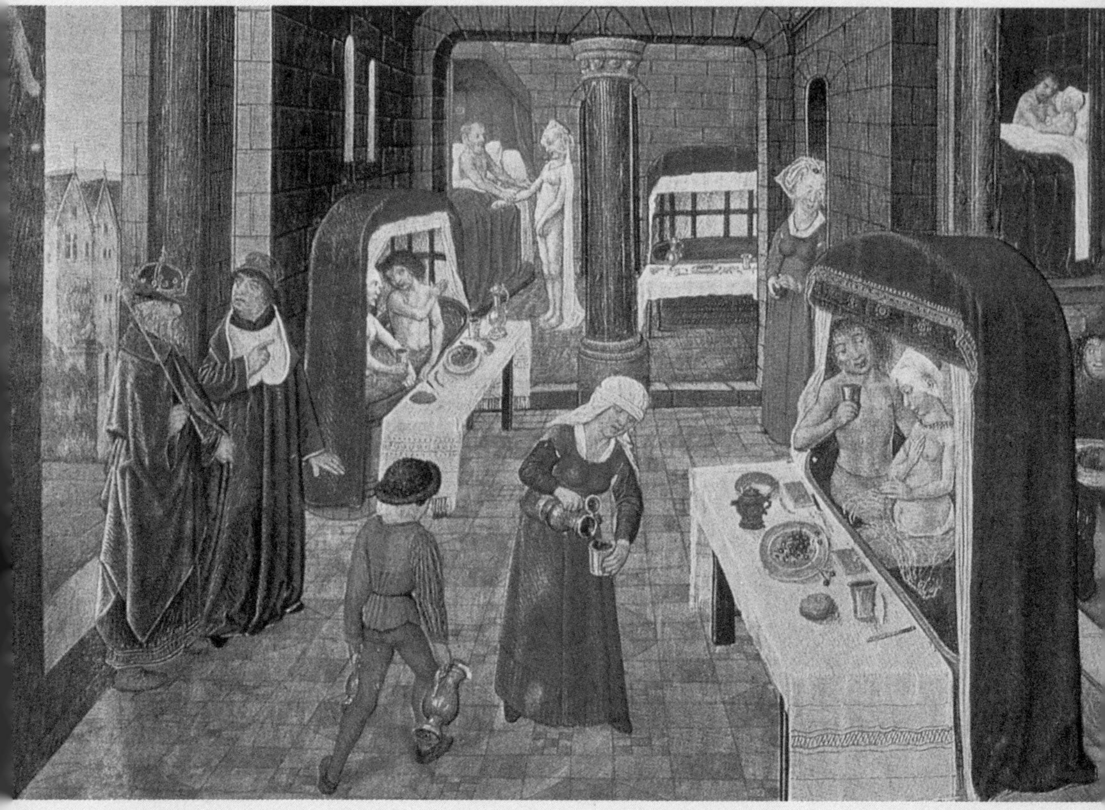

2. Kapitel

Europa im Griff der Syphilis

Pest, Cholera oder Lepra: Das sind die großen Seuchen, deren Namen uns heute noch Schauer den Rücken hinabjagen. Ebenso viel Angst vor diesen Krankheiten hatten unsere Vorfahren im Europa des 15. bis 19. Jahrhunderts vor der Syphilis – ein Leiden, das wir heute allenfalls milde belächeln. So groß war dereinst die Schreckensherrschaft der „französischen Krankheit", dass sie sogar Kunst, Politik und Mode der Zeit entscheidend beeinflusste.

Wie die Syphilis nach Europa kam

Die erste große Syphilis-Epidemie suchte Europa gegen Ende des 15. Jahrhunderts heim und verbreitete in allen Bevölkerungsschichten Angst und Schrecken. Warum aber brach die Lustseuche gerade zu dieser Zeit aus? Sexuelle Ausschweifungen und Sittenverderbnis waren in Europa ja keine unbekannten Größen, noch nie zuvor konnte allerdings ein sexuelles Abenteuer so schmerzhaft oder sogar tödlich enden wie zu dieser Zeit.

Die Vorgeschichte: Geschlechtskrankheiten im Altertum

Die Syphilis trat zwar erst zu Beginn der Neuzeit epidemisch auf, doch waren Geschlechtskrankheiten auch im Altertum nicht unbekannt. Verbreitet war damals vor allem die Gonorrhöe, auch wenn sich die Menschen damals noch nicht im Klaren waren, wie die Krankheit übertragen wurde.

Sogar in die Bibel findet das uralte Übel Einzug: Eine bekannte Beschreibung der Gonorrhöe findet sich im 3. Buch Mose im „Gesetz über das Verhalten bei unreinen Ausflüssen": „Wenn ein Mann an seinem Glied einen Ausfluss hat, so ist er unrein. Mag sein Glied den Fluss ausfließen lassen oder nicht, so ist er unrein. Jedes Lager, worauf er liegt, und alles, worauf er sitzt, wird unrein. Und wer sein Lager anrührt, der soll seine Kleider waschen und sich mit Wasser abwaschen und unrein sein bis zum Abend." (3. Mose 15, 2-5). Im 4. Buch Mose ist der Baal-Peor-Kult beschrieben, der zu orgiastischen Ausschweifungen des Volkes Israel mit den Töchtern der Moabiter führte. Daraufhin strafte Gott die Sünder mit einer Plage, die 24 000 Menschen dahinraffte (vgl. 4. Buch Mose 25). Auch die Gefahr der Ansteckung ist in der Bibel festgehalten: 12 000 Israeliten, die gegen die Miditianer gekämpft hatten, mussten sieben Tage Quarantäne erdulden, bevor sie wieder in die Stadt gelassen wurden. Dazu gab Mose ihnen den Befehl: „Warum habt ihr alle Frauen leben lassen? Siehe, haben nicht diese die Israeliten durch Bileams Rat abwendig gemacht, dass sie sich versündigten am Herrn durch den Baal-Peor, sodass der Gemeinde des Herrn eine Plage widerfuhr? So tötet nun alles, was männlich ist unter den Kindern, und alle Frauen, die nicht mehr Jungfrauen sind; aber alle Mädchen, die unberührt sind, die lasst für euch leben." (4. Mose 31, 17–18). Eine wahrhaft radikale Methode zur Bekämpfung von Geschlechtskrankheiten!

Im antiken Griechenland sah die Situation ähnlich aus. Auch hier herrschte ein eher lockerer Lebenswandel. Sex gehörte damals zum Leben wie Essen und Trinken und wurde ebenso ausführlich genossen. Dies galt allerdings nur für die Herren der Schöpfung, Frauen durften lediglich als Hetären oder Tempelhuren Vergnügen an der Liebe zeigen. Überhaupt die Hetären ... Hochgebildete und unabhängige Frauen, denen die Großen Griechenlands zu Füßen lagen. Als Beispiel mag hier die berühmte Aspasia dienen, die im 5. Jahrhundert v. Chr. zunächst die Geliebte, später Scheidungsgrund für den athenischen Staatsmann Perikles und schließlich dessen zweite Ehefrau war. Sokrates nannte sie seine Rhetoriklehrerin. Ob Sophokles, Platon, Aristoteles oder Epikur – sie alle fanden Inspiration und Vergnügen in den Armen einer Hetäre. Die ersten Liebeserfahrungen machten junge Griechen dagegen mit dem eigenen Geschlecht, denn Knaben wurden schon in jungen Jahren außer Haus gegeben und in Gymnasien ausschließlich in männlicher Gesellschaft erzogen. Homosexualität gehörte fest zum Alltagsleben, doch gab es auch hier bestimmte Regeln. So warb stets der ältere Partner um die Gunst des jüngeren, der jüngere Mann spielte in der Beziehung immer die passive Rolle. Auch in den Heeren wurden homosexuelle Beziehungen nicht nur geduldet, sondern sogar ermutigt, um die Kampfkraft zu erhöhen. Zusätzlich begleiteten zahlreiche weibliche Dirnen die Soldaten auf ihren Feldzügen.

Bereits um 600 v. Chr. erließ der Staatsmann Solon Gesetze, um die Prostitution zu reglementieren – die ersten ihrer Art in Europa. Unter anderem gründete er staatliche Bordelle, in denen ausländische Sklavinnen ihren Freiern zu Willen sein mussten. Auf diese Weise wollte Solon unschuldige einheimische Frauen vor sexuellen Übergriffen, vor allem durch Seeleute, schützen. Geschlechtskrankheiten dürften auch hier nicht unbekannt gewesen sein, doch finden sich im Werk des großen Arztes Hippokrates (um 460 bis um 370 v. Chr.) keine Hinweise auf diese Erkrankungen. Hippokrates und seine Nachfolger schienen noch nicht zwischen Gonorrhöe und normalem Samenfluss unterscheiden zu können. Die Symptome des Trippers waren zwar bekannt, wurden aber auf Geschwüre in Nieren oder der Blase zurückgeführt. In der Schrift „*Von den Frauenkrankheiten*" weisen einige Stellen jedoch tatsächlich auf die Gonorrhöe hin: „Es werden weiße, leicht gelbliche Massen entleert; wenn die Kranke Urin lässt, macht sich ein beißender, wie ein Lanzenstich empfundener Schmerz bemerkbar", heißt es dort in Kapitel II,8. Dass Sex an diesem Übel Schuld sein konnte, wurde damals jedoch noch nicht vermutet.

Schon fast sprichwörtlich ist die Sittenverderbnis im alten Rom. So zeigte sich der griechische Historiker Polybios bereits im 2. Jahrhundert v. Chr. schockiert über den Sittenverfall in der Römischen Republik: „Zu jener Zeit war in Rom das sittliche Niveau bei der allgemeinen Sittenlosigkeit der Gesellschaft leider sehr niedrig. Einige waren ganz für Frauen eingenommen, andere für unnatürliche Laster, viele für tänzerische Darbietungen und Trinkgelage und alle Ausschweifungen, zu denen diese Gelegenheit geben. All das waren Laster, für die die Griechen eine Schwäche hatten, und die Römer hatten sie von diesen während des Dritten Mazedonischen Krieges sehr schnell übernommen. So heftig und zügellos war die Leidenschaft, mit der die jüngere Generation der Römer diesen Lastern ergeben war, dass es etwas ganz Gewöhnliches war, wenn jemand für einen hübschen Lustknaben die ungeheure Summe von einem Talent zahlte. Das veranlasste Marcus Porcius Cato, das Vorbild altrömischer Sittenstrenge, in einer öffentlichen Rede zu der entrüsteten Bemerkung, es werfe ein grelles Licht auf die Sittenverderbnis der römischen Gesellschaft, dass ein geiler Lustknabe höhere Preise erzielt als gutes Ackerland." (Historiae, L. XXXI, C. 25)

Drunter und drüber ging es in den berühmten römischen Bädern, die keineswegs allein der Reinigung und Körperpflege dienten. Vielmehr kam ein gemischtes Bad einem Bordell gleich. „Mit dem Überwurf des

Gewandes wird auch die Ehre des Leibes und die Zucht abgelegt", empörte sich der heilige Cyprian im 3. Jahrhundert n. Chr. Berühmt-berüchtigt sind auch die Umtriebe der Messalina, Gattin des Kaisers Claudius, die wegen ihres Männerverschleißes den Ruf einer Nymphomanin genoss. Rein äußerlich war sie keine Schönheit, als sie mit 15 Jahren den 33 Jahre älteren Imperator ehelichte. Pflichtbewusst gebar sie ihrem Gemahl zwei Kinder und suchte dann anderweitig nach Vergnügen. Mittels Erpressung machte sie sich ihre Auserwählten gefügig, doch selbst das war Messalina nicht genug. Nachts schlich sie sich aus dem Haus und verwöhnte – mit einer blonden Perücke und vergoldeten Brüsten – in einem Bordell zahlreiche Freier. Bei einem Sex-Marathon trat sie gegen die berühmteste Hure Roms an – und siegte. 25 Männer soll sie in dieser Nacht vernascht haben.

Römische Unsitten wie Hetären, Homosexualität und Ehebruch boten einen idealen Nährboden für Geschlechtskrankheiten. So widmete der Schriftsteller Aulus Cornelius Celsus (25 v. Chr. bis 50 n. Chr.) in seinen medizinischen Schriften ein Kapitel im sechsten Buch den „Gebrechen der unanständigen Körperteile". Darin finden sich unter anderem Beschreibungen verschiedener Genitalgeschwüre sowie genito-analer Wucherungen, deren Auftreten durch Gonorrhöe begünstigt wird. Allerdings stellten die Mediziner der damaligen Zeit noch keinen Zusammenhang zwischen Feigwarzen und Geschlechtsverkehr her. Dies zeigt auch der Begriff „Gonorrhöe", der vom griechischen „gonorrhoia" stammt und ganz einfach „Samenfluss" bedeutet. Laien dagegen wussten über den Übertragungsweg durchaus Bescheid oder hatten zumindest so ihre Vermutungen. So spielte schon der berühmte Dichter Martial (um 40 bis um 103) in seinen Epigrammen (Epigramme I,30) mit der doppelten Bedeutung des Wortes „ficus" (Feige): „Die Feigen, die Caecilianus in seinem Garten anbaut, sind weiblich, die, welche auf ihm wachsen, männlich" (das heißt durch homosexuelle Aktivitäten verursacht).

Auch vor den höchsten Kreisen der Gesellschaft machten Geschlechtskrankheiten nicht Halt: Im Jahre 311 starb Kaiser Galerius infolge eines Genitalgeschwürs („ulcus malum in inferiore parte genitalum").

In den folgenden Jahrhunderten ging es in Europa ähnlich weiter: Sexuelle Ausschweifungen waren in allen Gesellschaftsschichten an der Tagesordnung. Wer Pech hatte, wurde ab und zu mit Gonorrhöe für sein sündiges Verhalten bestraft. Von einer Epidemie oder gar einer ernsthaften Bedrohung der Bevölkerung konnte damals jedoch noch keine Rede sein. Dies änderte sich jedoch schlagartig im ausgehenden 15. Jahrhundert.

Das Ei des Kolumbus

Als am 12. Oktober 1492 der Genuese Cristoforo Colombo auf der Insel Haiti, damals „Hispañola" genannt, anlegte, wusste er noch nicht, welches besondere Souvenir er aus der Neuen Welt wieder mit nach Hause bringen würde. Die spanischen Seeleute tauschten dort nämlich nicht nur Gewürze und andere Nahrungsmittel mit den „Indianern" aus, sondern – vermutlich ebenso rege – auch Körperflüssigkeiten. So befand sich bei Kolumbus' Rückkehr in die Heimat neben Kartoffeln, Tabak, Papageien und Gold auch ein zunächst noch unauffälliges, später aber sehr schädliches Andenken im Reisegepäck: Vermutlich waren bereits etliche Seefahrer mit Syphilis infiziert, als die Flotte am 15. März 1493 wieder im spanischen Palos landete. Kolumbus zog mit seiner Besatzung zunächst nach Sevilla, dann auf dem Seeweg nach Barcelona weiter. Nach der langen Enthaltsamkeit an Bord stürzten sich die Heimkehrer erst einmal in die Bordelle der Hafenstädte und schon bald wurden dort erste Erkrankungen gemeldet. Dies bestätigten auch Ärzte der damaligen Zeit, so zum Beispiel Ruy Diaz de Isla (1462–1542), der in Barcelona erkrankte Seeleute behandelte:

> *„Der göttlichen Gerechtigkeit gefiel es, uns eine bisher unbekannte neue Krankheit zu schicken, die 1493 in der Stadt Barcelona auftauchte. Diese Stadt wurde zuerst angesteckt, danach ganz Europa und schließlich die ganze bewohnte Welt. Die Krankheit stammt von der jetzt Hispañola genannten Insel. Diese wurde entdeckt und benannt von dem Admiral Don Cristobal Colon, wobei man mit den Eingeborenen in Berührung kam. Da die Krankheit ansteckend ist, befiel sie die Mannschaft, die das bisher nicht gekannte Leid auf die Strapazen der Seereise schob. Als Don Cristobal Colon nach Spanien zurückkam, residierten die katholischen Majestäten in Barcelona und er musste hier über seine Reise Bericht erstatten, wobei sich die Krankheit in der Stadt auszubreiten begann."*

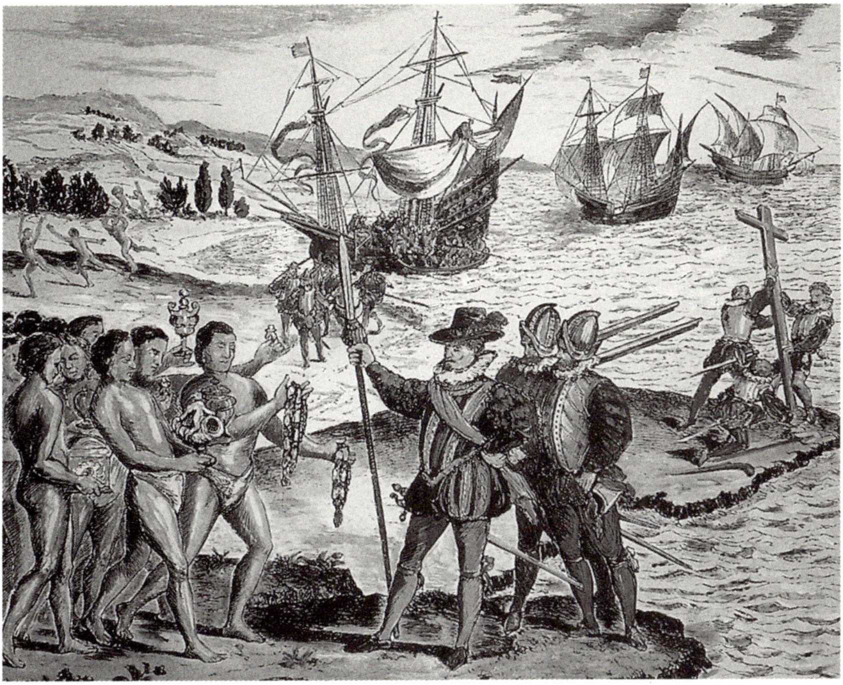

Christoph Kolumbus entdeckte 1492 einen neuen Kontinent und brachte die Syphilis mit in die Alte Welt.

Auch der Höfling Gonzalo Fernandez de Oviedo schilderte 1525 in einem ausführlichen Bericht:

„Zum ersten Male wurde diese Krankheit in Spanien beobachtet, als der Admiral Don Cristobal Colon Westindien entdeckt hatte und nach unserem Lande zurückkehrte. Einige seiner Gefolgsleute, die die Reise mitgemacht hatten und bei der Entdeckung zugegen waren, brachten die Krankheit mit und steckten andere Personen an. Die Krankheit wird am leichtesten durch Geschlechtsverkehr übertragen, wie man es sehr oft beobachtet hat. Es ist eine so schwere und schmerzhafte Krankheit, was niemand, der Augen hat, leugnen wird, zumal die meisten Erkrankten von Geschwüren so übersät sind, dass sie wie mit Aussatz behaftet aussehen. Es sind sogar viele daran gestorben. Von den Spaniern, die mit indianischen Weibern verkehrten, entgingen nur wenige der Ansteckung."

Doch zurück zu unseren tapferen Seefahrern, die im Gegensatz zu ihrem Admiral nicht in die Weltgeschichte eingehen sollten: Diejenigen unter ihnen, die von den Entbehrungen auf den sieben Meeren erst einmal genug hatten, aber dennoch nicht sesshaft werden wollten, verdingten sich als Söldner in zahlreichen Heeren. Zu tun gab es für sie in Europa jede Menge, wurden doch etliche Länder immer wieder von kriegerischen Auseinandersetzungen heimgesucht, ja es gab damals mehr Kriegs- als Friedensjahre.

Von Spanien in den Rest der Welt

Eine dieser vielen Auseinandersetzungen ging vom französischen König Karl VIII. aus. Mit erst 13 Jahren bestieg er 1483 den Thron und gierte erst einmal nach Ruhm und Abenteuern. Unterstützt von Ludovico Sforza, dem Herzog von Mailand, beschloss er, Erbansprüche auf das Königreich Neapel geltend zu machen, und zog deshalb im Jahre 1494 mit einem Heer von 32000 Mann nach Italien. In seiner Armee dienten zum größten Teil Söldner aus verschiedenen europäischen Ländern, vor allem aus Frankreich, den Niederlanden und der Schweiz. Begleitet wurde der Tross von etwa 800 Prostituierten, wel-

Von Spanien in den Rest der Welt: In Windeseile breitete sich die Krankheit in den damals bekannten Erdteilen aus.

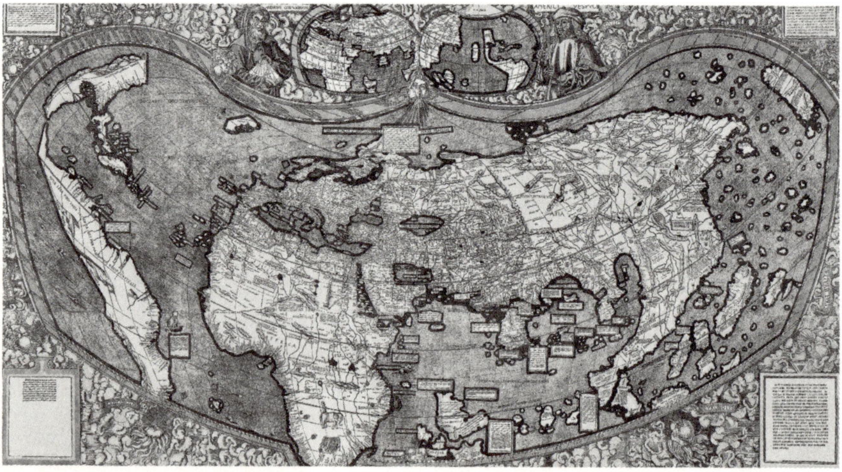

che die Krieger bei Laune halten sollten. Besonders eilig hatte es das Heer auf seinem Feldzug allerdings nicht. Da die Italiener keinen Widerstand leisten – Ludovico Sforza hatte freien Durchzug durch Norditalien garantiert –, hatten die Soldaten nicht viel zu tun und konnten daher ihre Energien anderweitig einsetzen. So hielt sich das Heer gleich vier Wochen lang in Rom auf, wo der sinnesfrohe Papst Alexander VI. aus dem Hause Borgia auf dem Heiligen Stuhl saß. Rund 30000 Prostituierte warteten hier auf die Soldaten, etwa die Hälfte davon hübsche Spanierinnen. Als Karl VIII. schließlich doch in Neapel ankam, hatte sein Heer auch hier wieder nicht viel zu tun. Die Stadt wurde kaum verteidigt, stattdessen kollaborierten die Neapolitaner mit den Angreifern. Um nicht ganz untätig zu sein, gaben sich die Soldaten auch in Neapel jeder nur erdenklichen Ausschweifung hin, achtzig Tage lang feierten sie eine einzige lange Orgie. Schließlich wurde das Treiben den Neapolitanern aber doch zu bunt, und auch die norditalienischen Städte stellten sich auf die Seite des rechtmäßigen Herrschers von Neapel. Mit Hilfe eines spanischen Heeres wurden die Besatzer aus der Stadt am Vesuv vertrieben, Karl VIII. floh mit dem Großteil seiner Armee in Richtung Norden. Die Soldaten zerstreuten sich daraufhin in alle Winde, der französische König selbst starb wenig später im Alter von nur 27 Jahren – allerdings nicht an den Folgen der Syphilis, die er sich auf seinem Italienfeldzug geholt hatte. Todesursache war vielmehr eine Hirnblutung, die er sich zuzog, als er mit dem Kopf gegen einen Türbalken prallte. Politischer Ruhm blieb dem französischen Monarchen verwehrt, doch ging er für immer in die Medizingeschichte ein: Sein erfolgloser Italienfeldzug trug erheblich zur Verbreitung der Syphilis in Europa bei.

Schon bald nach Karls Ankunft in Neapel traten dort nämlich bei Soldaten wie Dirnen die ersten Krankheitsfälle auf. Schuld an dieser mysteriösen Seuche wollte natürlich wieder einmal niemand sein: „Mal de Naples“ (Neapolitanische Krankheit) nannte das französische Heer daher seine Beschwerden, die Italiener dagegen glaubten am „Mal francese“ (französische Krankheit) zu leiden. Dieses gegenseitige Schuldzuweisen sollte später noch groteskere Ausmaße annehmen.

Mit dem Rückzug aus Neapel brachten Karls bunt gemischte Soldaten die Syphilis in ihre jeweiligen Heimatländer. In der Folgezeit breitete sich die Krankheit zunächst vor allem in der Schweiz, in

Deutschland und Frankreich aus, später dann auch im restlichen Europa. Bereits 1496 erschien in Nürnberg ein Flugblatt des Stadtarztes Teodoricus Ulsenius, der in einem Gedicht aus hundert Hexametern über die neue Seuche aufklärte. Auch der Astronom Joseph Grünpeck, zugleich Sekretär des Kaisers Maximilian I., beschrieb die Krankheit ausführlich: „Von den Soldaten waren die einen vom Scheitel bis zu den Knien mit einer zusammenhängenden, fürchterlichen Art von Krätze überzogen und dadurch so abschreckend, dass sie, von allen Kameraden verlassen, sich in der Einsamkeit den Tod wünschten." Laut Grünpeck konnte man gegen „die wilden Wärtzen" nur eines tun: „Ein jeglicher fliehe von denselben Menschen, die diese Krankheit haben". Er selbst hielt sich allerdings nicht an diesen Rat: 1501 steckte er sich bei einem Gastmahl in Augsburg, „bei welchem außer Ceres und Bacchus auch Venus zugegen war", selbst mit Syphilis an.

Mit Vasco da Gama und anderen portugiesischen Seefahrern gelangte die Lustseuche auch in den Fernen Osten. Bereits 1498 wurden die ersten Krankheitsfälle in Indien bekannt, sieben Jahre später war die chinesische Stadt Kanton an der Reihe und 1512 war die Syphilis auch in der damaligen japanischen Hauptstadt Kioto zu finden.

Schuld daran ist nur der Nachbar

So wie sich Franzosen und Italiener gegenseitig den Ursprung der neuen Krankheit in die Schuhe schoben, spielte es sich auch im restlichen Europa ab. In Deutschland litt die Bevölkerung an der „französischen Krankheit" bzw. einfach an „den Franzosen", auch in England war natürlich der alte Erzfeind für die „French pox" verantwortlich. Portugal sah die spanischen Nachbarn als Urheber des „el mal de los castellanos", ebenso Holland mit den „spanske Pocken". Bei den Polen hieß die Syphilis „deutsche Krankheit", in Russland dagegen „polnische Seuche."

In Indien galt Vasco da Gama als Sündenbock, der die „portugiesische Krankheit" ins Land gebracht hatte. Von dort breitete sich die Syphilis nach China aus und gelangte vermutlich über die chinesische Stadt Kanton nach Japan. Deshalb hieß sie dort „Kanton-Krankheit" oder nach Vasco da Gama ebenfalls „portugiesische Krankheit".

Ein neutraler Begriff muss her

Kein Volk lässt natürlich gerne die Schmach auf sich sitzen, eine so tödliche Seuche über die Menschheit gebracht zu haben – ein neutraler Name musste her. 1527 verwendete der französische Arzt Jacques de Béthencourt zum ersten Mal den Begriff „venerisches Leiden". Er wollte damit den allgemein gebräuchlichen Namen „Franzosenkrankheit" ablösen, durch den er seine Nation verunglimpft sah. Stattdessen benannte er die Krankheit nach ihrem Übertragungsweg, denn „venerisches Leiden" bezeichnet eine Krankheit, die von der Venus stammt, also auf sexuellem Wege übertragen wird. Die Verbindung zwischen Sexualität und Erkrankung stand nun also eindeutig fest. Bis zu Beginn des 19. Jahrhunderts wurde dieser Begriff übrigens nur in der Einzahl verwendet, denn Syphilis und Gonorrhöe galten lange Zeit als verschiedenen Stadien ein- und derselben Erkrankung. Häufig wurde diese auch als „Lustseuche" bezeichnet, ein Begriff, der zwar den Ursprung der Krankheit erfasste, gleichzeitig aber auch eine moralische Wertung abgab. Mit der Erkrankung strafte Gott die Menschen für Wollust, immerhin eine der sieben Todsünden.

Die neutrale Bezeichnung „Syphilis" stammt aus einem Gedicht, das der italienische Wundarzt Girolamo Fracastoro im Jahre 1530 verfasste. Der „Held" des Gedichtes „Syphilis sive Morbus Gallicus" (Syphilis oder die französische Krankheit) ist der Schäfer Syphilis, der von den Göttern mit der Krankheit geschlagen wurde, weil er verbotene Altäre errichtet hatte. Mit Sex hatte diese Geschichte zwar nichts zu tun, doch litt der arme Syphilis ganz eindeutig an den Symptomen der Lustseuche. Medizinisch wurde der Begriff Syphilis allerdings erst ab Mitte des 18. Jahrhunderts verwendet.

Kolumbus oder nicht Kolumbus – das ist hier die Frage

Doch nicht alle Medizinhistoriker stimmen dieser Theorie um den Ursprung der Syphilis zu. Das Hauptargument gegen die Kolumbus-Theorie ist der berechtigte Einwand, dass aus dem präkolumbianischen Amerika keine ähnlichen Epidemien bekannt seien. Auch wurde die Zahl der möglicherweise infizierten Seeleute für zu gering gehalten, um eine Seuche von einem derartigen Ausmaß hervorrufen zu können.

Die Gegner der Kolumbus-Theorie beschränken sich jedoch nicht nur darauf, diese These zu verwerfen, sondern warten mit verschiedenen Gegentheorien auf: So betrachten einige Wissenschaftler Syphilis als eine Erscheinungsform der Grundkrankheit Treptonematose, die hauptsächlich in subtropischen Gebieten beheimatet ist. Übertragen wird sie schon durch bloße Berührung. Die bekanntesten Arten der Treptonematose sind die Frambösie (Treponema pertenue, auch Himbeerseuche genannt) und die südamerikanische Krankheit „Pinta" (Treponema carateum). Beide beginnen mit einem Primärgeschwür und haben später Schwellungen am ganzen Körper zur Folge. Allerdings führen sie nicht zum Tode und können auch nicht auf Kinder im Mutterleib übertragen werden, doch ist eine Verwandtschaft mit der Syphilis unbestreitbar. Die Lustseuche gilt in dieser Theorie als eine auf sexuellem Weg übertragbare Form der Treptonematose.

Wieder andere Wissenschaftler halten Syphilis für eine Form der Lepra, die im ausgehenden Mittelalter noch mit dem vagen Begriff „Aussatz" bezeichnet wurde. Lange Zeit galt Lepra als schlimmste Form der Unreinheit. Leprakranke waren Ausgestoßene der Gesellschaft und durften am öffentlichen Leben nicht teilhaben. Ihre Krankheit wurde aus Angst vor Ansteckung zumeist weder eingehender untersucht, noch behandelt. Da Syphilis und Lepra in ihrem Frühstadium durchaus ähnlich verlaufen, ist es gut möglich, dass etliche „Aussätzige" in Wahrheit gar nicht an Lepra erkrankt waren, sondern an Syphilis. Zeigten sie erst einmal Symptome, wurden sie sofort ausgegrenzt, der wahre Charakter ihrer Erkrankung bliebt oftmals unerforscht.

Nach einer weiteren Theorie war der Syphilis-Erreger schon immer in Europa zu finden, konnte seine schädliche Wirkung jedoch nicht entfalten. Gegen Ende des 15. Jahrhunderts traten nun bestimmte Umstände auf, die das Gleichgewicht zwischen dem Erreger und seinem Wirt – dem menschlichen Körper – so beeinträchtigten, dass der Keim erheblich aggressiver werden konnte und sich in einer massiven Erkrankung manifestierte. Gründe für diese Zerstörung des Gleichgewichts könnten zum Beispiel Homosexualität unter Soldaten, die größere Völkervermischung oder auch ganz allgemeine Dinge, wie zum Beispiel wärmere Bekleidung, gewesen sein.

Warum wurde Syphilis zur Seuche?

So unterschiedlich die Theorien über den Ursprung der Syphilis auch sein mögen, über eines sind sich die Medizinhistoriker einig: Gegen Ende des 15. Jahrhunderts brach tatsächlich eine heftige Syphiliswelle in ganz Europa aus und erschütterte bis zur Mitte des folgenden Jahrhunderts alle Völker. Ebenso unbestritten ist, dass sich zu Beginn des 16. Jahrhunderts Berichte über eine derartige Erkrankung häufen, sie muss also eindeutig etwas Neues gewesen sein. Durch das allgemeine Bevölkerungswachstum und die größere Mobilität der Menschen in dieser Zeit fand sie einen idealen Nährboden, um sich lawinenartig in Europa auszubreiten. Lebten die Menschen bisher weitgehend isoliert, vermischten sich nun die Völker. Im Jahre 1492 fiel mit Granada das letzte maurische Königreich zurück an Spanien und in der Folgezeit vertrieben die katholischen Könige alle Juden aus Spanien, die sich in den übrigen europäischen Ländern niederließen. Die zahlreichen Kriege mit Heeren, die durch ganz Europa zogen, trugen ebenfalls zur Verbreitung der Krankheiten bei.

Immer mehr Menschen verließen ländliche Gegenden und machten sich auf den Weg in Richtung Stadt. Kaufleute zogen übers Land, um Handel zu tätigen, und auch Bauern verließen ihre Höfe und boten ihre Waren in den Städten feil. Das brachte eine lange Abwesenheit von ihren Familien – vor allem von ihren Ehefrauen – mit sich, doch kümmerten sich in den wachsenden Städten zahlreiche Prostituierte um dieses Problem.

Schließlich erlebten zu dieser Zeit auch die Naturwissenschaften einen Aufschwung. Krankheiten wie der bereits erwähnte Aussatz wurden erforscht, das Prinzip der Ansteckung wurde bekannt und Krankheiten galten nicht mehr ausschließlich als Strafe Gottes. Einige Jahre zuvor, 1458, hatte Johannes Gutenberg den Buchdruck erfunden. Dies erlaubte einen leichteren Austausch der Wissenschaftler untereinander. Die neuesten Erkenntnisse über die „Franzosenkrankheit“ wurden somit einem größeren Publikum zugänglich. Ärzte in Deutschland konnten nun von Entwicklungen in Italien oder Spanien erfahren, die ihnen sonst wahrscheinlich verborgen geblieben wären, und diese in einen Zusammenhang bringen. Die Menschen blickten über ihren Tellerrand hinaus und erfuhren, was im Rest der Welt vor sich ging.

Der Nährboden: Das wilde Treiben im Mittelalter

In den sittlichen Verhältnissen des ausgehenden Mittelalters fanden Geschlechtskrankheiten einen idealen Nährboden, um in weiten Teilen der Bevölkerung um sich zu greifen. Von Prüderie und Schamhaftigkeit war zu dieser Zeit noch keine Spur, vielmehr bot das Alltagsleben zahlreiche Gelegenheiten für sexuelle Abenteuer, die in aller Öffentlichkeit ausgelebt wurden.

Das Badehaus: Swinger-Club im Mittelalter

Hauptschauplatz der amourösen Begegnungen waren die zahlreichen Badestuben, die in jeder Ortschaft zu finden waren. Ursprünglich hatten sie durchaus der Hygiene gedient, denn mit häufigem Baden konnte man dem Aussatz vorbeugen. Doch später erfüllten die Badehäuser zunehmend erotische Zwecke. Im Jahr 1489 hatte die Kleinstadt Ulm 180 Badehäuser, selbst in Dörfern mit nur 35 Höfen war häufig eine öffentliche Badestube zu finden. Männlein und Weiblein badeten nackt oder höchstens mit einem Lendenschurz bekleidet in großen Zubern. Dazu gab es Speis und Trank und Musikanten sorgten für Unterhaltung. Einige Badestuben verfügten gar über Séparées, in denen männliche Badegäste die ganz speziellen Dienste der Badefräulein in Anspruch nehmen konnten. Besonders berüchtigt waren die Hochzeitsbäder, die nicht etwa – wie man zunächst meinen könnte – vor dem Hochzeitsfest stattfanden, sondern den Höhepunkt der Feier ausmachten. Zusammen mit der Hochzeitsgesellschaft, Musikanten und Spielleuten zog das Brautpaar ins Badehaus – und ganz gewiss nicht nur, um sich zu reinigen. Wenn Brautpaar und Gäste im Bade nicht zum Zuge kamen, hatten sie im Anschluss daran noch viele Gelegenheiten dazu, denn mit Tanz und Spiel wurde munter weiter gefeiert. Damit sich niemand durch Röcke oder Hosen beim Tanz behindert oder eingeengt fühlen musste, verzichtete die lustige Gesellschaft häufig ganz auf die lästige Kleidung. Ein Hochzeitsfest endete also nicht selten mit einem nackten Ball.

Dieses Treiben gefiel den Sittenwächtern gar nicht, viele Städte erließen deshalb Regelungen, die die Zahl der Hochzeitsgäste, die ein Brautpaar mit ins Badehaus nehmen durfte, einschränkten. Auch

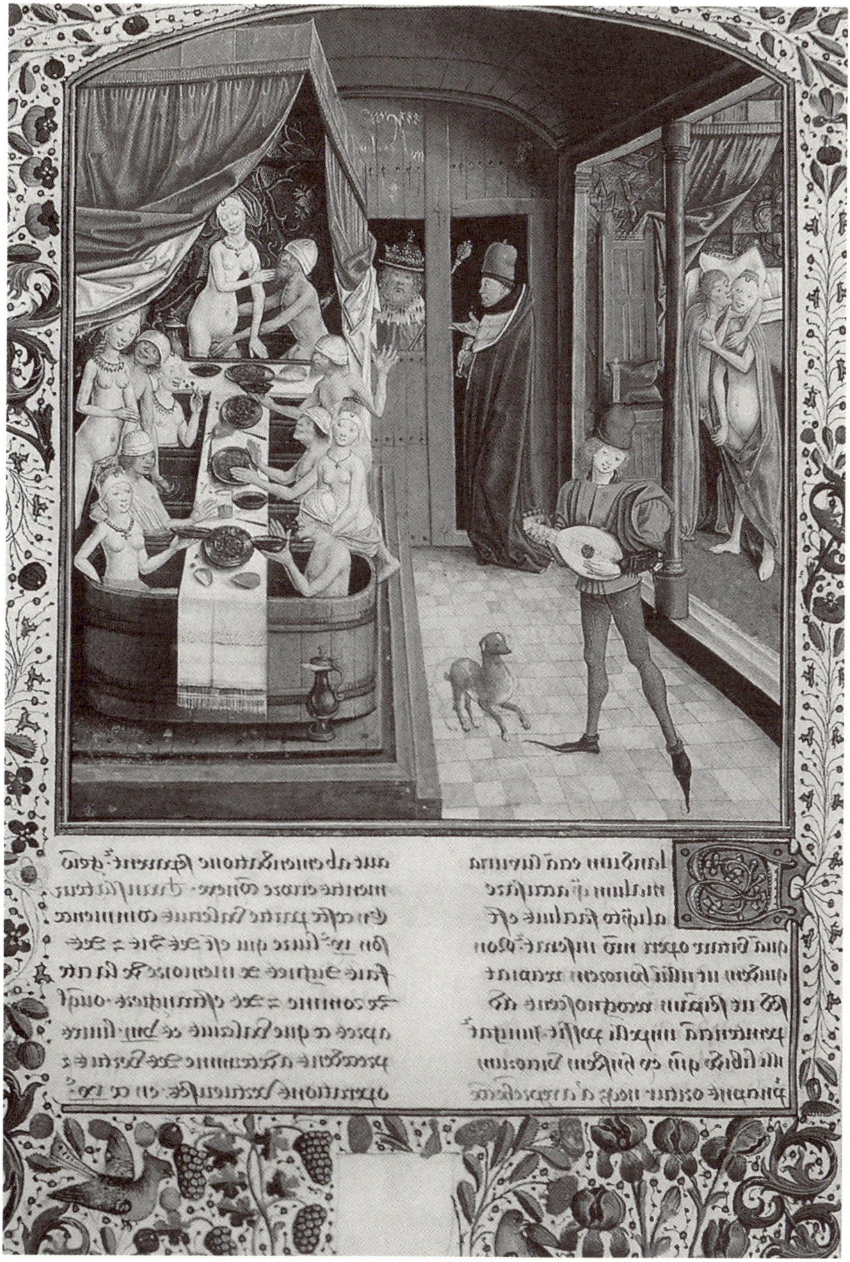

Die mittelalterlichen Badestuben dienten nicht nur der Reinlichkeit, sondern boten auch die Gelegenheit zu sexuellen Abenteuern.

gegen das Nackttanzen finden sich Erlasse, so zum Beispiel aus dem 15. Jahrhundert in Görlitz: „Alsdenn vormals die jungen Gesellen nach dem Bade wider gute Sitten in Badekappen und barschenkicht (= ohne Hosen und Oberbekleidung) und auch nicht alleine zu der Zeit, sondern auch zu anderen Tänzen getanzt haben, will der Rath, dass fortmehr kein Mannsbilde in Badekappen oder barschenkicht tanzen solle, sondern alle, die da tanzen wollen, sollen sein mit Joppen und Hosen angethan, nach anderer Länder und Städte löblicher Gewohnheit."

Kein Wunder, dass der Beruf des Baders als unmoralisch galt! Die Bademägde, die männliche Badegäste zwar eigentlich einseifen und abschrubben sollten, verwöhnten ihre Gäste auch noch auf andere Weise. Dass dies kein Ausnahmefall war, zeigen zeitgenössische Abbildungen. Normalerweise trug eine Bademagd lediglich ein einfaches Badehemd, das meistens auch noch durchsichtig war, häufig waren sie jedoch ganz und gar unbekleidet. Badehäuser wetteiferten miteinander, wer denn nun die hübschesten Mägde hatte, denn schließlich lockten sie die Kunden an. Der Beruf der Bademagd war daher gleichzusetzen mit einer Dirne, gerade in kleinen Dörfern erfüllte eine Bademagd immer beide Funktionen. Eine berühmte Vertreterin dieser Zunft war übrigens die Augsburgerin Agnes Bernauer, die wegen ihrer nicht eben standesgemäßen Liebe zum Bayernherzog Albrecht III. 1435 als Hexe angeklagt und in der Donau ertränkt wurde.

Ähnlich locker wie in den öffentlichen Badehäusern ging es in den Heilbädern zu, denn nicht immer suchten Menschen Heilquellen aus gesundheitlichen Gründen auf. Die Nebenwirkungen dieser Kuren zeigen sich in Badesprüchen wie „Für unfruchtbare Frauen ist das Bad das Beste. Was das Bad nicht tut, das tun die Gäste" oder „Das Bad und die Kur war allen gesund. Denn schwanger war Mutter und Tochter, Magd und Hund."

Spinnstuben als Orte erotischer Begegnungen

Ein zweiter öffentlicher Ort, der eigentlich nur als Deckmantel für erotische Eskapaden diente, war die Spinn- oder Rockenstube. Dort trafen sich die Frauen eines Dorfes an einem oder mehreren Abenden in der Woche zum gemeinsamen Spinnen – ursprünglich, um bei der eintönigen Arbeit Gesellschaft zu haben. Doch war dies eine ganz besondere Gesellschaft, denn auch den Männern stand die Spinnstube offen. Sie halfen den Frauen fleißig bei der Arbeit, indem sie sich hinter die Angebete setzen und ihr die beim Spinnen anfallende Spreu mit der Hand vom Schoß abschüttelten. Welch praktische Gelegenheit für Berührungen ganz anderer Art! Dazu kam noch, dass die Spinnstuben häufig sehr schlecht beleuchtet waren und wenn die – häufig einzige – Lampe hin und wieder erlosch, gleich völlig im Dunkeln lagen. Nicht selten endete ein harmloser Spinnabend in einer allgemeinen Orgie.

Unterhaltung bei Spiel und Tanz

Auch die Unterhaltungsspiele und Tänze des ausgehenden Mittelalters hatten meistens einen erotischen Unterton. Viele Tänze bestanden hauptsächlich darin, dass die Frauen so hoch in die Luft sprangen, dass ihre Röcke auch ganz bestimmt in die Höhe flogen. Die Tanzpartner wirbelten sich wild herum, stürzten oft zu Boden und hatten so ausreichend Gelegenheit für allerlei unzüchtige Berührungen.

Ähnlich sahen die Gesellschaftsspiele der damaligen Zeit aus. Von „Mensch, ärgere dich nicht“ und gesitteten Brettspielen fehlte damals noch jede Spur, stattdessen vergnügten sich Männlein und Weiblein zum Beispiel beim „Umwerfen“. Hier kämpfte ein Mann gegen eine Frau. Beide mussten einen Fuß erheben und mit der Sohle nach der Sohle des Gegners stoßen und ihn so aus dem Gleichgewicht bringen. Da Frauen damals keine Unterkleider trugen, verschaffte dies dem männlichen Spieler allerhand Einblicke – vermutlich der Hauptgrund, warum Männer des Öfteren aus dem Gleichgewicht gerieten! Besonders groß war die Freude natürlich, wenn ein Mann das Spiel gewann und die Frau nach hinten umkippte.

Der Besuch im Frauenhaus

Männer, die bei Sport und Spiel nicht zum Zuge kamen, konnten immer noch eines der städtischen Frauenhäuser aufsuchen und dort ihren sexuellen Appetit stillen. Im Mittelalter war Prostitution noch keineswegs so stigmatisiert wie heute, vielmehr galten Bordelle als notwendige Einrichtung, die anständige Frauen vor sexuellen Übergriffen schützen sollten. Dies war dringend nötig, da die komplizierten Zunftordnungen der Zeit unter anderem vorsahen, dass Gesellen nicht heiraten durften. Wo sollten nun aber diese Männer, die etwa die Hälfte der männlichen Bevölkerung ausmachten, ihre überschüssige sexuelle Energie loswerden? Sie konnten das in den zahlreichen Frauenhäusern, die von den Städten, in einigen Fällen sogar von der Kirche, betrieben wurden.

Wie viele Dirnen es im späten Mittelalter gab, sieht man daran, dass so gut wie jede Stadt damals eigene Dirnenstraßen, wenn nicht sogar Dirnenviertel hatte. Dazu kamen noch die Badehäuser. Die größte Zahl der Liebesdienerinnen gab es übrigens in Rom, lebte dort doch auch die größte Zahl lediger Männer. Zu Großereignissen wie Reichstagen, Konzilen oder Ritterturnieren fanden sich überall in Europa neben den Teilnehmern auch zahlreiche Prostituierte am Veranstaltungsort ein. So kamen im Jahre 1394 rund 800 Dirnen zum Reichstag nach Frankfurt am Main. Ein genauer Bericht liegt uns von Eberhard Dacher vor, dem Generalquartiermeister des Herzogs Rudolf von Sachsen, der über das Konzil von Konstanz (1414) Folgendes berichtet: „Also ritten wir von einer Frawen Hauß zu dem andern, die solch Frawen enthieltend, und funden in einem Hauß etwa 30, in einem minder, in dem andern mehr, ohne die in den Stellen lagen und Badestuben, und funden also gemeyner Frauen bey 700.“

Aus dieser großen Anzahl von Dirnen zogen Stadtväter und Landesfürsten auch finanziellen Nutzen, denn zum einen stellten sie mit ihren großen Verdiensten ertragreiche Steuerquellen dar, zum anderen mussten sie Strafe für übertretene Vorschriften zahlen. Kein Wunder, dass die Städte auf ihre Frauenhäuser nicht mehr verzichten wollten!

Frauenhäuser und Dirnen gehörten also fest zum Alltagsleben im Mittelalter, doch war ihre Rolle je nach Gesellschaftsschicht verschieden. Für den Gesellen, der ja von Gesetzes wegen nicht heiraten durfte, ersetzte die Dirne praktisch die Ehefrau. Ledige Männer besuchten das Frauenhaus zum Zeitvertreib, so wie man heute auf ein Glas Bier in die Kneipe geht. Verheiratete Männer hatten offiziell keinen Zutritt zu Frauenhäusern, ebenso Mönche und Juden. Sie kamen jedoch in Badehäusern trotzdem auf ihre Kosten. Beim Adel schließlich waren Dirnen an der Tagesordnung, doch gingen die höher Gestellten nicht etwa ins banale Frauenhaus. Stattdessen gab es hier nicht wenige Kurtisanen, die vom Adel vollständig ausgehalten und mit Haus, Bediensteten, Schmuck und Kleidung ausgestattet wurden. Mit der Ausstattung seiner Kurtisane stellte der Adelige zugleich seinen eigenen Reichtum zur Schau, häufig erreichten diese Frauen auch erheblichen politischen Einfluss.

Wie allgegenwärtig Dirnen im mittelalterlichen Alltagsleben waren, zeigen auch die vielen künstlerischen Darstellungen von Prostituierten. Maler wie Rembrandt, Frans Hals, Holbein, Murillo, Tizian oder Carpaccio haben Liebesdienerinnen porträtiert und damit ein eigenes Stoffgebiet begründet.

Bei aller Freizügigkeit gab es aber dennoch Menschen, denen die Dirnen ein Dorn im Auge waren, hauptsächlich aus Angst vor noch weiteren Ausschweifungen. Deshalb gab es etliche Vorschriften und Erlasse, die die Prostitution genau regelten. So durften Dirnen ihrem Gewerbe nur in bestimmten Vierteln oder Straßen nachgehen, streng verboten waren zum Beispiel Wege, die zur Kirche führten.

Das äußere Erscheinungsbild der Liebesdienerinnen regelte eine Kleiderordnung, damit nicht etwa ehrbare Frauen mit Dirnen verwechselt wurden. So bestimmte zum Beispiel das Meraner Stadtrecht um 1400: „Es soll kein gemeines Fräule einen Frauenmantel oder einen Pelz tragen, noch an einem Tanze teilnehmen, bei dem Bürgerinnen oder andere ehrbare Frauen sind. Sie sollen auf ihren Schuhen ein gelbes Fähnle haben, woran man sie erkennen könne und sollen sich kein Futter von Feh (Pelzwerk), noch Silberschmuck erlauben."

Bordellordnungen legten fest, wer in einem Frauenhaus arbeiten durfte, nämlich keine Kinder und keine verheirateten Frauen. Auch die Besuchszeiten wurden ganz genau geregelt. Diesen offiziellen Verordnungen stand eine Art Zunftordnung der Dirnen gegenüber, die den Liebesdienerinnen einige für diese Zeit beachtliche Rechte zugestand. So durfte eine Prostituierte nicht mit Gewalt in einem Frauenhaus zurückgehalten werden, ebenso war sie vor allzu großer Ausbeutung durch den Bordellbetreiber oder Frauenwirt geschützt. Solidarität herrschte dennoch kaum: Aus Angst vor Konkurrenz und Preisverfall wurde jede „heimliche Hure", die ihrem Gewerbe nicht in einem offiziellen Frauenhaus nachging, erbarmungslos denunziert und der Verfolgung preisgegeben.

Rückkehr zur Sittlichkeit?

Dieser lockere Lebenswandel im späten Mittelalter war ein idealer Nährboden für Geschlechtskrankheiten. Die Syphilis-Epidemie im frühen 16. Jahrhundert blieb allerdings nicht ohne Wirkung auf das gesellschaftliche Leben. So wurden Frauenhäuser und Badestuben als Hauptansteckungsquellen geschlossen, die Dirnen wurden aus der Stadt vertrieben oder eingesperrt. Die Bevölkerung kehrte zur Sittlichkeit zurück – so glaubte man zumindest.

Von wegen Zölibat: Syphilis und die Kirche

Im Mittelalter neigten jedoch nicht nur die niederen Bevölkerungsschichten oder der lebenslustige Adel zu Ausschweifungen – besonders wild trieben es Kirchenmänner und Klosterfrauen. Wenn man heutzutage an mittelalterliche Klöster denkt, sieht man sie als Orte des technischen und geistigen Fortschritts, der Wissenschaft und Gelehrsamkeit oder der Buchmalerei. Häufig waren sie jedoch noch viel mehr: Lasterhöhlen, in denen jede nur erdenkliche Ausschweifung zu finden war.

Die Kirche sponsort Prostitution

Mittelalterliche Frauenhäuser wurden nicht nur von den Städten getragen, häufig hatte auch die Kirche ihre Finger im Spiel und kassierte Steuern von den Dirnen. Die Prostitution galt damals als notwendiges Übel, um die Unschuld der Jungfrauen und das Sakrament der Ehe zu schützen. Thomas von Aquin (1226–1274) drückte dies so aus: „Die Prostitution in den Städten gleicht der Kloake im Palast: schafft die Kloake ab und der Palast wird zu einem unreinen und stinkenden Ort." Mit diesem Segen übernahm die Kirche guten Gewissens das Protektorat über Frauenhäuser. Im 12. Jahrhundert gab es in der Londoner Vorstadt Southwark nicht weniger als 18 Bordelle, über die der Bischof von Winchester die Aufsicht hatte. Auch in der Papststadt Avignon unterstanden etliche Freudenhäuser der Kirche, Erkrankungen unter Kardinälen und anderen geistlichen Würdenträgern waren keine Seltenheit. Sogar ihre eigene Schutzpatronin hatten die Dirnen. Ihre

„Zunft" stand unter dem Patronat der reumütigen Dirne Maria Magdalena, in deren Namen auch Orden von Büßerinnen gegründet wurden.

Hätte sich die Kirche im Mittelalter aus der Prostitution herausgehalten oder sie gar verboten, wäre die Stadt Rom heute um eines ihrer berühmtesten Bauwerke ärmer: Der Bau der Sixtinischen Kapelle wurde vermutlich mit Einnahmen aus kirchlichen Bordellen finanziert. So schrieb der Gelehrte Cornelius Aggrippa im 16. Jahrhundert: „In unseren Tagen erbaute Papst Sixtus (IV., die Autorin) ein prächtiges Bordell zu Rom. Eine jede Dirne musste ihm sechs Groschen die Woche zahlen, welcher Zins im Jahre mehr denn zwanzigtausend Dukaten ausmacht." Bis zu 80 000 Dukaten pro Jahr soll der geschäftstüchtige Papst aus den Freudenhäusern der Ewigen Stadt erhalten haben.

Nonnenklöster als Konkurrenz zum Frauenhaus

Nicht nur über die Konkurrenz durch so genannte „heimliche" Dirnen – also Dientsmägde, Gastwirtinnen, Bademägde und ähnliche nebenberufliche Prostituierte – beschwerten sich die Dirnen in den städtischen oder kirchlichen Frauenhäusern, sondern auch noch eine ganz andere Berufsgruppe machte ihnen die Freier streitig: In Nonnenklöstern ging es mitunter auch nicht anders zu als im Freudenhaus, wie der Nürnberger Meistersinger Hans Rosenplüt in einem Fastnachtsschwank aus dem 15. Jahrhundert spottet:

„Auch klagen sie über die Klosterfrauen,
die können so hübsch über sie snur hauen,
wenn sie zur Ader lassen oder paden,
so haben sie junkher Conraden geladen."

Vielerorts wurde das Wort „Nonne" gar mit „Hure" gleichgesetzt und in etlichen Klöstern spielten sich wahre Orgien ab. Oft quartierten sich junge Männer gleich mehrere Tage in Nonnenklöstern ein, wo sie neben Speis und Trank auch Liebesgaben in Hülle und Fülle bekamen – und das aus reiner Nächstenliebe, ohne etwas dafür zu bezahlen zu müssen! Kein Wunder, dass sich die Dirnen in den offiziellen Frauenhäusern über diese Konkurrenz beschwerten!

Wie lustig es mitunter in den Nonnenklöstern zuging, zeigt ein mahnender Brief des Grafen Eberhard von Württemberg an seinen Sohn:

„Vor kurzem bist du gen Kirchheim kommen und hast einen Tanz angefangen in dem Kloster zwo Stunden nach Mitternacht. Lässt auch deine Buben und andere in das Kloster steigen bei Nacht, mit deinem Wissen und Willen. Und hat dein sündliches, schändlichs Wesen, das du und die deinen getrieben, dir nicht genügt, du hast auch deinen Bruder mit dir hinein genommen und habt ein solche Tanzen darinnen gehabt und ein Schreien, das, wenns in offnem Frauenhaus geschehen wär', so wär's doch zu viel."

Solche ganz und gar unheiligen Umtriebe blieben natürlich nicht immer ohne Folgen. Allerdings ließen sich die Kinder von Nonnen nicht ganz so gut wie der Nachwuchs ihrer männlichen Kollegen verheimlichen. Oft lebten die Kinder neben ihren Müttern hinter Klostermauern, noch häufiger waren dagegen Kindesmord oder Abtreibungen.

Wie gut Klosterfrauen mitunter über die fleischlichen Genüsse Bescheid wussten, zeigen die Werke der Nonne Roswitha von Gandersheim aus dem 10. Jahrhundert. In Schriften wie „Sapientia" oder „Dulcitus" legt sie ihre Kenntnisse der Liebeskunst dar und schließt dabei auch Leichenschändung und sado-masochistische Spiele nicht aus.

„Hurenzins" und Priesterkinder

Zu allen Zeiten haben Kleriker das Zölibat gebrochen, doch wurde dies nie so selbstverständlich toleriert, ja sogar ermutigt wie im Mittelalter. Ein Grund, weshalb die katholische Kirche auf der im Jahre 306 kirchenrechtlich festgelegten Ehelosigkeit beharrte, war das Erbrecht, das im Mittelalter schon recht differenziert war. Klöster begründeten ihren teilweise erheblichen Reichtum auf gemeinsamen Besitz, so etwas wie Privateigentum gab es nicht. Hätten die Mönche nun aber legale Ehefrauen und Nachkommen gehabt, so wäre bei ihrem Tod das Erbrecht in Kraft getreten, der Kirche wären also nicht unerhebliche Einnahmen durch die Lappen gegangen. Zumindest im Mittelalter hatte das Zölibat also hauptsächlich finanzielle Gründe, das Gebot der Keuschheit spielte dagegen nur eine geringe Rolle. Im 14. Jahrhundert verteidigte sogar der französische Kirchenlehrer Gerson den unkeuschen Lebenswandel vieler Kleriker: „Verletzt ein Priester das Gelübde der Keuschheit, wenn er eine unzüchtige Handlung begeht? – Nein!

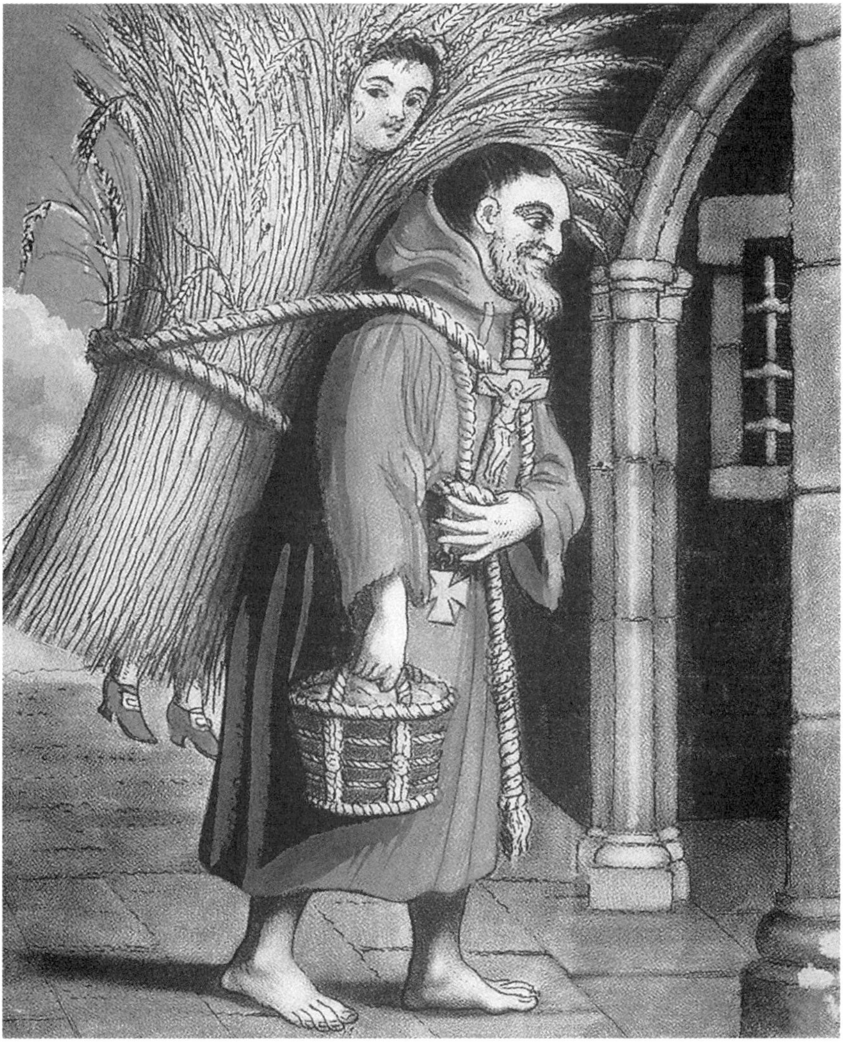

Kirchenmänner zeigten sich erfinderisch, wenn sie das Keuschheitsgelübde brechen wollten.

Das Gelübde der Keuschheit bezieht sich bloß auf das Nichteingehen einer Ehe. Ein Priester, der also die stärksten Unzuchtsdelikte sich zu Schulden kommen lässt, bricht, wenn er es als Unverheirateter tut, das Keuschheitsgelübde nicht." Als einzige Einschränkung forderte Gerson dabei nur: „Die Werke der Unzucht nur im Geheimen zu üben, nicht an Sonntagen, uns nicht an heiligen Orten, und nur mit Unverehelichten.“ Mit dieser Einstellung stand der Kirchenlehrer ganz und gar nicht alleine da, und so war es Klerikern gegen eine geringe Gebühr, den so genannten Hurenzins, gestattet, sich eine, bei Bedarf auch mehrere, Konkubinen zu halten. Damit schlug die Katholische Kirche zwei Fliegen mit einer Klappe: Die Priester hatten ihr Vergnügen, die Bischöfe und Päpste gut gefüllte Kassen.

Welches Ausmaß diese Priesterkonkubinate annahmen, zeigt der folgende Bericht: „Bei der im Jahre 1563 abgehaltenen Visitation der Klöster der fünf niederösterreichischen Erbländer fand man denn fast durchgängig in denselben Konkubinen, Eheweiber und Kinder. So hatten die 9 Mönche des Benediktinerklosters Schotten 7 Konkubinen, 2 Eheweiber und 8 gezeugte Kinder bei sich, die 18 Benediktiner zu Garsten 12 Konkubinen, 12 Eheweiber und 19 Kinder, die regulierten Chorherrn zu Klosterneuburg 7 Konkubinen, 3 Eheweiber und 14 Kinder, die 40 Nonnen zu Aglar 19 Kinder usw.“

In einer Zeit lange bevor ein Vaterschaftstest durchgeführt werden konnte, zog wohl so manch ein nichts ahnender Ehemann das Kind eines Mönchs oder Priesters auf. Die Kirche drückte hier zumeist beide Augen zu, nur wenn die priesterlichen Umtriebe gar zu offensichtlich wurden, setze man dem bunten Treiben ein Ende. So wurde zum Beispiel Bischof Heinrich von Basel (1215–1274) seines Amtes enthoben, da er nicht weniger als 65 uneheliche Kinder gezeugt hatte.

Wie wild es Mönche und Priester trieben, zeigt sich im mittelalterlichen Ablasshandel. Mit einem Ablass können sich Katholiken einige Jahre Fegefeuer als Strafe für begangene Sünden ersparen, vorausgesetzt, sie ließen der Kirche einen entsprechenden Geldbetrag zukommen. Der Preis des Ablasses richtet sich nach der Schwere der Sünde. Für Kleriker – von Natur aus, so möchte man meinen, besonders anständig – gab es im Mittelalter Sondertarife:

Ablasspreise im 12. Jahrhundert

Halten einer Konkubine	7 Groschen
Brechen des Beichtgeheimnisses	7 Groschen
Betreiben von Wucher	7 Groschen
Sex in der Kirche	6 Groschen

Dabei gab es noch eine Fülle von Differenzierungen: So war es zum Beispiel teurer, eine Frau auf dem Heimweg von der Kirche zu vergewaltigen, als auf dem Hinweg, da die Frau nun frei von Sünden war und so durch die Vergewaltigung noch mehr geschädigt wurde.

Im Beichtstuhl lässt sich gut munkeln

Doch nicht immer mussten Priester und Mönche körperliche Gewalt anwenden, um ihre Bedürfnisse zu befriedigen, denn sie hatten ja das Glück, über kirchlich abgesegnete Machtmittel zu verfügen. Das wichtigste von diesen war die Beichte, denn hier hatte der Priester das Recht, die intimsten Fragen zu stellen – und das geschah nicht immer nur im Interesse des Seelenheils des armen Sünders oder der Sünderin! Eduard Fuchs zitiert in seiner „Illustrierten Sittengeschichte" eine Beichtvorschrift aus dem 17. Jahrhundert, die sich sehr ausführlich mit dem sechsten Gebot befasst:

„Fragen des sechsten Gebotes für Frauen:
– Hat dich irgendein verheirateter Mann verführt?
– Hat dich irgendein lediger Mann verführt?

Diese Frage ist unumgänglich notwendig.
– Hast du die Päderastie mit deinem Manne oder einem anderen begangen?

Diese Frage muss mit großer Vorsicht gemacht werden.
– Hast du die Sodomie mit Hunden oder anderen Tieren begangen?
– Hat dich nach einem verheirateten oder ledigen Mann verlangt? Wie viel mal nach einem verheirateten, und wie viel mal nach einem ledigen?
– Pflegst du zwischen verheirateten oder ledigen Personen zu kuppeln und wie viel mal in jedem Falle?
– Bist du unanständig und zotig im Sprechen?
– Pflegst du verführt zu werden von deinem Onkel, Neffen, irgendeinem Verwandten deines Mannes oder einem Gevatter, oder hast du eine Jungfrau übergeben, damit sie irgendein Mann entehrt?"

Je nach Antwort der Beichtenden konnte ein Priester diese Fragen noch präzisieren, bis seine lüsterne Fantasie gestillt war. Unzucht im

Beichtstuhl spielte sich jedoch nicht nur in Gedanken ab, in vielen Fällen setzen die Priester ihre Fantasien gleich in die Tat um. Dabei machten sie den „Sünderinnen" nicht selten wahr, dass die beste Buße für ihre unkeuschen Handlungen darin bestehe, sie mit einer kirchlichen Person, sprich dem Priester, zu wiederholen. Aus diesem Grund bestimmte das Konzil zu Köln im Jahre 1281, dass die Beichte nur noch an einem hellen, übersichtlichen Ort abgenommen werden dürfe und nicht mehr im Beichtstuhl.

Päpstlicher als der Papst

Doch wie soll sich ein einfacher Dorfpriester in Enthaltsamkeit üben, wenn selbst die höchsten kirchlichen Würdenträger ein Leben voller Ausschweifung führen? Im Vatikan bzw. in der zeitweiligen Papstresidenz in Avignon ging es nämlich keineswegs gesittet zu.

So zeigte sich der Schriftsteller Francesco Petrarca (1304–1374), der uns heute hauptsächlich durch seine Sonette bekannt ist, erschüttert von den Zuständen am päpstlichen Hof in Avignon: „Raub, Notzucht, Ehebruch, das sind die Beschäftigungen pontifikaler Laszivität; die Ehemänner, damit sie nicht mucksen können, außer Landes gebracht, ihre Weiber geschändet, geschwängert, den Männern dann zurückgegeben, nach der Niederkunft von ihnen wieder abgeliefert, um aufs Neue den sinnlichen Durst der Stellvertreter Christi zu löschen."

In einigen Fällen blieb nicht einmal der Heilige Vater selbst von der Lustseuche verschont. So meldete der Leibarzt von Julius II. (1443–1513), dass „kein Teil seines Körpers nicht mit den Zeichen einer ungeheuerlichen und scheußlichen Wollust bedeckt gewesen wäre." Am Karfreitag konnte Julius sich nicht einmal nach altem Brauch den Fuß küssen lassen, da der völlig von der Syphilis zerfressen war.

Sein Nachfolger Leo X. (1475–1521) wurde zwar eher durch den Ablasshandel, der Martin Luther Reformationsbewegung provozierte, sowie durch kriegerische Auseinandersetzungen mit Frankreich berühmt, doch kannte auch er die Lustseuche aus eigener Anschauung. Er starb im Alter von 46 Jahren, vermutlich an einer Darmfistel verbunden mit Syphilis der inneren Organe.

Berühmtestes Beispiel für den ausschweifenden Lebensstil der mittelalterlichen Renaissance-Päpste ist Alexander VI. (1431–1503). Ge-

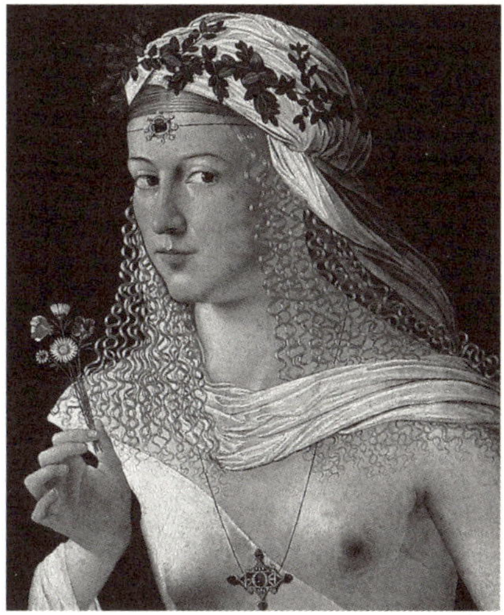

Berühmt und berüchtigt: Lucrezia Borgia.

boren als Rodrigo de Borgia war der Heilige Vater kein Kind von Traurigkeit: Als Kardinal feierte er mit anderen kirchlichen Würdenträgern „nächtliche laszive Bälle und Soireen mit den vornehmen Frauen und Mädchen der Stadt [...], unter ausdrücklichem Ausschluss von deren Gatten, Vätern oder männlichen Verwandten.“ Frauen spielten im Leben des Papstes eine besondere Rolle. Seine Mätresse Vanozza dei Cattanei übernahm die Funktion einer Ehefrau und brachte vier Kinder zur Welt. Dann gab es da noch die erst 16-jährige Giulia Farnese, deren große Schönheit der Heilige Vater wohl eher ästhetisch genoss. Zur Befriedigung seiner scheinbar unersättlichen Lust dienten zahlreiche Kurtisanen, die ihm nur zu gerne zu Willen waren. Es verwundert nicht, dass auch die Syphilis im Vatikan aus und ein ging.

Seine Krankheit übertrug sich auch auf zwei seiner Kinder: Cesare, der von seinem „heiligen“ Vater zum Kardinal ernannt wurde, ohne überhaupt Priester zu sein, hatte syphilitische Pusteln im Gesicht und auch die berühmt-berüchtigte Lucrezia Borgia litt vermutlich an der Lustseuche. Ein Anzeichen hierfür sind zwei Totgeburten und zwei krank geborene Kinder, die ebenfalls nicht lange überlebten. Überhaupt Lucrezia Borgia: Selbst wenn die Gerüchte über eine inzestuöse Beziehung zu Vater und Bruder wohl nur Verleumdungen der damaligen Zeit waren, hatte es die junge Adelige faustdick hinter den Ohren. Drei Ehemänner verbrauchte Lucrezia, zwischen Ehe eins und zwei wurde sie von ihrem Kammerdiener schwanger. Noch im sechsten Monat dieser Schwangerschaft bekundete sie ihre Jungfräulichkeit, damit ihre Scheidung von Ehemann Nummer Eins rechtskräftig werden konnte. Das Kind, einen Sohn, gab Papst Alexander VI. dann als sein eigenes aus, um einen Skandal zu vermeiden. Lucrezias Ehemann Nummer drei sollte der Sohn des Herzogs von Ferrara werden und ihr

Vater entließ sie mit einem ganz besonderen Abschiedsfest in die Ehe: Im Vatikan gab er eine Sex-Party, bei der zahlreiche römische Huren nackte Spielchen veranstalteten. Im anschließenden Wettbewerb wurde der männliche Partygast zum Sieger gekürt, der im Laufe des Festes die meisten Damen beglücken konnte.

Während beim einfachen Volk natürlich Unreinheit und ausschweifender Lebenswandel Schuld an der Erkrankung waren – die Syphilis galt als gerechte Strafe Gottes für unmoralischen Lebenswandel –, war das bei den Kirchenmännern natürlich anders. Hier genügten angeblich bereits schlechte Luft oder ungünstige Sternkonstellationen, um eine Erkrankung auszulösen. Selbst die Kirche blieb also nicht von Syphilis & Co. verschont. Ein weiterer Personenkreis, der für derartige Erkrankungen besonders anfällig war, waren Fürsten und Blaublütige.

Geschlechtskrankheiten und höfische Kultur

Schon bald nach dem erfolglosen Italienfeldzug Karls VIII. erwies sich die Syphilis als äußerst demokratische Krankheit. Sie beschränkte sich nicht länger auf Soldaten, Vagabunden und Dirnen, sondern nistete sich schon bald in den höchsten Gesellschaftskreisen ein. Neben den geistlichen Würdenträgern blieben auch die Landesfürsten nicht von der Lustseuche verschont. So gab es im 16. Jahrhundert so gut wie kein europäisches Königshaus, in dem die Syphilis nicht grassierte. In Spanien brachte ihr dies sogar den Namen „Curiale“, also Hofkrankheit, ein. Warum sich die Blaublütigen reihenweise ansteckten, wird deutlich, wenn man einen Blick auf den Lebenswandel bei Hofe wirft.

Leben und Lieben am königlichen Hof

In den Königshäusern des Barock und Rokoko gehörten Liebe, Flirt und Ehebruch so fest zum Alltag wie Essen, Trinken oder Schlafen. Schon früh wurden die Knaben von Kammerfrauen und Zofen in die Liebe eingeführt, bei den Mädchen fand diese Liebeserziehung allerdings erst nach der Eheschließung statt.

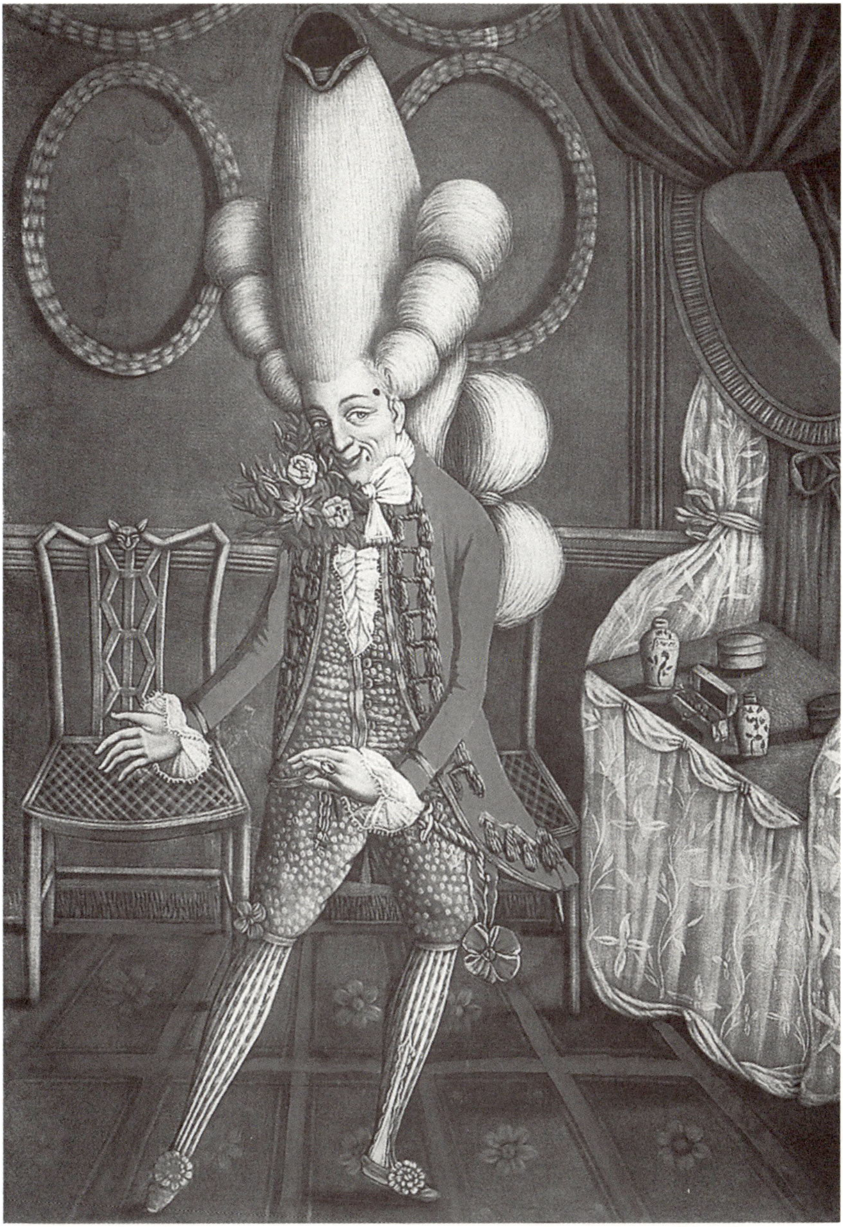

Die Kunst des Liebeswerbens stand in zahlreichen europäischen Königshäusern im Mittelpunkt des höfischen Lebens. Verführen und verführt werden lautete die Devise.

„Koketterie" hieß die Kunst, in der sich eine Dame üben musste, um die ungeteilte männliche Aufmerksamkeit auf sich zu ziehen. Um dieses Ziel zu erreichen, standen ihr jede Menge Hilfsmittel zur Verfügung. Vor allem anderen der Fächer, ohne den kaum eine Dame das Haus verließ. Mit ihm konnte sie nicht nur die Anmut ihrer Handgelenke zur Schau stellen, sondern zugleich einem Verehrer heimliche Signale geben. So übermittelte sie dem Galan zum Beispiel, zu welcher Zeit und an welchem Ort sie ihn zum Stelldichein erwartete oder untermalte ihre Gefühle durch entsprechende Fächerbewegungen. Genauso gut konnte sie jedoch auch ihre Gefühlsregungen hinter dem schützenden Schirm verbergen.

Ein weiteres für einen Flirt unerlässliches Utensil war das „Mouchoir de Vénus", ein Einstecktuch, das mit einer Essenz getränkt war, die eine künstliche Schamesröte hervorrief, wenn sie in die Nase gelangte. Warum sollte eine Frau nun aber erröten wollen? Ganz einfach, wenn eine Frau bei einem unanständigen Witz oder einer Zote, wie sie damals überall erzählt wurden, errötete, signalisierte sie damit, dass sie den Witz verstand, also in die Geheimnisse der Liebe eingeweiht war. Andererseits stand dieses Erröten aber auch für Schamgefühl und eine gewisse Unschuld, die eine Frau für einen Mann umso begehrlicher erscheinen ließen. Da aber in der höfischen Gesellschaft viele Damen schon so abgebrüht waren, dass sie auf natürliche Weise nicht mehr erröteten, mussten sie eben auf künstliche Hilfsmittel zurückgreifen – daher also das „Mouchoir de Vénus"! Beliebt waren außerdem Schönheitspflästerchen, auch „Mouche" genannt, die hauptsächlich Frauen, gelegentlich jedoch auch Männer einsetzten. Ursprünglich dienten diese schwarzen Pflaster dazu, unliebsame Flecken und sichtbare Zeichen der Syphilis zu verbergen, doch verkehrte sich ihr Sinn im Laufe der Zeit ins genaue Gegenteil. Nun benutzen Frauen die Pflaster, um die Blicke der Männer auf bestimmte Körperstellen zu lenken. Wünschten sie, dass einem Körperteil besondere Aufmerksamkeit zuteil wurde, klebten sie einfach ein „Mouche" darauf und die Beachtung der Männer war ihnen sicher. Außerdem brachte die Schwärze des Pflasters die porzellanweiße Haut – damals ein Zeichen großer Schönheit – besonders zur Geltung. Mit der Zeit wurden diese „Mouches" immer größer und teilweise zu recht abenteuerlichen Formen zurechtgeschnitten. So bemerkte Abraham a Sancta Clara im 17. Jahrhundert:

„Andere stoltze Helenae tragen zum besseren Schein ihrer glatten, weißen Haut schwartze Fleckel, welche in Hirsch- und Haasen- und Fuchs-Gestalten geschnitten; aber diese prangt mit lauter Vögeln in dem Angesicht, und, so mich recht duncket, so sehe ich, dass ihr ein solcher tapferer Gimpel auf der Nasen sitzet." Mode ist eben Mode!

Welchen großen Stellenwert Flirt und Liebeskunst in der höfischen Gesellschaft einnahmen, sieht man auch daran, dass es Eltern gar nicht schnell genug gehen konnte, ihre Kinder am Liebesvergnügen teilhaben zu lassen. So etwas wie Kinder- oder Jugendschutz gab es zu dieser Zeit noch nicht und so wurden Kinder in die Geheimnisse der Liebe eingeweiht, sobald sie die Pubertät erreicht hatten, wenn nicht gar noch früher. Alt wollten die Menschen ja noch nie sein, doch im Ancien Régime war man besonders auf Jugend bedacht: Frauen galten hier schon ab zwanzig Jahren als alt, Männer durften sich noch zehn Jahre länger ihrer Jugendlichkeit erfreuen. Die wenige Zeit, die einem Menschen dann noch zum Vergnügen blieb, sollte daher so früh wie möglich beginnen und Kinder mussten ihre Kindheit früh hinter sich lassen. Als erwachsen galt ein Mädchen mit zwölf, ein Junge mit fünfzehn Jahren – von da ab widmeten sie sich ausschließlich der Galanterie. Der erste Geschlechtsverkehr fand häufig schon in einem Alter von zehn bis zwölf Jahren statt, entsprechend früh wurden die Jugendlichen auch verheiratet.

Nicht immer fanden die ersten sexuellen Erfahrungen jedoch in der Ehe statt, ein Großteil der Brautleute war beim Schritt vor den Traualtar keineswegs mehr unerfahren. So weit verbreitet der voreheliche Geschlechtsverkehr war, so vielfältig waren auch die Mittel, sich vor dessen unerwünschten Folgen zu schützen. Männern wie Frauen stand eine ganze Reihe empfängnisverhütender Mittel zur Verfügung, allen voran die Schutzhüllen, die der am Hofe des englischen Königs Karl II. lebende Arzt Kondon im 17. Jahrhundert erfand. Im Falle einer unerwünschten Schwangerschaft war es kein Problem, eine Abtreibung vornehmen zu lassen. Ein französischer Bericht beschwert sich über diese Praxis: „Weil es die Demoiselles verstehen, sich jeden Augenblick von den Folgen eines galanten Abenteuers zu befreien, setzen sie sich ohne Scheu der Gefahr eines ungestümen Angriffs auf ihre Ehre aus. Ja, sie schauen sogar mit Verachtung auf einen Liebhaber, der das Vergnügen, das man bei seinen Zärtlichkeiten haben könnte, durch allzu große Vorsicht beeinträchtigt."

Wer eine Abtreibung scheute, konnte sein Kind heimlich zur Welt bringen und es ins Findelhaus bringen. Eine nicht geringe Anzahl von Säuglingen wurde auch gleich nach der Geburt getötet.

Die unerwünschten Folgen eines amourösen Abenteuers konnten also schnell beseitigt werden, doch wie sah es mit der Jungfräulichkeit aus? Die war schließlich unwiederbringlich verloren. Auch in dieser Hinsicht waren Frauen und Ärzte äußerst erfinderisch. Nicht wenige Mediziner spezialisierten sich auf die Rekonstruktion der Jungfräulichkeit und verdienten auch gar nicht schlecht daran, denn schließlich wollte jede Frau gerne immer Jungfrau sein. Durch Vernähungen oder adstringierende Mittel versuchten Ärzte und Kupplerinnen, erfahrene Frauen wieder zu Jungfrauen zu machen. Ein deutscher Arzt preist seine Methode wie folgt an: „Sollte denn wol einer jungfer, welche etliche Jahre ihres lebens in unziemenden wollüsten zugebracht, nicht verstattet seyn, bey ihrem ersten hochzeitstage ihres mannes gemüthe zu gewinnen, wenn sie ein wenig lammesblut nähme, welches sie vorhero ausgetrocknet, solches in den hals der schaam hernach einstecke, und etwan 2 oder 3 kügelchen daraus formiert? Sollte es ihr nicht zugelassen seyn, sage ich, den frieden in der hausshaltung zu erhalten, und alle dergleichen dinge zu thun, damit sie sich bey ihrem Manne weisslich einführe."

So wichtig Liebe, Flirt und Schmeichelei in der höfischen Gesellschaft auch waren, in einem Bereich hatte die Liebe nichts zu suchen: bei der Eheschließung. Ehen wurden allenfalls aus politischen oder finanziellen Gründen geschlossen, Gefühle hatten keinerlei Einfluss auf die Wahl des Ehepartners. In der Regel kannten sich die Partner bei der Hochzeit kaum, zumeist wurde die Ehe einfach nur als Geschäft betrachtet. Zu dieser Zeit kamen auch Heiratsannoncen in Mode, die keinen Hehl aus den Motiven für eine Eheschließung machten: „Ein Gentleman, 30 Jahre alt, welcher sagt, dass er ein sehr bedeutendes Vermögen hat, möchte sich gern mit einer jungen Dame verheiraten, welche ein Vermögen von ungefähr 3000 Pfund hat, und er will einen angemessenen Kontrakt darüber machen," lautet eine englische Heiratsanzeige aus dem Jahr 1695. So leichtfertig eine Ehe auch geschlossen wurde, eine Scheidung war dagegen umso schwieriger und teuerer. Deshalb verließen viele Ehemänner ihre ungeliebten Frauen einfach und verschwanden auf Nimmerwiedersehen oder gingen gar eine Zweitehe ein. Die einfachste Lösung für beide Partner war jedoch eine

Geliebte oder ein Liebhaber, und der Ehebruch wurde zum beliebten Zeitvertreib. Die Frauen standen dabei den Männern in nichts nach. So heißt es in den *„Briefen über die Galanterien von Berlin"*: „Die Damen scheuen sich nicht im Geringsten, es der Welt öffentlich zu zeigen, dieser oder jener sei ihr Nährsöhnchen, den sie zur Vergeltung seines schmachtenden Herzens nach allen ihren Kräften trotz dem Haushahne füttern." Frauen wie Männer suchten ihr Vergnügen außerhalb der Ehe – ein Phänomen, das in der Mätressenwirtschaft vieler europäischer Monarchen seinen Höhepunkt fand.

MÄTRESSENWIRTSCHAFT

Der Hof des Sonnenkönigs Ludwig XIV. galt überall in Europa als großes Vorbild, allerdings nicht nur in Bezug auf Kultur, Architektur oder Staatswesen. Auch die Mätressenwirtschaft am Hof von Versailles nahmen sich große und kleine Höfe zum Vorbild. Zwar hatte Ludwig XIV. nur sechs offizielle Mätressen, doch landeten im Laufe seines fast achtzigjährigen Lebens unzählige Frauen in seinem königlichen Bett, wie wir später noch genauer sehen werden. Ähnlich wie der Monarch hielt es auch das restliche Volk. Kammerfrauen, Zofen und Dienstmädchen waren meist nicht nur für Aufgaben im Haushalt zuständig, sondern dienten zugleich dem Amüsement des Hausherren.

Auch andere europäische Königshäuser eiferten dem französischen Hof nach: Der englische König Karl II. (1630–1685) mit seinen berühmten Mätressen Nell Gwyn und Lady Castlemaine jagte ebenfalls jeder nur erdenklichen Ausschweifung nach. August dem Starken (1670–1733), Kurfürst von Sachsen und König in Polen, dichtete die üble Nachrede gar 354 uneheliche Kinder an, doch er war in erotischen Dingen ganz gewiss kein Kostverächter.

LUXUSBORDELLE FÜR DEN ADEL

Bei all den Möglichkeiten, die alleine das alltägliche Leben bei Hof mit sich brachte, waren Bordelle und Dirnen eigentlich unnötig geworden. Dennoch gab es in den Großstädten der Zeit eine große Zahl von Liebesdienerinnen. Im London des Jahres 1780 wurde ihre Zahl auf 50 000 geschätzt. Im Gegensatz zu den öffentlichen Frauenhäusern des

Mittelalters fristeten sie auf dem Land ein heimliches Dasein, in der Großstadt war ihre Präsenz allerdings umso auffälliger. Ein Bordellbesuch galt in allen Bevölkerungsschichten als völlig normal, je nach Geschmack und Geldbeutel gab es Freudenhäuser in jeder nur erdenklichen Ausstattung. Dem Adel und anderen zahlungskräftigen Kunden standen vornehme Liebestempel zur Verfügung, die sich nach außen hin sehr diskret gaben, sodass ein Unwissender ihren wahren Charakter auf Anhieb nicht erkennen konnte. Im Inneren aber bedienten sie jede auch noch so perverse sexuelle Vorliebe – Hauptsache, der Kunde hatte genug Geld bei sich: Frauen und Mädchen einer jeden Altersstufe und Hautfarbe, erotische Schauspiele, Nacktbälle und Folterkammern ließen bei vergnügungssüchtigen Männern keine Wünsche offen. Die Betreiberin eines Luxusbordells in London versandte einmal die folgende Einladung an ihre Stammgäste: „Mrs. Hayes empfiehlt sich respektvoll dem Lord ... und nimmt sich die Freiheit, ihn zu benachrichtigen, dass morgen Abend, präzise 7 Uhr, 12 schöne Nymphen, fleckenlose Jungfrauen, die berühmten Venusfeste, wie sie in Otaheiti gefeiert werden, nach der Instruktion und unter der Führung der Königin Oberea (welche Rolle von Mrs. Hayes selbst übernommen wird) ausführen werden."

Es ist nicht weiter verwunderlich, dass dieser lockere Lebenswandel der oberen Zehntausend nicht nur Vergnügen in die Königshäuser brachte, sondern auch einige unerwünschte und unangenehme Nebenwirkungen. So suchte im 18. Jahrhundert eine zweite Syphiliswelle Europa heim. Als Hauptträger galten zwar nach wie vor öffentliche Dirnen, doch auch die herrschenden Klassen blieben nicht immun gegen die Lustseuche. In mehr als der Hälfte aller europäischen Fürstenhäuser waren Geschlechtskrankheiten häufig gesehene Gäste.

Franz I. von Frankreich und Heinrich VIII: durch den Ärmelkanal getrennt, in der Krankheit vereint

Die Syphilis-Epidemie in der ersten Hälfte des 16. Jahrhunderts erwischte gleich zwei europäische Monarchen. König Franz I. von Frankreich (1494–1547) und Heinrich VIII. von England (1491–1547) litten beide an der Lustseuche. In seinem berühmten „Totentanz" verewigte Hans Holbein den französischen König gar als Syphilitiker:

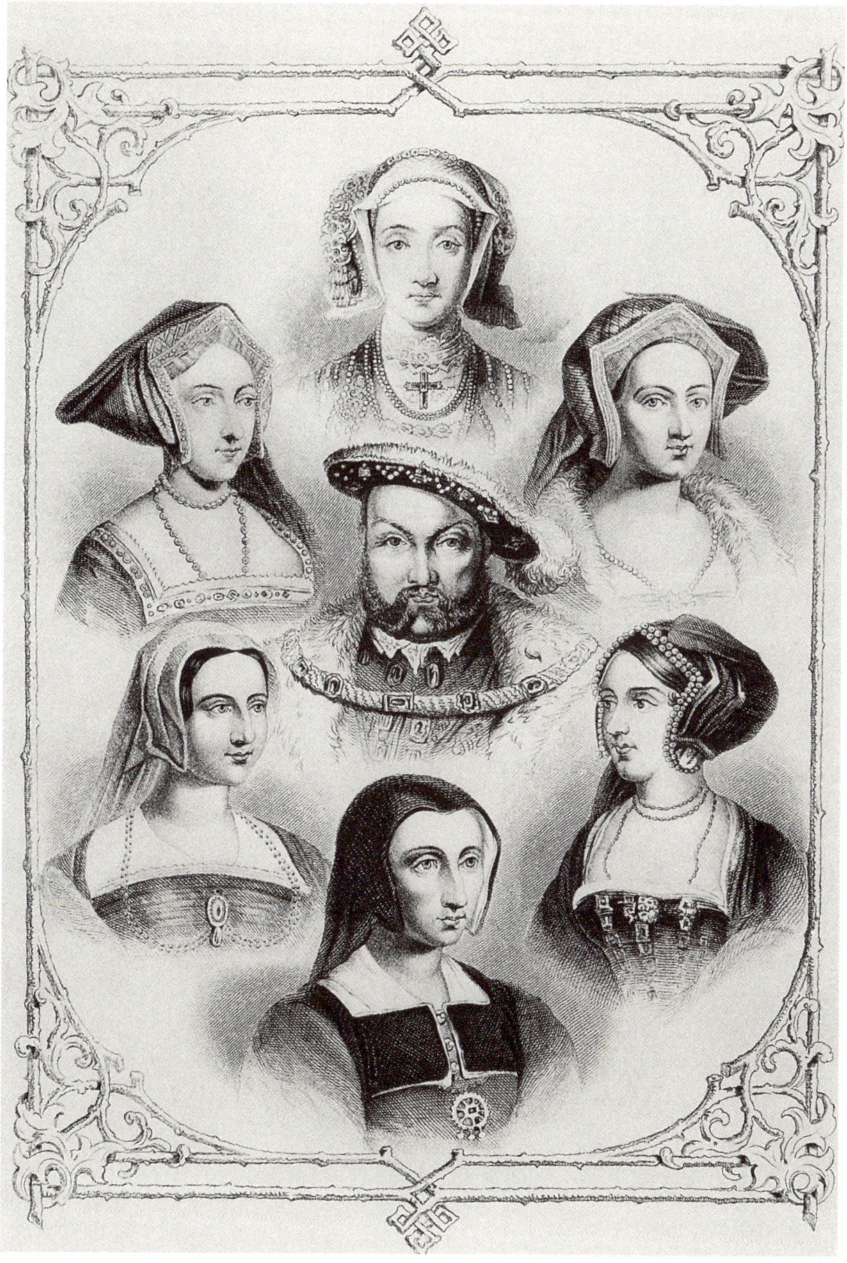

Heinrich VIII. im Kreise seiner Frauen. Lag es an der Syphilis, dass ihm so lange ein männlicher Thronerbe versagt blieb?

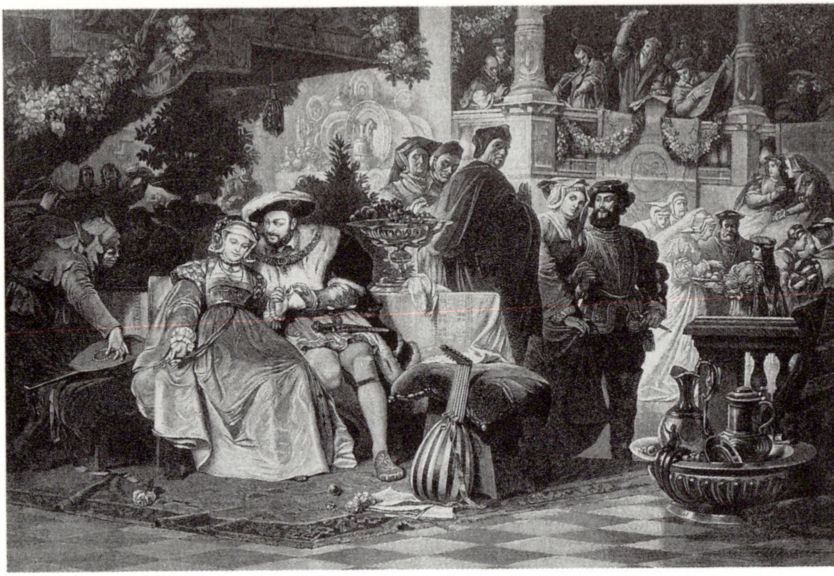

Leben am Hofe Heinrichs des VIII.

Franz I. sitzt an einem reich gedeckten Tisch, sein Mundschenk ist der Tod.

Wie Franz I. sich die „Franzosenkrankheit“ zugezogen hat, ist eine Geschichte für sich: Er begehrte nämlich die Frau des Pariser Rechtsgelehrten Ferron. Normalerweise wurde das vom Ehemann als große Auszeichnung empfunden, zeigte es doch aller Welt, dass seine exquisite Gattin sogar eines Königs würdig war. Nur zu gerne durfte eine Pariser Dame für einige Zeit in den Königspalast ziehen. Nicht so bei Monsieur Ferron. Rasend vor Eifersucht zog der Jurist in die Bordelle der Hauptstadt, so lange, bis er sicher sein konnte, sich mit der Lustseuche infiziert zu haben. Mit dieser Krankheit steckte er nun seine Gattin an – und die wiederum das Staatsoberhaupt. So opferte der tapfere Monsieur Ferron seine eigene Gesundheit, um Rache am König zu nehmen.

Ob die Dame all diese Schmerzen wert war, können Sie im Louvre herausfinden. Dort hängt nämlich „La belle Ferronière“, verewigt von Leonardo da Vinci.

Ob die Syphilis beim Tod des französischen Königs eine Rolle spielte, lässt sich heute nicht mehr sagen. Offizielle Todesursache war eine tuberkulöse Fistel. Fest steht dagegen, dass sich der Monarch mehrmals Quecksilberkuren unterzog und ein Handelsschiff nach Brasilien schickte, um das Heilmittel Guajak ins Land zu holen.

Wesentlich bekannter als die Erkrankung des Franzosenkönigs ist der Fall des englischen Königs Heinrich VIII., der Franz I. in seinem Kampf gegen das Haus Habsburg unterstützte. Wann genau sich Heinrich mit der Lustseuche infizierte, ist nicht bekannt, es muss jedoch schon in jungen Jahren geschehen sein, vermutlich bereits im Alter von dreizehn oder vierzehn Jahren. Fest steht, dass die erste Frau des Tudor-Königs, Katharina von Aragonien, vier Kinder zur Welt brachte, die allesamt entweder tot geboren wurden oder kurz nach der Geburt starben – ein typisches Zeichen dafür, dass Katharina wohl an Syphilis litt. Am Leben blieb nur seine Tochter Mary, in der Umgangssprache auch als „Bloody Mary" bekannt. Porträts der späteren Königin lassen darauf schließen, dass sie an angeborener Syphilis litt. Dafür sprechen das früh gealterte Gesicht, ihr dünnes Haar, ihre vorstehende Stirn und ihre starke Kurzsichtigkeit. Nach Mary kamen noch einige Fehl- und Totgeburten, doch der ersehnte männliche Thronfolger blieb aus. Da Katharina von Aragonien in dieser Hinsicht versagte, wollte Heinrich VIII. es mit einer neuen Frau versuchen, doch weigerte sich Papst Klemens VII., die Ehe zu annullieren. Das geschah allerdings nicht so sehr aus religiösen Gründen, sondern aus politischem Kalkül. Heinrich wusste sich zu helfen und setzte seinen Günstling Thomas Cranmer als Erzbischof von Canterbury ein, der die Scheidung von Katharina erlaubte und ihn mit der jungen Hofdame Anna Boleyn vermählte. Der Papst verhängte daraufhin den Kirchenbann über den ungehorsamen König, der sich nun wiederum zum Oberhaupt einer neuen, englischen Staatskirche ernannte. Die Abspaltung der anglikanischen Kirche von Rom war damit besiegelt. Wer dem Monarchen den Treueid verweigerte, musste mit dem Tode büßen.

Nun aber zurück zur Syphilis: Anna Boleyn war bei der Hochzeit 1533 bereits schwanger und brachte kurz darauf die Tochter Elisabeth zur Welt. Ob die spätere „jungfräuliche Königin" allerdings tatsächlich von Heinrich stammt, ist umstritten. Nach ihr folgten nur noch Fehlgeburten, auch Anna Boleyn konnte dem König nicht den ersehnten Thronerben schenken. Eine neue Frau musste her: Aus diesem Grunde bezichtigte der enttäuschte Monarch 1536 seine Ehefrau des Ehebruchs und ließ sie hinrichten – zusammen mit vier angeblichen Liebhabern. Bereits am Tag danach heiratete Heinrich Jane Seymour, die endlich einen lebendigen Jungen gebar, den späteren König Edward VI. Jane Seymour selbst starb allerdings wenig später im Wochenbett. Ihr folgten noch drei weitere Ehefrauen, die jedoch allesamt kinderlos blieben.

Später schien die Syphilis Heinrichs Gehirn anzugreifen und sein Wahnsinn zeigte sich in äußerster Brutalität. Persönliche wie politische Gegner ließ er gnadenlos ermorden, insgesamt fielen bis zu drei Prozent der damaligen Londoner Bevölkerung dem königlichen Wahn zum Opfer. Im Alter von 56 Jahren erlag Heinrich VIII. schließlich selbst seiner Erkrankung, die so vielen Menschen das Leben kostete.

Ein beliebtes Spielchen unter Historikern ist die Vorstellung „Was wäre, wenn", in diesem Falle: „Was wäre, wenn Heinrich VIII. nicht unter Syphilis gelitten hätte?" Katharina von Aragonien hätte ihm vermutlich einen männlichen Thronerben geschenkt, Heinrich hätte sich nicht scheiden lassen müssen und die anglikanische Kirche gäbe es nicht. Eine ganze Menge Menschen wäre nicht hingerichtet worden. Elisabeth I. wäre nie geboren worden oder – falls sie gar nicht Heinrichs Tochter war – zumindest nicht englische Königin geworden. So gäbe es kein elisabethanisches Zeitalter, in dem Künstler wie William Shakespeare Stücke für die Königin schrieben, und der amerikanische Bundesstaat Virginia hätte seinen Namen nicht zu Ehren der jungfräulichen Königin erhalten und so weiter und so fort. Die Syphilis schrieb hier also Weltgeschichte.

Was sich am englischen Hof abspielte, war bei weitem kein Einzelfall in Europa: Zahlreiche Dynastien mussten sich ernste Sorgen um die Thronfolge machen, da Früh- oder Totgeburten überhand nahmen oder viele fürstliche Ehen ganz kinderlos blieben. Die Folge waren Erbfolgekriege oder das Heranziehen entfernter Verwandter.

König Edward VI., der im Jahre 1547 im Alter von nur zehn Jahren seinem Vater auf den englischen Thron nachfolgte, starb bereits sechs Jahre später. Todesursache war eine Lungentuberkulose, eine angeborene Syphilis könnte ebenfalls beteiligt gewesen sein. Von 1553 bis 1558 regierte dann seine Halbschwester „Bloody Mary", die wie erwähnt vermutlich an angeborener Syphilis litt. Keine Symptome der Lustseuche zeigte dagegen ihre Nachfolgerin Elisabeth I. Dies mag darauf hindeuten, dass die jungfräuliche Königin gar nicht die Tochter des berühmten Monarchen war.

Mit ein wenig Fantasie kann man sogar das heutige britische Königshaus auf die Syphilis-Epidemie zurückführen. Im 18. Jahrhundert litt die herrschende Stuartdynastie nicht zuletzt wegen der Umtriebe am Hof des Königs Karls II. (1630–1685) und den damit zusammenhängenden Erkrankungen unter ernsthaften Nachfolgeschwierigkeiten. Da auf britischem Boden kein Thronfolger zu finden war, wurden die deutschen Verwandten hinzugezogen: Das Haus Hannover kam an die Macht. Und das herrscht, zwischenzeitlich aufgefrischt durch die Einheirat eines Sprosses von Sachsen-Coburg-Gotha, eben heute noch in Großbritannien, auch wenn es seinen Namen im Ersten Weltkrieg in Windsor änderte, um sich vom Feindesland Deutschland zu distanzieren. Der erste Hannoveraner-König Georg I. sprach bei seiner Krönung im Jahre 1714 übrigens kein Wort Englisch.

Schatten auf dem Leben des Sonnenkönigs: Ludwig XIV.

Im Alter von fünf Jahren trat Ludwig XIV. (1638–1715) die Thronfolge in Frankreich an, übernahm jedoch erst ab 1661 die Leitung des Staates. Schon als Kind war der spätere Sonnenkönig kränklich, mit siebzehn Jahren erwischte ihn dann zum ersten Mal die „Spermatorrhoe", wie sein Leibarzt Vallot eine Gonorrhöe-Erkrankung zu vertuschen versuchte. Obwohl er vier Jahre später die spanische Königstochter Marie-Thérèse ehelichte, hinderte ihn dies nicht daran, seine Mätressenwirtschaft in aller Öffentlichkeit fortzusetzen. „Es war ihm alles recht, wenn es nur einen Unterrock anhatte," kommentierte seine Schwägerin Liselotte von der Pfalz. Wenn ein Adeliger nach Versailles reiste, bedeutete dies automatisch, dass er seine Frau dem Sonnenkönig zur Verfügung stellen musste.

Da Ludwig XIV. insgesamt 14 offizielle gesunde Kinder hatte und ein hohes Alter erreichte, litt er selbst vermutlich nicht an der Syphilis, doch an seinem Hof grassierte die Lustseuche durchaus. Dabei galt sie bald nicht mehr als anstößig, sondern wurde im Adel zu einer Art „Kavaliersdelikt". Jeder litt daran, das war einfach selbstverständlich. Die

Doppelmoral dieser Zeit zeigt sich sehr schön an einem anderen Beispiel: Dirnen, die an der Syphilis litten, wurden nämlich zur Strafe ausgepeitscht.

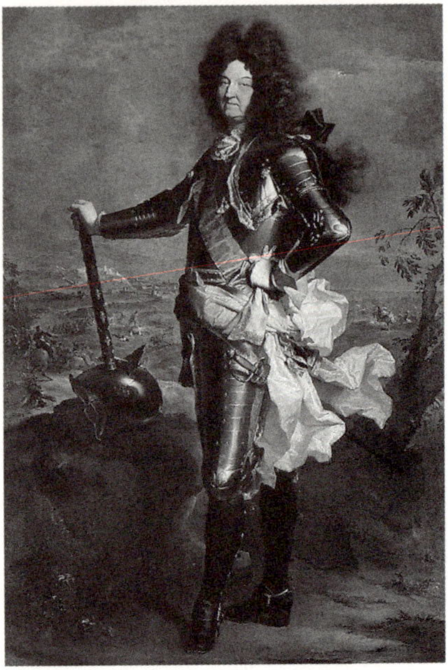

Auch vom Liebesglück begünstigt: Ludwig XIV.

Auch wenn es noch so selbstverständlich war, dass bei Hofe ein jeder – egal, ob Männlein oder Weiblein – an der Lustseuche litt, mochte man sich mit den unangenehmen Begleiterscheinungen doch nicht so recht abfinden und versuchte sie so gut wie möglich zu verschleiern. Der syphilisbedingte Haarausfall wurde mit den bald überall in Mode kommenden Allongeperücken kaschiert, Spitzenjabots und Handschuhe verdeckten Geschwüre an Hals und Händen. Unbekleidet war zu dieser Zeit eigentlich nur das Gesicht, doch auch dieses wurde mit Puder und Schminke stark geschönt. Was Make-up allein nicht vermochte, übernahm das „Mouche", ein Schönheitspflaster, das über verräterische Hautstellen geklebt wurde. Die Mode des Barock und Rokoko wurde also keineswegs nur von ästhetischen Gesichtspunkten bestimmt, sie diente in erster Linie dazu, verräterische Krankheitsmale zu verbergen. Parfümwolken sollten nicht nur die körperlichen Ausdünstungen überdecken – Waschen galt als plebejisch und wurde in Adelskreisen damals nicht eben groß geschrieben –, sondern zugleich auch den nicht unbedingt angenehmen Geruch von Quecksilber, mit dem man die Krankheit behandelte.

Ludwigs einziger überlebender Thronerbe war sein Urenkel, der spätere Ludwig XV. (1710–1774). Auch er war kein Kind von Traurigkeit und gab sich schon früh allen nur erdenklichen Ausschweifungen hin. Seine besondere Liebe galt kleinen Kindern, die oft monate-, wenn nicht gar jahrelang auf ihre entscheidende Begegnung mit dem Monarchen vorbereitet wurden.

Zu seiner Zeit kam auch das so genannte Lusthaus oder „petite maison“ auf, das in den Wäldern oder im Schlosspark versteckt war und einzig und allein dem Vergnügen diente. Im Hirschpark des Königs befanden sich eine ganze Reihe solcher petites maisons, darunter auch ein Kinderbordell.

Zum Regieren blieb dem sinnesfrohen Monarchen nicht mehr viel Zeit und Kraft. In Frankreich herrschte daher nicht so sehr der König, sondern vielmehr seine offiziellen Mätressen, wie zum Beispiel die berühmte Madame de Pompadour. Sie trieb Frankreich in den Ruin, indem sie Ludwig XV. im Siebenjährigen Krieg gegen Friedrich den Großen aufstachelte. Gegen den Preußenkönig hegte sie eine heftige Abneigung, seit dieser sie einmal als „Unterrock IV.“ (sie war die vierte Mätresse des Monarchen) bezeichnet hatte.

Väterchen Zar kränkelt: Iwan der Schreckliche und Peter der Grosse

Iwan der Schreckliche hat seinen Beinamen einer Syphilis-Infektion zu verdanken. Der erste russische Zar (1530–1584) erkrankte nach dem Tod seiner ersten Frau Anastasia im Jahre 1560 schwer – woran, ist nicht bekannt. Diese Krankheit hatte jedoch ernsthafte Auswirkungen auf seinen Charakter. Wo der Zar früher ein guter Herrscher gewesen war, regierte nun Grausamkeit und Willkür. So war er von dem Gedanken besessen, seine Frau sei durch Hexerei zu Tode gekommen und ließ daher etliche seiner Freunde, Berater und andere ihm Nahestehende hinrichten, darunter auch sechs kleine Kinder. Im Jahre 1564 zeigte sich seine Hirnsyphilis erstmals in vollem Ausmaß. Mit seiner zweiten Frau und den beiden Söhnen floh er auf Schlitten voll

Zar Peter der Große (1672–1725)

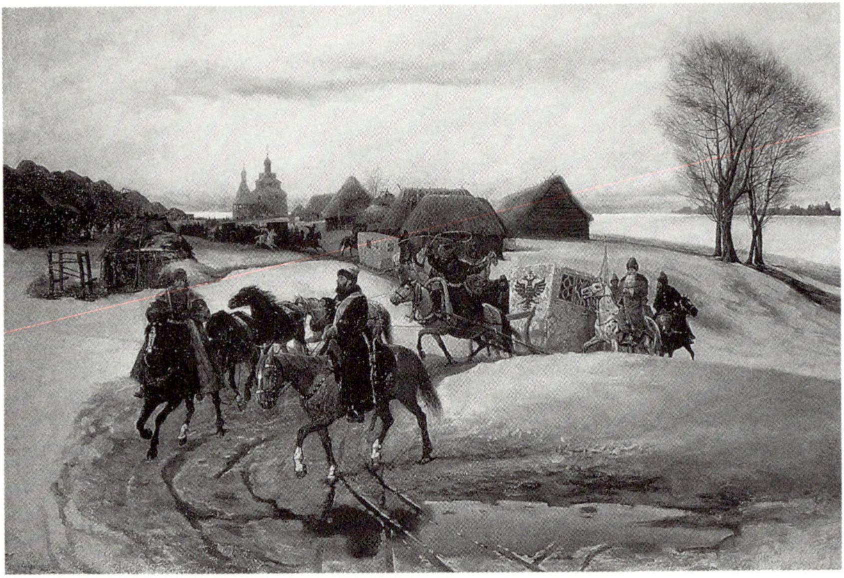

Iwan der Schreckliche bei seiner Flucht aus Moskau. War der Wahnsinn schuld an dieser Tat?

Juwelen und Gold aus Moskau und wurde erst hundert Meilen nordwestlich der Hauptstadt wieder aufgespürt. Iwan wollte nur unter der Bedingung zurückkehren, alle „Verräter" hinrichten zu dürfen. Sein Verfolgungswahn kostete in den folgenden zwanzig Jahren Tausenden seiner Untertanen das Leben. Sogar sein eigener Sohn fiel im Jahre 1581 einer Wahnsinnsattacke des schrecklichen Zaren zum Opfer.

Die Lustseuche grassierte vermutlich noch ein zweites Mal bei den russischen Zaren. Peter der Große (1672–1725), der Begründer des modernen Russland, ließ sich im Laufe seines Lebens mehrmals mit Quecksilberkuren behandeln. Außerdem litt er an epileptischen Anfällen. Ob für seine oft seltsamen Geisteszustände die Epilepsie oder eine Syphiliserkrankung verantwortlich waren, ist heute nicht mehr festzustellen. Da der Zar aber unter anderem für seinen ausschweifenden Lebenswandel bekannt war, ist eine Infektion nicht auszuschließen.

Panische Angst vor einer Erkrankung hatte dagegen Katharina die Große (1729–1796). Die Zarin war amourösen Abenteuern und sexuellen Ausschweifungen gegenüber zwar keineswegs abgeneigt, doch traf sie dabei strenge Vorsichtsmaßnahmen: Sechs ausgewählte Hofdamen, genannt „les Epreuveuses" (die Prüferinnen), mussten alle auserwählten Liebhaber der Zarin sechs Monate lang testen. Zeigten sich nach dieser Zeitspanne keine Anzeichen einer Erkrankung, durften die Männer auch ins kaiserliche Bett. Bei Katharinas Sohn Paul I. zeigt sich jedoch schon im Kindesalter die typische Sattelnase der angeborenen Syphilis. Angeblich soll er sich diese bei einer Pockenimpfung zugezogen haben.

Christian VII. von Dänemark: homosexuelle Umtriebe im Königshaus

Wenig bekannt ist hierzulande über das dänische Königshaus, doch war auch hier im 18. Jahrhundert die Syphilis zu Gast. Christian VII. (1749–1808) verlor im Alter von drei Jahren seine Mutter, seine Stiefmutter beschäftigte sich naturgemäß mehr mit dem eigenen Sohn und überließ die Erziehung des Thronfolgers den Höflingen. Seine Kameraden führten ihn schon bald in die Geheimnisse der Liebe ein, auch homosexuelle Begegnungen gehörten dabei zum Alltag. Als Christian mit siebzehn Jahren schließlich den dänischen Königsthron bestieg, hatte er Besseres zu tun, als sich um die Staatsgeschäfte zu kümmern und überließ das Regieren lieber seinen zahlreichen Günstlingen. Dafür pflegte er seinen exzessiven Lebensstil umso mehr. Um seine homosexuellen Neigungen zu vertuschen, wurde Christian jedoch bald zur Heirat gedrängt und er ehelichte die Prinzessin Karoline Mathilde. Im Jahre 1768 machte sie ihn zum Vater eines Sohnes. Damit hatte Christian seine Pflicht erfüllt, die Ehe interessierte ihn nun nicht mehr.

Bereits zu dieser Zeit häuften sich Gerüchte, dass der junge König geisteskrank war. Da sein Vater ebenfalls sehr lebenslustig war, könnte der Monarch an einer angeborenen Syphilis gelitten haben. Auch sein eigener Lebenswandel legt eine Ansteckung mit der Lustseuche nahe. Jedenfalls stand schon bald fest, dass Christian aufgrund seines Geisteszustandes nicht in der Lage war, die Regierungsmacht auszuüben. Das nutze einer seiner Günstlinge, sein Leibarzt Struense, auf geschickte Weise aus. Er wurde erst Geliebter der Königin, dann leitender Kabinettsminister und hatte bald die uneingeschränkte Macht im Staate Dänemark. Eine Verschwörung brachte Struense jedoch im Jahre 1772 zu Fall und er wurde hingerichtet. Zu dieser Zeit war Christians Wahnsinn jedoch schon so weit fortgeschritten, dass er von den Vorgängen am Königshof nichts mehr mitbekam. In den folgenden Jahren verblödete er bis zur Idiotie, erreichte aber dennoch ein Alter von 59 Jahren. Für eine Syphiliserkrankung ist das eher ungewöhnlich, ebenso wie die Tatsache, dass die Geisteskrankheit schon so bald nach einer Ansteckung auftrat. Allerdings darf man in diesem Zusammenhang nicht vergessen, dass die Syphilis eine sehr wandlungsfähige Krankheit ist und so in Christians Fall – zum Beispiel auch im Zusammenspiel mit einer erblichen Geisteskrankheit – eine unübliche Gestalt annehmen konnte.

Hoher Risikofaktor: Künstler und ihr lockerer Lebenswandel

Literaten und andere Künstler galten seit jeher als besondere Risikogruppe für Geschlechtskrankheiten. Wie sollte auch ein Schriftsteller ein großes Liebesdrama erschaffen, ohne die süßen Wonnen der Leidenschaft selbst gekostet zu haben? Entsprechend groß war dann auch die Zahl der prominenten Opfer der Lustseuche im 18. und 19. Jahrhundert. Nicht bei allen Berühmtheiten steht eindeutig fest, dass sie an Syphilis oder anderen Geschlechtskrankheiten litten, doch muss man davon ausgehen, dass in einigen Fällen bewusst Beweise beiseite geschafft wurden, die eine venerische Infektion zweifelsfrei belegt hätten. Künstler wie Beethoven oder Goethe galten schon zu Lebzeiten als Genie, und ein solcher Ruf sollte nicht mit dem Makel einer Geschlechtskrankheit behaftet werden.

Syphilis in Künstlerkreisen
Charles Baudelaire
Ludwig van Beethoven
Albrecht Dürer
Paul Gauguin
Christian Dietrich Grabbe
Heinrich Heine
E. T. A. Hoffmann
John Keats

Nikolaus Lenau
Edouard Manet
Guy de Maupassant
John Milton
Friedrich Nietzsche
Arthur Schopenhauer
Franz Schubert
Friedrich Smetana
Jonathan Swift
Henri Toulouse-Lautrec
Oscar Wilde

Die Salonkultur

Ein lockerer Lebenswandel war unter Literaten und Musikern selbstverständlich. Ein wichtiger Treffpunkt der Gesellschaft waren die zahlreichen Salons, in denen sich Männer und Frauen von Welt ein Stelldichein gaben. Zwischen dem 17. und dem 19. Jahrhundert trafen sich intellektuelle Zirkel, darunter Politiker, Gelehrte, Schriftsteller und Künstler, bei einer Dame der Gesellschaft – offiziell um geistreiche Gespräche zu führen. Hauptgesprächsstoff war dabei natürlich die Liebe, ein Salon war daher meistens ein Ort, an dem zumindest mit Worten auf Teufel komm raus geflirtet wurde. Nicht selten wurde dabei die Theorie in die Praxis umgesetzt.
So heißt es über eine Gesellschaft des Herzogs Philippe von Orléans: „Auf einem Souper bei Frau von Nesle ließen die jungen Adligen, die mit Frau von Gacé zu Tische saßen, diese mehrere Sorten Wein und die verschiedensten Liköre trinken, sodass sie völlig berauscht wurde. In diesem Zustande ließ sie sich dazu herbei, fast völlig nackt vor den Anwesenden zu tanzen. Als die Ausgelassenheit aufs Höchste gestiegen war, übergaben ihre Freunde Frau von Gacé der Dienerschaft, damit diese auch ein Vergnügen haben möchten. Die in ihrer Betrunkenheit zu allem bereite Frau von Gacé wiederholte nur das eine Wort: ‚Ach, welch schöner Tag'." Ähnlich ging es im restlichen Europa zu. In solchen Kreisen verkehrten also die Künstler der damaligen Zeit. Wer dies im Auge hat, wundert sich vermutlich nicht mehr über die zahlreichen Fälle von Geschlechtskrankheiten.

Heinrich Heine: an die „Matratzengruft" gefesselt

Geradezu ein Musterbeispiel für eine Syphilis-Erkrankung, die mit einer Tabes dorsalis endet, ist der Dichter Heinrich Heine (1797–1856). Den Verlauf seiner Erkrankung und seines langsamen Sterbens an der Lustseuche dokumentierte er selbst in zahlreichen Briefen an Freunde, Verwandte und Kollegen. Wann genau sich der Dichter die Syphilis einfing, ist unbekannt, vermutlich zog er sich die Krankheit während seiner Studentenzeit in Göttingen zu, denn er klagte im Laufe des Jahres 1824 mehrmals über seinen schlechten Gesundheitszustand. Fest steht dagegen, dass Heinrich Heine flüchtigen Liebesabenteuern ganz und gar nicht abgeneigt war und dabei auch keineswegs auf Rang und Namen achtete. Wie er selbst bemerkte, war er dazu verdammt, „das Niedrigste und Törichtste zu lieben."

Die ersten Anzeichen der Tabes dorsalis zeigten sich 1832, ein Jahr nachdem der Dichter nach Paris emigriert war. Am 24. Oktober schrieb er an den Komponisten Ferdinand Hiller: „... meine Backen sind rot, zwei Finger an der linken Hand sind gelähmt." Doch Klagen über diese Lähmungserscheinungen sind in den folgenden Monaten häufig in seinen Briefen zu finden. Dennoch nahm ihm dieses Leiden nicht das Interesse am schönen Geschlecht, denn im Oktober 1834 lernte Heine Crescence Eugénie Mirat („Mathilde"), seine spätere Frau, kennen. Auch verschiedene Badekuren in den folgenden Jahren vermochten die Symptome der fortschreitenden Syphilis nicht zu lindern. Ab 1843 waren auch die Augen betroffen, zuerst war das Lid des linken Auges, dann das des rechten gelähmt. Zum Schreiben musste der Dichter nun mit der linken Hand das rechte Augenlid hochheben, um überhaupt etwas zu sehen. „Mein Übel ist leider eine Paralyse, welche leider zunimmt. Ich arbeite gar nichts, kann keine sechs Zeilen hintereinander lesen und suche, mich zu zerstreuen", schrieb er am 24. Mai 1845 an den Schriftsteller Heinrich Laube. Seinem Verleger Julius Campe berichtete er am 1. September 1846: „... meine Sprachwerkzeuge sind so gelähmt, dass ich nicht sprechen kann und essen kann ich nicht seit vier Monat, wegen der Schwierigkeit des Kauens und Schluckens und der Abwesenheit des Geschmacks. Auch bin ich entsetzlich abgemagert, mein armer Bauch ist kläglich verschwunden und ich sehe aus wie ein dürrer, einäuigiger Hannibal."

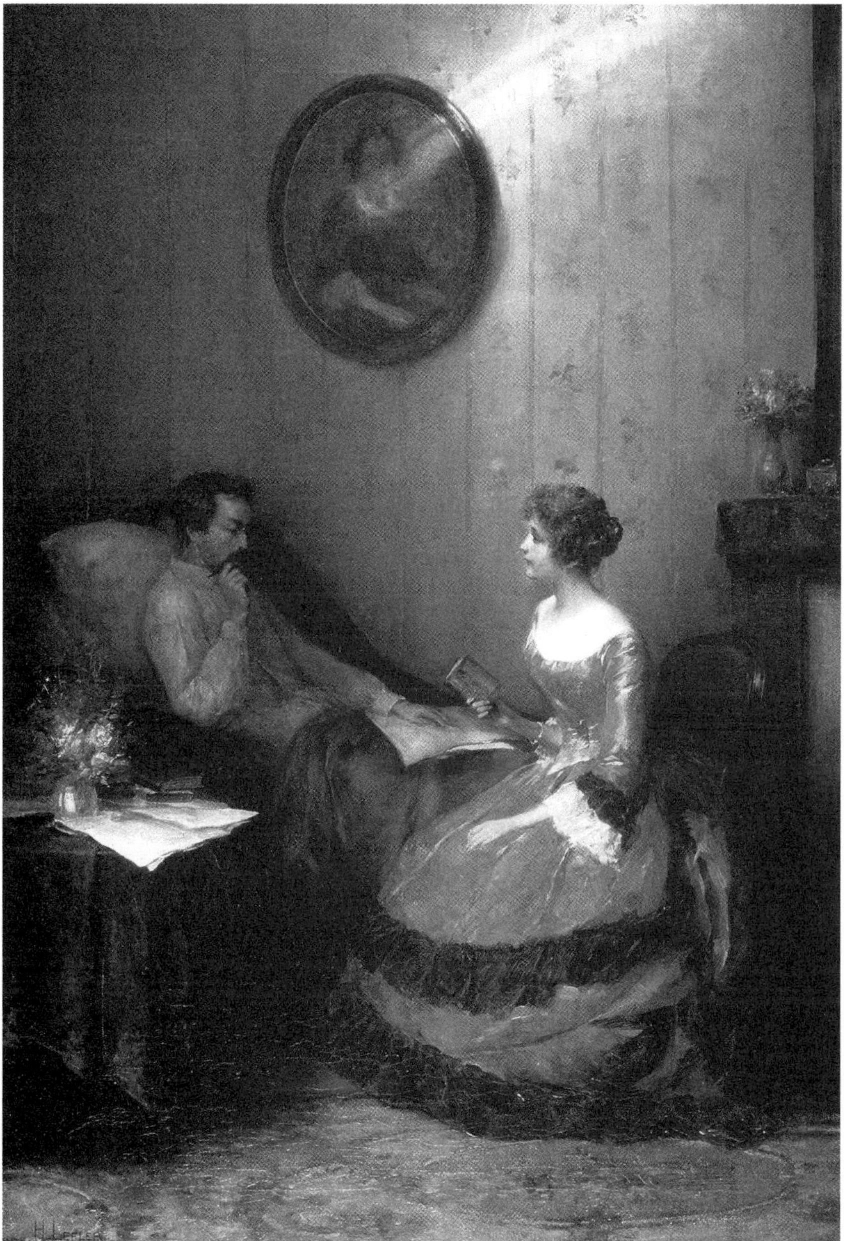

Der Dichter Heinrich Heine litt an Syphilis und verbrachte die letzten acht Jahre seines Lebens an sein Bett gefesselt.

Dazu kamen Schwierigkeiten beim Sprechen und Kauen und häufige Ohnmachten.

Immer schneller ging es nun bergab mit dem Dichter, im Mai 1848 verließ er das letzte Mal sein Haus. In zwei Briefen an Campe vom 26. April und 7. Juni 1848 beschrieb der kranke Dichter seinen Zustand sehr anschaulich: „Ich bin seit einigen Wochen kranker als je, und ohne die größte Anstrengung kann ich keine Zeile aufs Papier bringen. Auch diktieren kann ich nicht; denn seit zwanzig Tagen sind meine Kinnladen gelähmt [...] Mein Kopf ist frei, geistesklar, sogar heiter. Auch mein Herz ist gesund, fast lebenssüchtig, lebensgierig gesund – und der Leib so gelähmt, so makulaturig. Bin wie lebendig begraben.“ Und sechs Wochen später: „Meine Krankheit hat zugenommen in einem fürchterlichen Grade. Seit acht Tagen bin ich ganz und gar gelähmt, sodass ich nur im Lehnsessel und auf dem Bett sein kann; meine Beine wie Baumwolle, und werde wie ein Kind getragen. Die schrecklichsten Krämpfe. Auch meine rechte Hand fängt an zu sterben und Gott weiß, ob ich noch schreiben kann. Diktieren peinigend wegen der gelähmten Kinnladen. Meine Blindheit ist noch mein g'ringstes Übel [...] Ich bin ein armer, sterbender Mann.“ Der nach wie vor sehr lebendige Geist des Schriftstellers war in einem – so empfand Heine es – nutzlosen Körper gefangen.

Wie schlimm es für einen Künstler gewesen sein muss, jeglicher Ausdrucksmöglichkeit beraubt zu sein, kann man sich nur zu gut vorstellen. Zu dieser Zeit wurden in Heines Schlafzimmer fünf Matratzen aufeinander gelegt, noch acht Jahre musste er in dieser „Matratzengruft“ zubringen, bevor ihn der Tod von seinen Leiden erlöste. Von medizinischer Seite hatte der Schriftsteller keine Hilfe zu erwarten, denn die Zusammenhänge zwischen einer Syphilis-Infektion und der Tabes dorsalis wurden zu dieser Zeit gerade erst erforscht. „Ich weiß nicht, woran ich bin, und keiner meiner Ärzte weiß es“, schrieb Heine am 12. September 1848 an seinen Bruder Maximilian.

Sofern es seine Erkrankung zuließ, schrieb der Dichter bis zu seinem Tode am 17. Februar 1856 weiter. In diesen Jahren entstanden unter anderem die Gedichte des *„Romanzero“* und auch an den *„Reisebildern“* und den *„Memoiren“* arbeitete Heine weiter. Bis zuletzt war er geistig fit und verlor seinen Witz und seinen schwarzen Humor nicht.

E.T.A. Hoffmann: ein „Unterleibsübel mit gichtischen Zufällen"

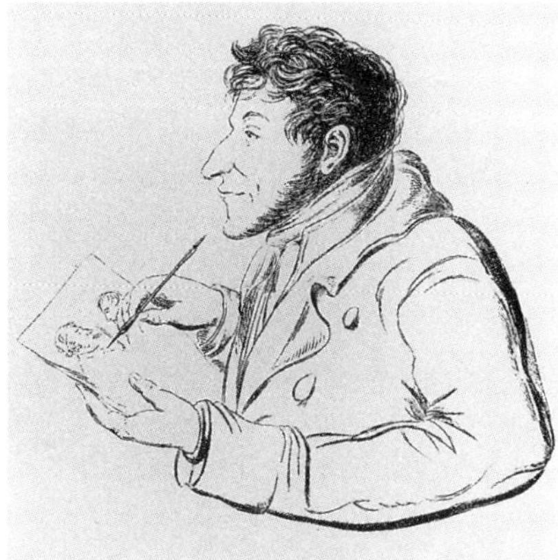

E.T.A. Hoffmann (1776–1822)

Vermutlich ebenfalls an einer Rückenmarksschwindsucht starb der Schriftsteller Ernst Theodor Amadeus Hoffmann (1776–1822), der sich unter anderem mit dem Roman *„Die Elixiere des Teufels"* sowie den gespenstischen *„Nachtstücken"* einen Namen gemacht hatte. Schon immer war Hoffmann von eher kränklicher Natur, dazu gesellte sich eine starke Alkoholabhängigkeit, die zu Wahnvorstellungen und Halluzinationen führte. Deshalb lässt es sich heute auch nicht mit Sicherheit sagen, welche Krankheitssymptome des Dichters nun auf die Syphilis zurückzuführen waren und welche dagegen „nur" vom Alkoholismus hervorgerufen wurden. Fest steht, dass der Dichter im Frühjahr 1819 an „einem Unterleibsübel mit gichtischen Zufällen" litt und sich deswegen zur Kur begab. Zunächst schien er sich von seinem Leiden wieder zu erholen, doch bereits im folgenden Jahr häuften sich die Beschwerden. 1822 setzte bei Hoffmann eine Lähmung der Beine ein, die nun eindeutig auf eine Tabes dorsalis schließen ließ. Auch die Hände konnte er bald nicht mehr bewegen. Wie Heinrich Heine blieb auch E.T.A. Hoffmann bis zu seinem Tode am 25. Juni 1822 geistig voll auf der Höhe. Mit Hilfe eines Schreibers arbeitete er weiter und behielt bis zuletzt seinen Humor. Als ihn einmal Ärzte mit Glüheisen an der Wirbelsäule behandelten, fragte Hoffmann einen Freund, der ihn wenig später besuchte: „Riechen Sie nicht noch den Bratengeruch?"

Nikolaus Lenau: unromantischer Tod im Irrenhaus

Der romantische Dichter Nikolaus Lenau (1802–1850) – geboren im heutigen Ungarn als Nikolaus Niembsch Edler von Strehlenau – war dagegen ein Opfer der progressiven Paralyse. Sein unstetes Leben bekam Lenau praktisch in die Wiege gelegt: Sein Vater, ein Alkoholiker,

Spieler und Psychopath, starb, als der kleine Nikolaus gerade fünf Jahre alt war, bei seiner Mutter zeigten sich schon früh Zeichen der Hysterie. Dennoch tat sie alles, um ihrem Sohn einen guten Start ins Leben zu ermöglichen, doch dankte dieser es ihr wenig. Nachdem er mehrfach das Studienfach gewechselt hatte, entschied er sich schließlich für Medizin, schloss jedoch auch diese Ausbildung nicht ab. Stattdessen entdeckte er seine Liebe zur Literatur, widmete sich der Lyrik und kam so in Kontakt mit dem Schwäbischen Dichterkreis um Gustav Schwab und Ludwig Uhland.

Als Inspiration für seine Gedichte dienten ihm zahlreiche Frauen, darunter auch seine erste große Liebe Bertha Hauer, die Lenau 1823 in Wien kennen lernte. An einen Freund schrieb der junge Dichter voll Begeisterung: „Freund! ich liebe! Einem armen, vaterlosen, verlassenen Mädchen, von fünfzehn Jahren, ohne eigentliche Bildung, aber mit Anlagen, die sie zur schönsten Bildung fähig machen, schenkte ich mein Herz mit dem festen Entschlusse, es nicht wieder zurückzunehmen." Diesem Mädchen widmete Lenau in den folgenden Jahren alle seine Gedichte, bekam dafür jedoch eine nicht ganz so romantische Gegenleistung. Vermutlich war es nämlich Bertha Hauer, die dem Dichter die Syphilis bescherte. Seinen Entschluss, sein Herz nie wieder zurückzunehmen, hielt der Lyriker dann allerdings doch nicht ein: In den folgenden Jahren hatte er zahlreiche Liebschaften, denen er seine romantischen Gedichte wie zum Beispiel die *Schilflieder* oder *Wanderlieder* widmete. Auch mit episch-dramatischen Werken wie *Die Albigenser* oder Fragmenten wie *Faust* und *Don Juan* schuf er sich einen Namen in der deutschen Literatur. 1832 wanderte Lenau für kurze Zeit nach Amerika aus, kehrte jedoch bald wieder in die Heimat zurück. In Wien begann er ein Verhältnis mit Sophie Löwenthal, einer verheirateten Frau, von der er sein ganzes Leben nicht mehr loskommen sollte. „Sie ist mein Glück und meine Wunde", schrieb er über sein „Sopherl". Um über diese aussichtslose Liebe hinwegzukommen, schmiedete Lenau sogar Heiratspläne mit anderen Frauen, doch vermochten sie seine Liebesqualen nicht zu lindern.

1844 zeigte sich bei Lenau die progressive Paralyse zum ersten Mal in aller Deutlichkeit. Er litt unter Zuckungen im Gesicht und nächtlichen Schweißausbrüchen. Außerdem befiel ihn eine bleierne Müdigkeit, doch noch immer glaubte der Dichter an eine Genesung und schrieb hoffnungsvolle Briefe an Sophie Löwenthal. Schon immer hatte Lenau unter extremen Stimmungsschwankungen gelitten, nun wurden diese durch die Krankheit noch verstärkt. Am 12. Oktober 1844 unternahm er in einem Anfall von Wahnsinn einen Selbstmordversuch – es sollte nicht der einzige bleiben. In der Folgezeit wechselten sich Tobsuchtsanfälle mit Verzweiflungszuständen und Größenwahn ab, gelegentlich hielt sich Lenau sogar für den König von Ungarn. Seine Ärzte wiesen den Dichter schließlich in die Irrenanstalt Winnenthal bei Stuttgart ein. Er durfte dort zwar Besuch empfangen, doch an manchen Tagen erkannte er niemanden mehr. Sein Freund Karl Mayer zeigte sich nach einer Begegnung im August 1846 sichtlich erschüttert vom Zustand des Lyrikers: „Er lag in seiner Zelle auf dem Bette, eine gestandene Milch essend, und gab kein Zeichen des Wiedererkennens. Auf [Doktor] Zellers Bitte ließ er sich anziehen und folgte uns, aber ohne ein Wort zu sprechen, auch sichtbar ängstlich, und uns immer noch zu entgehend suchend. Auf einige Fragen, ob er mich noch kenne, noch an die Meinigen denke? usw., antwortete er mit einem leisen Ja, gab mir auch auf meine Bitte die Hand und erwiderte meinen Kuss beim Abschied. [...] Ich musste bitterlich weinen, als ich ihn verließ."

Schon bald mussten solche Besuche jedoch unterbleiben, da sie den Patienten zu sehr erregten. Nach dreieinhalb Jahren in Winnenthal ließen seine Freunde Lenau in eine Privatklinik bei Wien bringen, immer noch in der Hoffnung, ein Ortswechsel und die damit verbundene Luftveränderung könnten dem Dichter helfen. Doch die Reise ging nicht ohne Schwierigkeiten von statten. In Regensburg erlitt Lenau erneut einen Tobsuchtsanfall, sodass man ihm eine Zwangsjacke anlegen musste. Reglos im Bette liegend schrie der Kranke, „dann weinte und wimmerte er herzzerbrechend, dann ging er wieder in schallendes, ausgelassenes Gelächter über und stieß wilde Gotteslästerungen und garstige Zoten aus", heißt es in einer Biografie des Lyrikers. Dennoch konnte die Reise am nächsten Morgen fortgesetzt werden; ohne weitere Zwischenfälle erreichten Lenau und seine Begleiter am 16. Mai 1850 die Irrenanstalt Oberdöbling. Erst hier wurde nun erstmals zweifelsfrei progressive Paralyse diagnostiziert – der Zusammenhang mit der Syphilis war damals jedoch noch nicht bekannt. Helfen konnte dem Dichter freilich niemand mehr und sein geistiger Verfall schritt rapide fort. Am 22. August 1850 starb er im Alter von 48 Jahren in den Armen seines Schwagers.

Christian Dietrich Grabbe: Alkohol und Syphilis als Nägel zum Sarg

Das literarische Vermächtnis des Schriftstellers Christian Dietrich Grabbe (1801–1836) ist heutzutage kaum noch bekannt, doch ist auch er geradezu ein Musterbeispiel für einen Syphilis-Tod als Folge eines exzessiven Lebenswandels. Der Sohn eines Detmolder Zuchthausverwalters empfand seine niedrige Herkunft stets als Makel und versuchte schon in jungen Jahren, seine Unsicherheit mit Alkohol zu bekämpfen. Während seiner Studienzeit in Leipzig begann seine Theaterbegeisterung, die ihn in Kreise einführte, deren Zeitvertreib größtenteils aus alkoholischen Exzessen und wilden Orgien bestand. In dieser Zeit steckte sich der aufstrebende Dichter wohl auch mit Syphilis an. Nach einigen erfolglosen Versuchen, an den Bühnen von Berlin und Dresden Fuß zu fassen, kehrte Grabbe nach Detmold zurück und eröffnete eine Anwaltspraxis, die ihn finanziell unabhängig machte. In seiner Freizeit widmete er sich weiterhin der Literatur, neigte dabei jedoch zur Selbstüberschätzung.

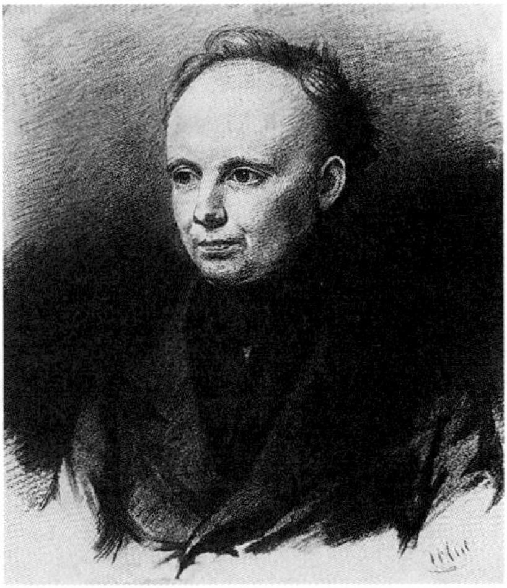

Christian Dietrich Grabbe

Erste Krankheitssymptome zeigten sich 1830, doch führte sie sein Arzt zunächst auf Alkoholismus des Patienten zurück. Sehstörungen und Lähmungserscheinungen trugen zur Verschlimmerung seines Zustandes bei. Obwohl er körperlich schon fast am Ende war, reiste Grabbe 1834 überstürzt aus Detmold ab – er verabschiedete sich nicht einmal von seiner Frau – und fand Arbeit am Düsseldorfer Theater, das von dem Dichter Karl Immermann geleitet wurde. Doch schon bald zerstritt sich Grabbe mit seinem Gönner und kehrte in seine Heimat zurück. In Detmold musste er sich mit Polizeigewalt Zugang zu seiner Wohnung verschaffen. Kurz darauf starb der Dichter im Alter von nur 35 Jahren an den Folgen seiner Alkoholsucht und der Lustseuche.

Johann Wolfgang von Goethe: der Geheimrat und seine zahlreichen Liebschaften

Auch dem deutschen Dichterfürsten Johann Wolfgang von Goethe (1749–1832) wird nachgesagt, dass er sich bei einer seiner zahlreichen amourösen Eskapaden mit der Lustseuche angesteckt habe. Konkrete Beweise dafür gibt es allerdings keine, jedoch wird auch hier gemunkelt, dass möglicherweise Dokumente beiseite geschafft wurden, um dem Ruf des großen Dichters keinen Schaden zuzufügen.

Bekannt ist, dass Goethe 1767 in Leipzig einen geheimnisvollen Blutsturz erlitt, wie er selbst in „Dichtung und Wahrheit" berichtet: „Eines Tages wachte ich mit einem heftigen Blutsturz auf [...] und so schwankte ich mehrere Tage zwischen Leben und Tod, und selbst die Freude an einer erfolgreichen Besserung wurde dadurch vergällt, dass sich bei jener Eruption zugleich eine Geschwülst an der linken Seite des Halses gebildet hatte." Die Meinungen, was denn diesen Blutsturz hervorgerufen haben könnte, gehen auseinander. Einige Ärzte vermuten eine Tuberkulose als Ursache, andere ein Magengeschwür und manche eben auch die Syphilis. Eine solche Infektion könnte auch der Grund für Goethes überstürzte Italienreise im Jahre 1786 gewesen sein, die er so plötzlich in Angriff nahm, dass mehrere Wochen lang niemand wusste, wo er sich befand. Ein Beleg für diese Vermutung mag sich in zwei Briefen an Frau von Stein vom Dezember 1786 finden, in denen es heißt: „[...] ich habe mich ganz hingegeben und es ist nicht allein der Kunstsinn, es ist auch der moralische, der große Erneuerung leidet" und „Dass du krank warst, durch meine Schuld krank, zieht mein Herz zusammen, sodass ich es dir nicht ausdrücken kann. Verzeihe mir, ich kämpfe selbst mit Tod und Leben, und keine Zunge kann sagen, was in mir vorgeht." Am 23. Januar 1788 schrieb Goethe an den Herzog Karl August von Sachsen-Weimar: „Die Hauptabsicht meiner Reise war, mich von den physisch-moralischen Übeln zu heilen, die mich in Deutschland quälten und zuletzt unbrauchbar machten."

Auch Gedichte wie die *„Römische Elegie"* Nr. II, in denen sich Goethe mit der Lustseuche befasst, legten den Verdacht nahe, dass auch der Dichterfürst selbst im Laufe seines Lebens von der Krankheit befallen wurde. Diese Vermutung schien zunächst dadurch unterstützt zu werden, dass von seinen Kindern mit Christiane Vulpius nur der erste Sohn

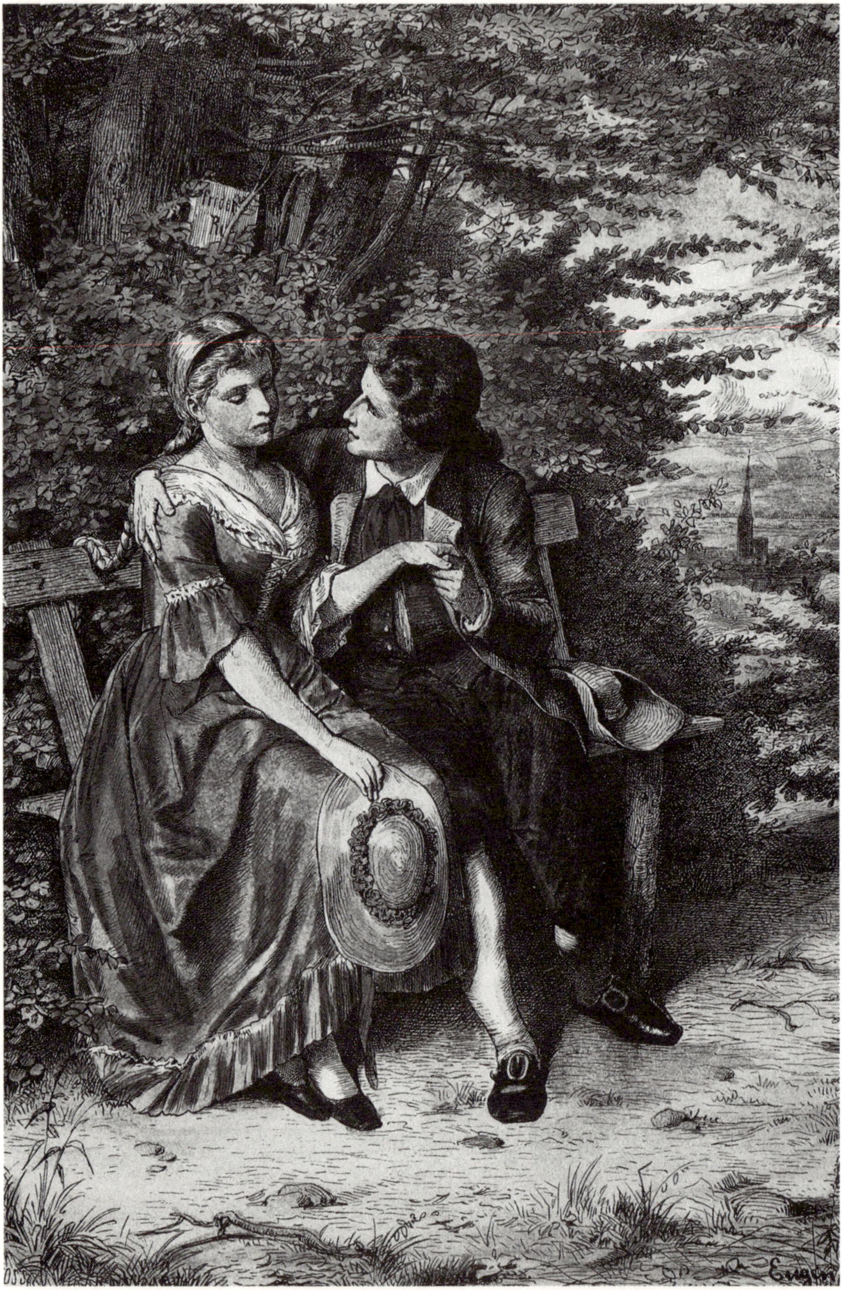

 Einem Flirt nie abgeneigt: Johann Wolfgang von Goethe

August (* 1789) überlebte, die folgenden vier Kinder wurden entweder tot geboren oder starben kurz nach der Geburt. Heute geht man jedoch davon aus, dass die Kinder infolge einer Rhesus-Unverträglichkeit starben, die damals noch nicht erforscht war. Für diese These spricht auch, dass das erste Kind überlebte und die folgenden starben. Bei einer angeborenen Syphilis wäre dies vermutlich umgekehrt gewesen. Außerdem gibt es keinerlei Vermutungen, bei wem sich der Dichterfürst die Lustseuche geholt haben könnte und auch das hohe Alter, das Goethe erreicht hat, spricht gegen ein solches Leiden. Für eine tatsächliche Erkrankung des literarischen Genies gibt es also keinerlei Beweise.

Guy de Maupassant: die Sexualität eines Stieres

Nicht nur unter deutschen Schriftstellern grassierte die Lustseuche, auch ihre französischen Kollegen waren gegen die französische Krankheit nicht immun. Berühmtestes Beispiel ist Guy de Maupassant (1850–1893), der durch Novellen wie *„Fettklößchen"* (1880) oder *„Fräulein Fifi"* (1882) zu Weltruhm gelangte.

Doch vermutlich schon 1873 – lange bevor er diese Meisterwerke verfasste – hatte sich Guy de Maupassant mit Syphilis infiziert. Das mag nicht weiter verwundern, schrieb doch der Literat Willy Haas über seinen französischen Kollegen: „Sein Gesicht ist das einen Preisboxers, seine Sexualität die eines Stieres." So war de Maupassant dann erotischen Abenteuern auch ganz und gar nicht abgeneigt und ging dabei auch nicht gerade wählerisch vor. Erste Anzeichen für eine Erkrankung zeigten sich 1880 in einem Augenleiden, 1885 begann sich die Paralyse in aller Deutlichkeit zu manifestieren: Migräne, Verfolgungswahn, Angstzustände und Halluzination bestimmten in den

Guy de Maupassant (1850–1893)

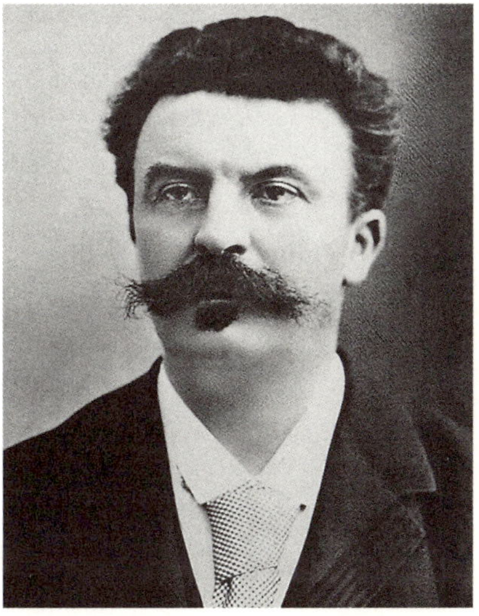

folgenden acht Jahren das Leben des Schriftstellers. Am Neujahrstag 1892 brach sein geschwächter Geist dann endgültig zusammen. Nach einem Selbstmordversuch wurde de Maupassant in eine Privatheilanstalt nach Paris gebracht. Der große Literat starb eineinhalb Jahre nach seiner Einlieferung in völliger geistiger Umnachtung am 7. Juli 1893.

Franz Schubert: mit 31 Jahren Opfer der Lustseuche

Nicht nur Dichter und Schriftsteller waren von der Syphilis betroffen, auch unter den Musikern fand die Lustseuche zahlreiche Opfer. Eines der bekanntesten ist der österreichische Komponist Franz Schubert (1797–1828). Zu seinem Nachlass gehören rund 630 Liedvertonungen sowie acht Symphonien, darunter auch die berühmte „Unvollendete".

Im Dezember 1822 musste sich der Komponist wegen einer „schweren venerischen Krankheit" in ein Wiener Krankenhaus begeben. Da

Groupies gab es schon im frühen 19. Jahrhundert: Schöne Frauen belagern den Komponisten und Musiker Franz Schubert.

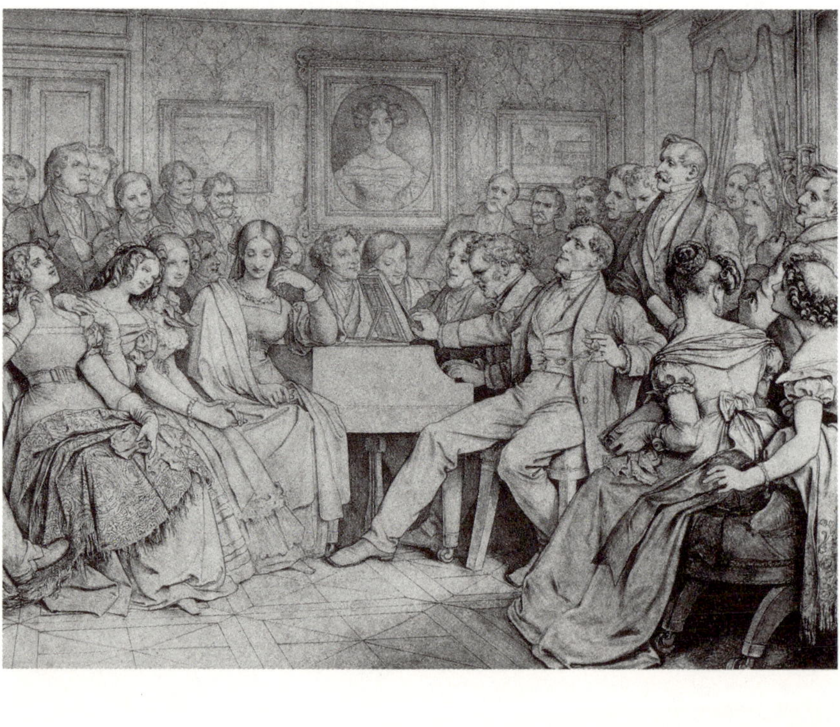

seine Kopfhaut von einem Ausschlag bedeckt war, ließ sich der Komponist die Haare abrasieren und kaschierte das offensichtliche Krankheitszeichen mit einer Perücke. 1825 beklagte sich Schubert bitterlich über seinen schlechten Gesundheitszustand: „Mit einem Wort, ich fühle mich als den unglücklichsten, elendsten Menschen der Welt. Denke dir einen Menschen, dessen Gesundheit nie mehr richtig werden will, und der aus Verzweiflung darüber die Sache immer schlechter statt besser macht." In den folgenden Jahren litt der Komponist häufig unter Kopfschmerzen, Schwindelanfällen und „Blutwallungen". Am 19. November 1828 starb Schubert im Alter von nur 31 Jahren nach einer kurzen Zeit des Deliriums.

Wie in vielen anderen Fällen wussten die Ärzte hier keinen Rat, ja vermochten sogar nicht einmal eine Diagnose zu stellen. Ein „Nervenfieber" wurde hinter den Symptomen vermutet, die heutzutage auf eine Syphilis-Erkrankung schließen lassen.

Hugo Wolf: das langsame Sterben eines Komponisten

Einem Zufall ist es zu verdanken, dass Ärzte bei dem österreichischen Komponisten Hugo Wolf (1860–1903) die progressive Paralyse diagnostizieren konnten: Bei einer Bahnfahrt war Wolf ein Kohlestückchen ins Auge geraten, das er sich von einem Arzt entfernen lassen wollte. Im Laufe dieser Untersuchung stellte der Arzt zugleich eine Pupillenstarre bei dem Komponisten fest – ein typisches Symptom der Paralyse. Wolfs Todesurteil war damit gesprochen.

Doch beginnen wir am Anfang: Hugo Wolf erblickte 1860 in der Südsteiermark das Licht der Welt und entdeckte schon früh seine Liebe zur Musik. Da er in der Schule nicht gerade mit Erfolg gesegnet war, erlaubte ihm sein Vater, sich ab dem Alter von 15 Jahren ganz der Musik zu widmen. Doch auch am Wiener Konservatorium zeichnet sich Wolf – außer im Klavierspiel – nur wenig aus und musste die Hochschule 1877 nach zwei Jahren verlassen. Von da an unterrichtete sich der angehenden Komponist selbst und schrieb schon bald seine ersten Lieder. Im selben Jahr begann Wolf Prostituierte aufzusuchen und zog sich vermutlich im Wiener Bordell „Lehmgruben" eine Syphilis-Infektion zu. Im Mai und Juni 1878 zog er sich aus seinem Bekanntenkreis zurück und komponierte eine Vielzahl von Liedern. Vermutlich versuchte er durch diesen Rückzug aus der Gesellschaft auch die ersten Symptome der Krankheit zu verbergen, deren Folgen sich zwanzig Jahre später auf schreckliche Weise zeigen sollten.

Zunächst schien das Leben des Komponisten jedoch eine glückliche Wendung zu nehmen. Sein Talent blieb nicht lange unbemerkt und so wurde ihm im Alter von erst 21 Jahren eine Stelle als zweiter Dirigent am Stadttheater von Salzburg angeboten. Diese muss er jedoch schon bald wieder aufgeben – zu wenig Verständnis zeigte er für den leichten Publikumsgeschmack – und erhielt erst drei Jahre später eine neue Chance als Musikkritiker des Wiener *Salonblatt*. 1887 legte er auch diese Aufgabe nieder und widmete sich von da an ganz der Kunst der Komposition. In den folgenden zehn Jahren entstanden seine Meisterwerke. Wolf übertrug Richard Wagners Idee von einer Textdeklamation in der Singstimme und einer Textausdeutung im Orchester auf das Klavierlied und vertonte unter anderem Gedichte von Eduard Mörike (1888), Joseph von Eichendorff (1889) und Johann Wolfgang von Goethe (1890). Mehr als 300 Lieder entsprangen in diesen Jahren der Feder des Komponisten. Diese Entfesselung der geistigen Fähigkeiten des Komponisten ist vermutlich auf den Beginn der Paralyse zurückzuführen, die tatsächlich für einige Zeit die Leistungsfähigkeit erhöhen kann, bevor sie zum endgültigen geistigen Verfall führt. „Ich fühle übermenschliche Kräfte in mir [...] Ich glaube, es mit der ganzen Welt aufnehmen zu dürfen, so siegreich ist mir zu Mute. Das Leben hat wieder Wert für mich gewonnen und alles, was an Zündstoff in mir sich wieder angesammelt hat, wird in meinem nächsten Werke zu einer furchtbaren Explosion führen. Ha, wie ich mich darauf freue", beschrieb Wolf seine Schaffensräusche.

Wie bei anderen Künstlern mögen auch im Falle Hugo Wolf einige Biografen nicht so recht zugeben, dass der Künstler an der Syphilis litt. Zu ungeheuerlich scheint die Tatsache, dass wir etliche wichtige Werke der Musikgeschichte vielleicht allein dieser Krankheit zu verdanken haben. Vermutlich brachte der Komponist jedoch schon von Haus aus eine manisch-depressive Veranlagung mit, die vielleicht nie zum Ausbruch gekommen wäre, wenn er nicht an Syphilis gelitten hätte. Schon bald legte sich die Krankheit wie ein dunkler Schatten über das Leben des hoffnungsvollen Talentes. Auf die Epochen des

Schaffensrausches folgten Zeiten der Untätigkeit und Einfallslosigkeit. Seine Kompositionen begannen ihm unheimlich zu werden: „Heute sind mir zwei neue Lieder eingefallen, von denen das eine so schauerlich seltsam klingt, dass mir ganz bange davon wird. So was war noch nicht da. Gott stehe den armen Leuten bei, die das einmal hören werden“, klagte er. 1891 konnte Wolf einmal acht Monate lang gar nicht arbeiten, auch von April 1892 bis März 1895 brachte er kaum eine Note zu Papier. Zu dieser Zeit schrieb er an einen Freund: „Für meine Leiden taugt kein Kraut dieser Erde. Nur ein Gott vermag mir zu helfen.“ 1895 ereignete sich dann der bereits erwähnte Zwischenfall mit dem Kohlestückchen und Wolf erhielt die schreckliche Gewissheit über seine Krankheit: Er litt an einer progressiven Paralyse. Vorübergehend besserte sich seine Verfassung noch einmal und so konnte 1896 seine heute fast vergessene Oper *Der Corregidor* in Stuttgart ihre Uraufführung erleben. Doch schon bald ging es rapide bergab: Im Jahr darauf klagte Wolf über Müdigkeit und Schlaflosigkeit, ab September 1897 begannen sich Erregungszustände und Anfälle von Größenwahn zu häufen. Wolf hielt sich unter anderem für den neuen Direktor der Wiener Hofoper, bereitete eine Ansprache an das Personal vor und warf sich extra in Schale, um bei der Vertragsunterzeichnung ordentlich auszusehen. Seine Freunde wussten sich schließlich nicht mehr anders zu helfen, als ihn in die Nervenheilanstalt von Dr. Wilhelm Svetlin einweisen zu lassen.

Dort komponierte er unbeirrt weiter und zu aller Überraschung besserte sich sein Zustand sogar, sodass er im Januar 1898 aus der Klinik entlassen werden konnte. Doch nur neun Monate später schlug die Paralyse umso heftiger wieder zu. Heftige Angstzustände plagten ihn nun. Nachdem er versucht hatte, sich im Traunsee zu ertränken, bat der Komponist darum, zu seinem eigenen Schutz wieder ins Krankenhaus gebracht zu werden. Er wurde in die Niederösterreichische Landesirrenanstalt Wien eingeliefert, wo er in den nächsten fünf Jahren langsam verblödete. „Die Leute, die mich umgeben, nehmen immer mehr eine drohende Haltung gegen mich ein. Meine Lage ist wahrlich nicht beneidenswert und zwar umso weniger, als es mir gar nicht gelingt, mich irgendwie verständlich zu machen. Man will mich einfach nicht verstehen“, beklagte sich Wolf über seine Umwelt, die ihm zunehmend fremder geworden war.

Anfang 1900 traten Lähmungserscheinungen und Störungen des Nervensystems auf, die schließlich dazu führten, dass der Komponist nicht mehr sprechen konnte. Seine Umgebung waren jetzt „der Wärter und das Gitterbett, seine Gefährten sind Krämpfe und Lähmungen; sein Anblick, sein Lallen und Hindämmern ist ein Jammern den Freunden", schrieb sein Biograf Ernst Decsey. Schließlich existierte nur noch die körperliche Hülle des Komponisten, bis ihn am 22. Februar 1903 eine Lungenentzündung von seinen Leiden erlöste. Mitten im bunten Karnevalstreiben auf den Straßen Wiens wurde der große Musiker am Faschingsdienstag zu Grabe getragen.

Ludwig van Beethoven: taub durch Syphilis?

Nur ein Jahr vor seinem frühen Tod hatte Franz Schubert noch am Begräbnis eines berühmten Kollegen teilgenommen: Ludwig van Beethoven war am 26. März 1827 im Alter von 57 Jahren gestorben.

Jeder weiß, dass Beethoven einen großen Teil seiner Werke, darunter auch die weltbekannte Neunte Symphonie, in völliger Taubheit komponierte. Nicht so bekannt ist, dass diese Taubheit möglicherweise durch eine angeborene Syphilis verursacht wurde. Erste Probleme mit seinem Gehör bekam der junge Komponist im Alter von 26 Jahren, als er in Wien lebte und dort unter anderem Unterricht bei Joseph Haydn genommen hatte. Die Schwerhörigkeit trat nach einer Erkältung auf und zunächst hoffte Beethoven wohl, dass sie wieder vergehen würde, denn er hielt sein Leiden einige Jahre lang geheim. Am 1. Juni 1800 schrieb er an seinen Freund Carl Ferdinand Amenda, das Leiden am Gehör „soll von den Umständen meines Unterleibes herrühren; was nun den betrifft, so bin ich fast ganz hergestellt, ob nun auch das

Ludwig van Beethoven (1770–1827)

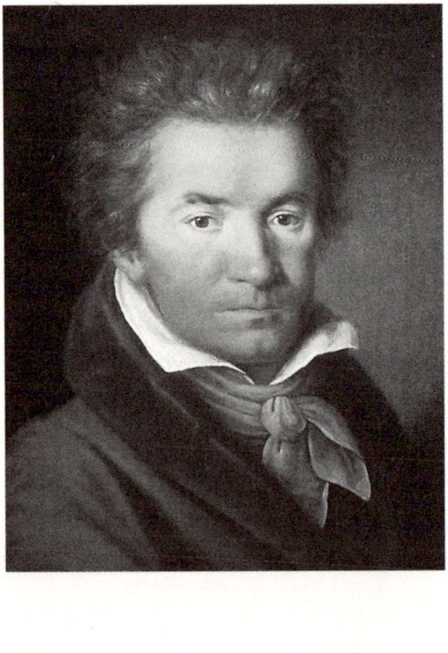

Gehör besser werden wird, das hoffe ich zwar, aber schwerlich." In der folgenden Zeit erwähnte Beethoven immer wieder einmal sein Unterleibsleiden, doch handelte es sich dabei um Koliken und Durchfälle. Die ersehnte Besserung seines Gehörs blieb jedoch aus und im Jahre 1818 war der Komponist beinahe taub. Unterhaltungen führte er nun mit Hilfe von Konversationsheften, in die seine Gesprächspartner ihre Antworten eintrugen. Im Jahre 1819 findet sich in einem solchen Heft ein Hinweis auf ein Buch über die Behandlung der Syphilis – vielleicht ein Anzeichen, dass der Komponist selbst an der Lustseuche litt? In den folgenden Jahren traten bei Beethoven eine ganze Reihe von Beschwerden auf, darunter Leib- und Knochenschmerzen, Bluthusten und Nasenbluten. Im Dezember 1826 zog er sich eine schwere Lungenentzündung zu, zu der sich noch eine Wassersucht und eine Gelbsucht gesellten. Mehrere Bauchpunktionen, bei denen ihm bis zu zehn Liter Flüssigkeit entfernt wurden, musste der Komponist in den folgenden Wochen über sich ergehen lassen. Am 24. März 1827 verlor er das Bewusstsein und starb zwei Tage später.

Ob Beethoven an der Syphilis litt, kann nicht bewiesen werden. Gerade in seinem Fall häufen sich jedoch die Gerüchte, Dokumente, die eine Erkrankung eindeutig belegen würden, seien beiseite geschafft worden, um das musikalische Genie nicht zu verunglimpfen. Interessant ist, dass bei Beethoven eine Autopsie vorgenommen wurde, die eine Leberzirrhose als Grund für die Wassersucht feststellte. Diese kann wiederum auf eine angeborene Syphilis zurückzuführen sein, ebenso wie die häufigen Unterleibsbeschwerden des Komponisten und natürlich seine Taubheit. Auch eine Knochenverdickung an Beethovens rechter Schläfe spricht für diese These.

Die Syphilis als Thema in der Literatur

Da so viele Dichter und Schriftsteller mehr über den Verlauf der Lustseuche wussten, als ihnen wohl lieb gewesen sein dürfte, ist es nur zu verständlich, dass die Syphilis auch in den Werken berühmter Literaten auftaucht. Drei Beispiele aus der Weltliteratur seien an dieser Stelle genannt:

Johann Wolfgang von Goethe verlieh in seiner ursprünglich nicht veröffentlichten *„Römischen Elegie"* Nr. II seiner Angst vor einer Ansteckung Ausdruck, die – wie wir ja bereits gesehen haben – durchaus berechtigt war:

„Welch ein feindlicher Gott hat uns im Zorn die neue
ungeheure Geburt giftigen Schlammes gesandt?
Überall schleicht er sich ein und in dem lieblichsten Gärtchen
lauert tückisch der Wurm, packt den Genießenden an.
Heimlich krümmt er sich im Busch, besudelt die Quellen,
geifert, wandelt in Gift Amors belebenden Tau.
[...]
Eines nur fleh ich im Stillen, an euch, ihr Grazien, wend ich
dieses heiße Gebet tief aus dem Busen herauf.
Schützet immer mein kleines, mein artiges Gärtchen, entfernet
jegliches Übel von mir; reicht mir Amor die Hand,
o! so gebet mir stets, sobald ich dem Schelmen vertraue,
ohne Sorgen und Furcht, ohne Gefahr den Genuss."

Wie wir bereits festgestellt haben, litt Goethe wohl nicht selbst an der Syphilis, doch war die Gefahr einer Ansteckung zu dieser Zeit allgegenwärtig, besonders wenn man die zahlreichen Liebschaften des Dichterfürsten bedenkt. Jedes Liebesabenteuer konnte eine Syphilis-Infektion zur Folge haben – kein Wunder also, dass Goethe darum betete, von der Krankheit verschont zu bleiben!

In der englischen Literatur finden sich unter anderem bei William Shakespeare (1564–1616) zahlreiche Anspielungen auf die Lustseuche. So stirbt zum Beispiel in *„Heinrich V."* die Frau des Pistol an der „Malady of France" (V,1), auch in *Romeo und Julia* wird die Krankheit erwähnt. Eine lange Passage, die sich mit der Syphilis befasst, findet sich in *„Timon von Athen"*, wo der Titelheld spricht:

„Hier deine Dirne
trägt mehr Zerstörung in sich als dein Schwert,
trotz ihrem Engelblick.
[...]
Bleib Hure stets! Dich liebt nicht, wer dich braucht;
gib Krankheit dem, der seine Lust dir lässt.
Nütz deine üppigen Stunden aus. Die Wichte
verkrüpple für das Bad; zur Hungerkur
den rosenwangigen Jüngling." (IV,3)

Der bekannteste Syphilitiker der französischen Literatur ist wohl Dr. Pangloss aus Voltaires (1694–1778) philosophischem Roman *„Candide oder der Optimismus"*. Der Lehrer des jungen Candide überzeugt seinen Schüler, in der besten aller möglichen Welten zu leben, doch als dieser ihn Jahre später wieder trifft, erkennt er seinen früheren Lehrmeister kaum: „Seine Augen waren erloschen, die Nasenspitze angefressen, der Mund schief gezogen, die Zähne schwarz. Er sprach nur in Kehllauten, war von heftigem Husten gefoltert und spie bei jedem Anfall einen Zahn aus." Auf die Frage, was ihn denn in diesen Zustand versetzt habe, findet Pangloss die Schuld bei seiner Liebe zur schönen Paquette: „Ich habe in ihren Armen die Freuden des Paradieses genossen, die mir die Höllenqualen eingebracht haben, von denen du mich verzehrt siehst, sie war davon angesteckt und ist vielleicht daran gestorben." Die Krankheit, die Paquette ironischerweise von einem Franziskaner erworben hatte, führt Pangloss übrigens geradewegs auf Kolumbus zurück.

Die Bekämpfung der Lustseuche

Wie sehr Geschlechtskrankheiten, vor allem jedoch die Syphilis, in allen Gesellschaftsschichten wüteten, haben wir nun gesehen. Die große Ansteckungsgefahr schien dem lustigen Treiben von Adel und Klerus, Bürger und Bettelmann allerdings keinen Riegel vorzuschieben. Wie stellte sich das Problem aber nun aus der Sicht der Ärzte dar? Welchen Kenntnisstand hatten sie überhaupt? Und wie versuchte man, eine weitere Verbreitung der Lustseuche zu verhindern?

Der Krankheit auf der Spur

Bereits im frühen Mittelalter stellte der arabische Arzt Hali Abbas († 994) einen Unterschied zwischen Samenfluss und Harnröhrenausfluss fest und betonte, dass ein brennender Harnröhrenausfluss einer speziellen Behandlung bedürfe. Wie der Mensch diese Entzündung erwirbt, erwähnte der Mediziner jedoch nicht. Da zu dieser Zeit die arabische Medizin sehr weit fortgeschritten war und viel aus dieser Sprache ins Lateinische übersetzt wurde, entstand – allerdings durch eine Verwechslung – auch eine moralische Interpretation dieser Erkrankung: „Gonorrhöe" wurde als „Gomorrhoe" gelesen und wegen der Wortähnlichkeit mit der Stadt Gomorrha in Verbindung gebracht. So galt die Krankheit als Strafe Gottes für sündiges Verhalten.

Die Möglichkeit einer Ansteckung durch Geschlechtsverkehr wurde zum ersten Mal von dem englischen Benediktinermönch Adelard von Bath († 1160) erwähnt, doch wollte das zu dieser Zeit niemand wahrhaben und seine Entdeckung wurde nicht beachtet.

Dazu kam noch, dass das Prinzip der Ansteckung durch Bakterien und Viren sehr lange völlig unbekannt war. Lange Zeit sah man eine Krankheit als Strafe für begangene Sünden. Von den hippokratischen Ärzten stammt die Theorie von den vier Körperflüssigkeiten gelbe Galle, schwarze Galle, Blut und Schleim, die sich bis in die Neuzeit hielt. Nach ihr wurde ein Mensch krank, wenn das Gleichgewicht zwischen diesen Körperflüssigkeiten gestört wurde. Das Prinzip der Ansteckung entdeckte der italienische Wundarzt Fracastoro, der auch der Syphilis ihren Namen gab. 1546 veröffentlichte er in Verona sein bahnbrechendes Werk *„De contagionibus, et contagiosis morbis et eorum curatione"* (Von den Kontagien, den kontagiösen Krankheiten und deren Behandlung). Er stellte fest, dass Krankheiten durch Kontakt von Mensch zu Mensch übertragen werden können. Schuld an einer Infektion sei ein lebendiger Ansteckungsstoff, den er mit Samenkörnern vergleicht. Seine These belegt Fracastoro auch gleich am Beispiel der Lustseuche, die damals die Diskussionen der Ärzte und Patienten beherrschte. Er stellt fest, dass die Krankheit durch zwischenmenschlichen Kontakt, vor allem aber durch Geschlechtsverkehr, übertragen wird. Syphilis bei kleinen Kindern führte Fracastoro auf das Trinken von infizierter Muttermilch zurück. Es dauerte zwar noch einige Zeit, bis man Bakterien und Viren als Krankheitserreger einwandfrei identifizieren konnte, doch beeinflussten Fracastoros Ideen das medizinische Verständnis seiner Zeit erheblich.

Dass der Übertragungsweg der Syphilis bald zweifelsfrei feststand, zeigte sich in dem Begriff „Morbus veneris" (Krankheit der Venus), den der französische Arzt Jacques de Béthencourt 1527 prägte – eigentlich weil er der Krankheit einen neutralen Namen geben wollte, sodass die Schuld nicht mehr bei seinem Volk gesehen wurde. Der Begriff „venerische Krankheiten" für Geschlechtskrankheiten hat sich bis heute gehalten. Anfang des 16. Jahrhunderts, kurz nach der ersten großen

Syphilis-Epidemie, wussten die Menschen also endlich, wem sie ihre Leiden zu verdanken hatten.

Das Übel bei der Wurzel packen

Da der Übertragungsweg der Lustseuche nun endlich feststand, konnte man auch gezielt etwas zu ihrer Bekämpfung tun. Die erste Personengruppe, bei der die Syphilis in größerem Ausmaße auftrat, waren die Dirnen, die das Heer Karls VIII. auf seinem Italienfeldzug begleitet hatten oder die von den abziehenden Soldaten angesteckt wurden. Vor allem in Rom, wo eine Vielzahl von Prostituierten die Pilger aus aller Welt erwartete, konnten die Liebesdienerinnen schnell als Hauptinfektionsquelle identifiziert werden. Auch auf deutschem Boden kam man zu dieser Erkenntnis. So warnt unter anderem Conrad Schellig, Leibarzt des Pfalzgrafen Philipp, im Jahre 1500: „Fürchte also und fliehe die Dirnen. Nimm dich vor ihnen in Acht, um dich weder mit Aussatz noch mit dem französischen Übel anzustecken. O wie viele junge Menschen, wie viele Männer haben sich bei den schändlichen Dirnen das französische Übel geholt!“

Besonders auffällig ist, dass dabei analog zum christlichen Sündenfall ausschließlich den Frauen die Schuld gegeben wurde – die Männer waren lediglich Opfer des sündigen Verhaltens der Dirnen. Nun, da die „Schuldigen“ ausgemacht waren, konnte das Übel bekämpft werden: Bordelle, Badehäuser und andere Orte des Lasters wurden dicht gemacht. 1531 schloss das letzte Bordell in Ulm seine Pforten, die Stadt Nürnberg zögerte diesen Prozess noch bis 1562 hinaus. Prostituierte wurden grausam bestraft, in Frankfurt wurden sie untergetaucht, in Genf aus der Stadt gepeitscht. Äußerlich sollte eine solch schändliche Person sofort zu erkennen sein, deshalb schnitt man in Genf Wiederholungstäterinnen die Nase ab, in anderen Orten wurden sie mit einem Brandmal für immer gekennzeichnet. In den anderen europäischen Ländern ging man nicht weniger zimperlich mit den Liebesdienerinnen um. Spanien, Frankreich und England entledigten sich der unerwünschten Dirnen, indem sie sie in die Kolonien deportierten und dort als billige Arbeitskräfte missbrauchten. Besonders findig war die österreichische Kaiserin Maria Theresia (1717–1780). Sie rief eine Keuschheitskommission ins Leben, die dafür sorgen sollte, dass auf den

Straßen Wiens alles recht und ordentlich zuging. Trotz all dieser Maßnahmen blühte das älteste Gewerbe der Welt munter weiter, allerdings nun größtenteils im Verborgenen. Ausnahmen bildeten hier lediglich die Dirnen, die Soldatenheere begleiteten, und Hafenstädte, in denen Prostitution geduldet war, um ortsansässige Frauen zu schützen.

Einen besonders radikalen Ansatz befürwortete der große Humanist Erasmus von Rotterdam (1466–1536). Vor der Hochzeit sollten beide Ehepartner auf Syphilis untersucht werden. Wenn einer der Brautleute krank war, sollte das Grund genug sein, das Eheversprechen auflösen zu können. Am besten wäre es laut Erasmus sowieso, das Übel an der Wurzel zu packen: „Man hätte das Heil der ganzen Welt bewahren können, wenn man die ersten Syphilitiker verbrannt hätte." So sollten kranke Männer dann am besten auch kastriert werden. Bei einer Exhumierung seines Leichnams im Jahre 1928 stellten Forscher allerdings fest, dass auch Erasmus selbst an der Lustseuche gelitten hatte. Ob der große Humanist von seiner Infektion wusste, ist dagegen nicht bekannt.

Für seine Zeit sehr fortschrittliche Ideen zur Bekämpfung von Geschlechtskrankheiten hatte im 18. Jahrhundert der Arzt Johann Friedrich Struense (1737–1772) aus Altona, das damals zu Dänemark gehörte. Er sah eine große Gefahr in den zahlreichen Animierkneipen der damaligen Zeit und sprach der Trunksucht eine Mitschuld an der grassierenden Syphilis zu. Zusammen mit dem Pädagogen Johann Bernhard Basedow (1723–1790) machte sich der Arzt ernsthafte Gedanken über prophylaktische Maßnahmen. Außerdem versuchte er, der Krankheit die moralische Komponente zu nehmen. Da auch unschuldige Kinder von der Syphilis betroffen seien, könnte man die Krankheit nicht mehr als Strafe für einen unkeuschen Lebenswandel sehen, argumentierte der Mediziner. Bei den Kirchenoberen seiner Zeit rief der Arzt mit diesen Ansichten jedoch nur Empörung hervor. 1769 wurde Struense Leibarzt des dänischen Königs Christian VII., der, wie bereits erwähnt, vermutlich selbst an der Lustseuche litt. Später wurde er zum Geheimen Kabinettsminister befördert und versuchte seine Reformpläne bei der Syphilisbekämpfung durchzusetzen. Unter anderem verbot er das Schnapsbrennen aus Roggen und organisierte das Krankenhauswesen neu. Besonders setzte er sich für eine humanere Krankenpflege ein, die auch für Geschlechtskranke sorgte und sie nicht länger in Isolierstationen absonderte. Struense wurde 1772 hingerichtet, da er die Staatsmacht in Dänemark an sich gerissen hatte. Doch schlug ihm auch aufgrund seiner unorthodoxen Moralvorstellungen der Hass der Kirche entgegen. Im sozial-medizinischen Bereich hatte der Arzt durchaus großartige Ideen, für die die damalige Zeit jedoch noch nicht reif genug war.

Die meisten Versuche, die in allen Bevölkerungsschichten grassierende Syphilis in den Griff zu bekommen, bestanden also darin, eine Infektion zu verhindern, indem Bordelle und Badehäuser geschlossen wurden. Dies war allerdings nicht sehr effektiv, denn die Prostitution verlagerte sich in den Untergrund. Sinnvoller wäre es gewesen, die Dirnen medizinisch zu überwachen. Dies forderte unter anderem auch der spanische Arzt Ruy Diaz de Isla, dem wir einen der ersten Berichte über die Syphilis verdanken. Im Jahre 1542 regte er an, dass in jeder Stadt ein Arzt für die regelmäßige Untersuchung und medizinische Behandlung von Prostituierten zuständig sein sollte. Erst ein Jahr nach ihrer Heilung sollte eine Dirne ihren Beruf wieder ausüben dürfen.

Im Allgemeinen wurde den Syphilitikern jedoch kaum Hilfe zuteil, waren sie doch selbst Schuld an ihrer Erkrankung. Mittellose Kranke wurden zumeist in den ehemaligen Leprastationen eingesperrt und dort ihrem Schicksal überlassen. Wer genug Geld hatte, konnte sich im stillen Kämmerlein mit einigen wenigen Heilmitteln behandeln lassen, die jedoch nicht immer wirkungsvoll waren.

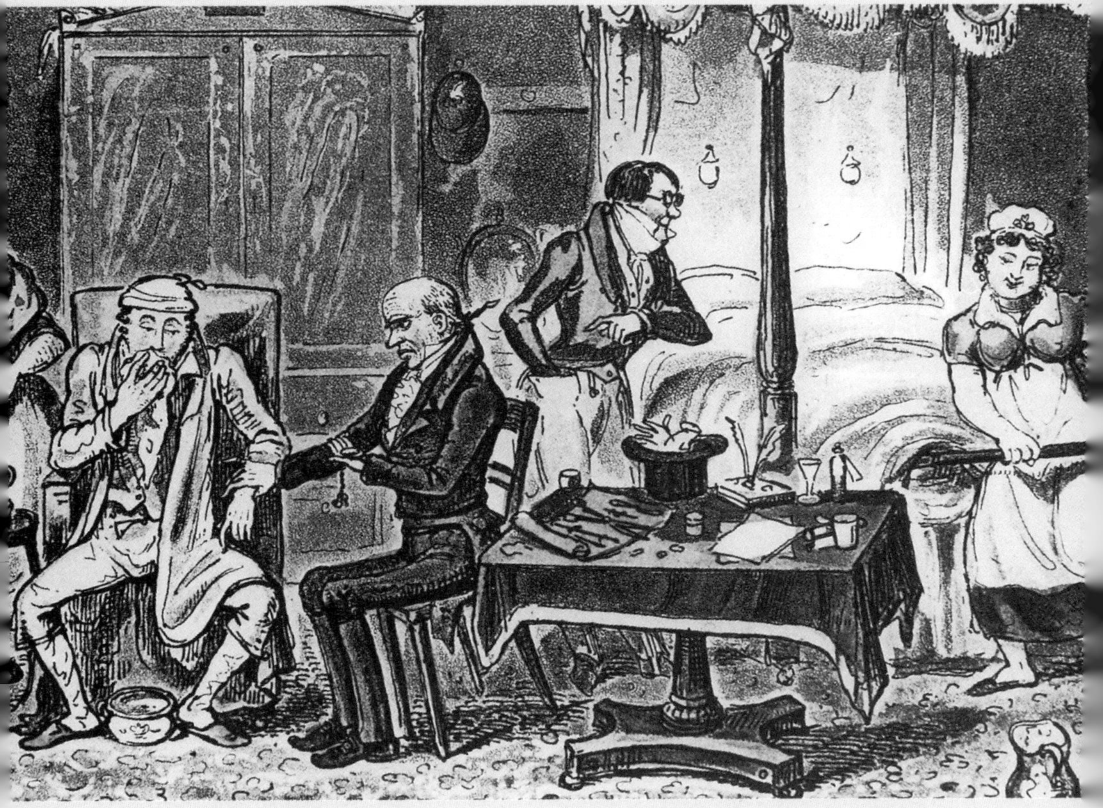

3. Kapitel

Die lange Suche nach einer Medizin

Von politischer Seite wurden hauptsächlich die „äußerlichen" Ursachen der Geschlechtskrankheiten bekämpft, staatliche Programme zum Schutz der Bevölkerung gab es in der Zeit vor 1900 noch nicht. Auch die Behandlung der Krankheiten blieb Sache des Einzelnen. Aus Scham erfolgte sie zumeist in aller Heimlichkeit. Die behandelnden Ärzte – meist enge Vertraute der Patienten – wussten häufig nicht allzu viel über die venerischen Krankheiten. Erst in der Mitte des 19. Jahrhunderts änderte sich das. Geschlechtskrankheiten wurden erforscht und die Suche nach einem Heilmittel schien endlich Früchte zu tragen.

Quecksilber und Guajak: frühe Behandlungsmethoden

Über 400 Jahre lang gab es kein wirksames Heilmittel gegen Syphilis. Eigentlich blieb den Betroffenen nichts anderes übrig, als zu beten. So wurde dann auch der heilige Dionysius, einer der Vierzehn Nothelfer, zum Schutzpatron gegen die Lustseuche bestimmt. Doch Kurpfuscher, Bader und Salbenhersteller boten schon bald Alternativen und wollten den Geschlechtskrankheiten mit verschiedenen Mitteln den Garaus machen. Im Pariser Hôtel Dieu gingen Bader und Wundärzte mit roher Gewalt vor: Im frühen 16. Jahrhundert versuchten sie die Hautausschläge durch Ausbrennen mit rot glühendem Eisen zu vertreiben. Länger gehalten haben sich jedoch zwei andere Heilmittel: Quecksilber und Guajak.

Merkur vertreibt Venus

Bereits im Mittelalter waren Hautkrankheiten wie Ekzeme, Krätze oder Lepra mit Quecksilber behandelt worden und so schien es einleuchtend, diese Salben auch gegen die neue Krankheit einzusetzen. Angenehm war das für die Patienten freilich nicht, denn sie wurden ein- bis zweimal pro Tag am ganzen Körper mit einer Quecksilbersalbe eingerieben und mussten sich dann neben einen Ofen legen, um kräftig zu schwitzen. Diese Behandlung wurde etwa zehn bis 20 Tage lang durchgeführt. Über die giftige Wirkung des Metalls war damals noch nichts bekannt – ganz im Gegenteil: Der durch die Quecksilbervergiftung hervorgerufene Speichelfluss galt als heilsam, denn immerhin schien der Körper eine schädliche Substanz auszuscheiden. Bis zu vier Pfund Speichel gab der Patient pro Tag auf diese Weise von sich. Im Einzelnen gingen Ärzte bei einer Schmierkur so vor:

Quecksilber-Schmierkur gegen die Lustseuche

1. Tag 3 bis 5 g „graue Salbe" auf die Waden
2. Tag auf die Innenfläche der Oberschenkel
3. Tag auf Brust und Bauch
4. Tag auf die Beugeflächen der Arme
5. Tag auf den Rücken

Darauf folgten zwei Tage Pause, an denen Vollbäder genommen wurden, dann ging das Ganze von vorne los. Eine eindrucksvolle Beschreibung dieser Therapie liefert der Reformator Ulrich von Hutten (1488–1523). In seiner Schrift *Über die gallische Krankheit* von 1519 schildert er seine Erfahrungen mit der Quecksilberbehandlung:

„Sie salbten den Kranken ein, legten ihn aufs Bett in der Nähe des heißen Ofens und deckten ihn mit mehreren Decken zu, damit er in Schweiß gerate. Die Wirkung der Salbe war so stark, dass sie die Krankheit von der Oberfläche des Körpers in die Eingeweide trieb [...], in fast allen Fällen wurden Rachen, Zunge und Gaumen zu einem einzigen Geschwür, das Zahnfleisch geschwollen, die Zähne gelockert und der ununterbrochene Speichelfluss von einem Gestank, schlimmer als ein faulendes Aas [...] Diese Art der Behandlung war so grausam, dass viele es vorzogen, eher zu sterben, als auf diese Weise kuriert zu werden."

Zur Syphilis gesellte sich nun eine Quecksilbervergiftung, deren Symptome Ulrich von Hutten hier schildert. Bei vielen Patienten mag durchaus das Metall die Todesursache gewesen sein, nicht die Lustseuche. Elfmal musste Ulrich von Hutten diese Qualen über sich ergehen lassen, geholfen hat die Therapie letztendlich jedoch nicht.

Diese Art der Behandlung zeigt, dass die Ärzte der damaligen Zeit keinerlei Kenntnisse über die Natur der Syphilis hatten und sie immer noch als lokale Krankheit behandelten. Heute wissen wir, dass sich die

Spirochäten im ganzen Körper verteilen und ganz gewiss nicht mit dem äußerlichen Auftragen von Quecksilber beseitigt werden können.

Bereits Paracelsus (1493–1541) wetterte gegen diese äußerliche Anwendung des giftigen Metalls, von der Heilwirkung des Quecksilbers war er allerdings trotzdem überzeugt.

Es sollte jedoch sorgfältig dosiert werden und am besten innerlich verabreicht werden. Pillen wie Calomel und Injektionen löslicher Quecksilbersalze setzten sich allerdings erst ab 1750 durch. Außerdem wurde das Metall mit anderen Präparaten wie Jod und Wismut kombiniert. Trotz ihrer schweren Nebenwirkungen galt die Quecksilbertherapie lange Zeit als einzige wirkungsvolle Behandlungsmethode der Syphilis.

Hilfe aus den Tropen

Für reiche Leute gab es noch ein weiteres, etwas milderes Heilmittel gegen die Lustseuche. Spanier, die in Hispañola lebten, hatten nämlich beobachtet, dass Eingeborene die der Syphilis ähnliche Krankheit Frambösie mit einem Holz namens Guajak behandelten. Unter Kaiser Maximilian (1459–1519) entwickelte sich ein reger Handel mit dem „heiligen Holz“. Das Monopol für dessen Einfuhr lag übrigens bei der Augsburger Kaufmannsfamilie der Fugger; der Reichtum dieses Geschlechts gründet sich zu einem gewissen Teil also auf die Syphilis. Dass ein solch exklusives Medikament nicht ganz billig war, kann man sich nur zu gut vorstellen, und so konnten sich diesen Luxus auch nicht sehr viele Patienten leisten. Wer über das nötige Kleingeld verfügte, raspelte das tropische Holz und kochte Tee aus diesem Pulver. Auch Ulrich von Hutten testete diese Behandlungsmethode und pries das

Altmodische Behandlungsmethode: die Quecksilberkur.

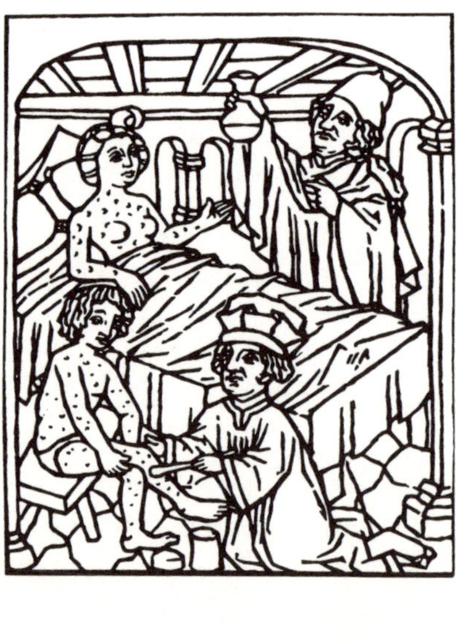

Holz in seiner Schrift *De Guajaci medicinae et morbo gallico* (*Über die Medizin Guajak und die gallische Krankheit*). Geholfen hat es ihm jedoch nicht viel, denn er starb 1523 an den Folgen seiner Krankheit.

Paracelsus hatte auch gegen diese Therapie etwas einzuwenden. In seiner Schrift *Vom Holz Guajac* (1529) wies er daraufhin, dass die Geldbeutel der Fugger wohl als Einzige von diesem Holz profitierten. Da Ärzte und Menschen viel zu sehr auf Guajak setzen, konnten sie sich nicht der Suche nach einem „richtigen" Heilmittel widmen.

Nach dem heutigem Stand der Forschung weiß man, dass die positive Wirkung des Holzes wohl größtenteils psychosomatisch war und höchstens die körpereigenen Abwehrkräfte stimulierte. So wurde diese Therapie dann auch nur in der ersten Hälfte des 16. Jahrhunderts angewendet. Lediglich zu Beginn des 19. Jahrhunderts kam sie noch einmal kurz in Mode.

Endstation Irrenhaus

Was geschah aber mit den Menschen, die sich weder eine Quecksilbertherapie noch eine Behandlung mit Guajak leisten konnten? Schließlich konnten sie nicht auf eine Krankenversicherung hoffen, welche die Kosten für eine Heilbehandlung übernahm. Mit ihnen machten die Stadtverwaltungen kurzen Prozess: Da die mit Ausschlägen übersäten Bettler das Straßenbild störten und außerdem die gesunde Bevölkerung gefährdeten, wurden sie kurzerhand in die ehemaligen Leprosien oder in neu errichtete Isolierstationen eingewiesen. Diese Einrichtungen ähnelten allerdings eher Strafanstalten als Krankenhäusern. Die Patienten mussten sich Zwangsbehandlungen mit Quecksilber unterziehen und starben nicht selten an einer Vergiftung. Da sich renommierte Ärzte nicht in Verruf bringen wollten, übernahm häufig unausgebildetes Personal die „Therapie". Diesen katastrophalen Zuständen haben wir das Wort „Quacksalber" zu verdanken, das sich vom Quecksilber herleitet. Damals war diese Bezeichnung jedoch keineswegs abwertend gemeint: Ein Quacksalber war lediglich ein Arzt, der Syphiliskranke behandelte.

Wie es in diesen Krankenhäusern zuging, beschrieb der bereits erwähnte Armenarzt Johann Friedrich Struense nach einem Besuch im Hamburger Hiobshospital: „Wenn man durch ihre Stuben geht, muss man verdammt aufpassen, um nicht auszugleiten, da der Boden voller Schleim und Speichel ist. [...] Sie liegen in einem pestialischen Dunst auf halb verfaultem Stroh und absolvieren ihre Salivationskur. Ebenso miserabel wie ihre Behandlung scheint auch ihre Verpflegung zu sein." Da nach der öffentlichen Meinung die Kranken selbst Schuld an ihrem Leiden hatten, wurden sie ihrem Schicksal überlassen. Im Endstadium der Krankheit mussten sie nicht selten ihr Dasein im Irrenhaus fristen.

Aus eins mach zwei

Bis zur Mitte des 19. Jahrhunderts gab es keine Geschlechtskrankheiten, sondern nur eine Geschlechtskrankheit: die Lustseuche. Gonorrhöe und Syphilis galten als zwei unterschiedliche Stadien dieser Erkrankung, auch der weiche Schanker wurde lediglich als eines ihrer Symptome gesehen. Unter anderem versuchte das der Schotte John Hunter (1728–1793) zu beweisen. Dieser Beweis war ihm wichtiger als sein eigenes Leben und so unterzog er sich im Jahre 1767 einem Selbstversuch: Er entnahm einem Tripperkranken Sekret und injizierte es in seinen Penis. Kurze Zeit später bildete sich dort ein Geschwür, später folgten syphilitische Hautausschläge. Für Hunter war also klar, dass beide Krankheiten durch ein- und denselben Erreger ausgelöst wurden. Welche Symptome sich ausbildeten, hänge von der „Abänderung der Zufälle bei verschiedenen Personen, von der Leibesbeschaffenheit und dem Zustande ab, in welchem sich der Patient zu derselben Zeit befindet." Seine Untersuchungsergebnisse veröffentlichte er in seinem *Treatise on the Venereal Disease*. Was Hunter jedoch nicht wusste, war, dass sein Patient nicht nur an Gonorrhöe, sondern zugleich auch an Syphilis litt. Diesen Selbstversuch musste der tapfere Arzt teuer bezahlen. Er starb an einer von der Syphilis verursachten Herzkrankheit. Sein Untersuchungsergebnis wurde jedoch sechzig Jahre lang nicht angefochten.

Im Jahre 1838 veröffentlichte der französische Arzt Philippe Ricord (1800–1889) Ergebnisse einer Untersuchung, die belegten, dass es sich bei Syphilis und Gonorrhöe um zwei verschiedene Krankheiten handelte. Eine ganze Reihe von Menschen hatten als Versuchskaninchen herhalten müssen, um diesen Beweis zu erbringen – zu dieser Zeit eine ganz legitime Forschungsmethode. Ricord haben wir auch die Einteilung der Syphilis in ihre verschiedenen Stadien zu verdanken. In einem irrte der Franzose jedoch: Er vertrat die Meinung, Syphilis sei im Sekundärstadium nicht ansteckend, doch wurde das schon bald durch einen Selbstversuch eines deutschen Arztes widerlegt. Der endgültige Beweis, dass es sich bei Syphilis und Gonorrhöe eindeutig um zwei völlig verschiedene Krankheiten handelt, wurde erst im Jahre 1879 erbracht, als Albert Neisser (1855 – 1916) den Erreger der Gonorrhöe entdeckte.

Dass die Syphilis so lange unerforscht blieb, liegt sicherlich auch an der Wandelbarkeit der Krankheit. Während sie bei ihrem ersten Auftreten im späten 15. Jahrhundert noch sehr rasch zum Tode führte, schienen die Menschen im Laufe der Jahrhunderte eine gewisse Immunität gegenüber den Krankheitserregern zu entwickeln. Dies führte dazu, dass die Krankheit nun langsamer verlief und ihre Spätfolgen Tabes dorsalis und Paralyse ausbilden konnte. Die anfangs so typischen Hautausschläge traten im Laufe der Zeit zunehmend in den Hintergrund. Dafür traten ab dem 19. Jahrhundert die Endstadien der Syphilis verstärkt auf; man brachte sie jedoch lange Zeit nicht in Zusammenhang mit der Lues, wie eine andere, damals aufkommende Bezeichnung für die Syphilis lautete. Da die Quecksilberkuren hier keine Erfolge mehr zeigten, führten Ärzte diese Symptome nicht auf die Syphilis zurück, sondern ganz allgemein auf sexuelle Ausschweifungen, die den Körper mürbe machten. Erst 1857 konnte die Paralyse eindeutig mit der Syphilis in Zusammenhang gebracht werden, bei der Tabes dorsalis ließ diese Erkenntnis noch 15 Jahre länger auf sich warten.

Oswalt Kolles Vorgänger: Die Sexualwissenschaft bringt Licht ins Dunkel

Nicht zuletzt der großen Zahl der Syphiliskranken ist es zu verdanken, dass sich Ärzte in der zweiten Hälfte des 19. Jahrhunderts der Erforschung der menschlichen Sexualität widmeten: Eine eigene Sexualwissenschaft entstand. Im Mittelpunkt des Interesses stand zunächst vor allem sexuell abweichendes Verhalten wie Sadismus, Masochismus oder Fetischismus, aber auch Selbstbefriedigung und Homosexualität.

Im Laufe der Zeit nahmen die Mediziner jedoch auch die weibliche Sexualität ganz allgemein sowie Prostitution und Geschlechtskrankheiten unter die Lupe.

Ein bahnbrechendes Werk in diesem neuen Forschungsgebiet lieferte 1886 Richard von Krafft-Ebing mit seiner *Psychopathia sexualis*. Sexuelle Perversionen seien erblich, behauptete der Mediziner. In den folgenden Jahrzehnten setzten sich viele Wissenschaftlern im In- und Ausland mit diesem Werk auseinander. Sie vertraten dabei jedoch allesamt die Auffassung, dass Perversionen durch moralisches Fehlverhalten erworben würden. Mit ihren verschiedenen Theorien über abweichendes Sexualverhalten bestärkten diese Forscher die bestehenden kirchlichen Moralvorstellungen, doch wagten sie zumindest, die Dinge beim Namen zu nennen.

Um die Jahrhundertwende rückten dann allgemeine Fragen rund um die Sexualität in den Mittelpunkt des Interesses, wie sie zum Beispiel in August Forels *Die sexuelle Frage* (1904) und Iwan Blochs *Das Sexualleben unserer Zeit in seinen Beziehungen zur modernen Kultur* (1907) erörtert werden.

Sexualität war also kein Tabuthema mehr und etliche Wissenschaftler versuchten, Licht ins Dunkel der menschlichen Triebe zu bringen. Der Weg zu einer sexuellen Revolution war zwar noch weit, doch konnten sexuelle Vorgänge nun öffentlich diskutiert werden – darunter natürlich auch Geschlechtskrankheiten.

Neben der Sexualwissenschaft kristallisierte sich in der zweiten Hälfte des 19. Jahrhunderts noch eine weitere medizinische Disziplin heraus: die Venerologie, die sich ausschließlich mit Geschlechtskrankheiten beschäftigte. Bereits im Wintersemester 1811/1812 hatte an der Universität von Berlin eine erste Vorlesung zum Thema Geschlechtskrankheiten stattgefunden, ab 1825 konnten die theoretischen Erkenntnisse in der neu eingerichteten Syphilisabteilung der Berliner Charité durch praktische Studien vertieft werden.

Von Anfang an arbeiteten Ärzte, die sich mit den Lustseuchen beschäftigen wollten, eng mit Hautärzten zusammen, sodass beide Disziplinen in der zweiten Hälfte des 19. Jahrhunderts zum Fach Dermatovenerologie zusammengefasst wurden. Dies hat sich bis in die heutige Zeit gehalten, denn nach wie vor kann sich ein Mediziner auf „Haut- und Geschlechtskrankheiten“ spezialisieren.

Die Entdeckung der Krankheitserreger

Nicht nur in den Hörsälen der Universitäten beschäftigten sich angehende Ärzte mit Geschlechtskrankheiten, auch in den medizinischen Laboratorien wurde wie wild experimentiert und geforscht. Da die Mediziner mittlerweile wussten, dass Krankheiten von einem ganz bestimmten Erreger verursacht und nicht etwa von Gott gesandt wurden, konzentrierte sich die Forschung auf die Suche nach den Krankheitserregern. War der Übeltäter erst einmal gefunden, konnte man sich gezielt auf die Suche nach Wegen zu seiner Bekämpfung machen.

Die ersten Treffer

Als Erstes kamen die Ärzte der Gonorrhöe auf die Spur: Ihren Erreger entdeckte 1879 Albert Neisser (1855–1916), ein junger Assistenzarzt an der Universität Breslau. „Die einzelnen Individuen sind kreisrund und auffallend groß [...]; fast immer sieht man zwei Micrococcen dicht aneinander gelagert, so dicht, dass sie dem Beschauer den Eindruck eines Organismus hervorrufen, der einer 8 ähnlich, semmel- oder biscuitförmig ist", beschrieb der Wissenschaftler seinen außergewöhnlichen Fund. Ihrem Entdecker zu Ehren erhielten die Gonokokken den lateinischen Namen „Gonococcus Neisser". Zehn Jahre später fand der Italiener Augusto Ducrey den Erreger des weichen Schankers. Somit konnte nun eindeutig bewiesen werden, dass diese beiden Krankheiten mit der Syphilis nichts zu tun hatten, denn im Körper eines Syphilis-Kranken konnten diese beiden Erreger natürlich nicht nachgewiesen werden.

Klein, aber gemein: die Spirochaeta pallida

Bis die Ärzte der Syphilis, der gefährlichsten aller Geschlechtskrankheiten, auf die Spur kamen, sollte es noch ein wenig dauern. 1903 fanden Elias Iljitsch Metschnikow und Émile Roux vom Pariser Pasteur-Institut immerhin schon einmal heraus, dass auch Affen an der Lustseuche erkranken können, der Erreger blieb aber weiterhin unbekannt.

Der entscheidende Wendepunkt kam im Frühjahr 1905. Professor Schulze, Direktor des Zoologischen Instituts der Universität Berlin, wandte sich an die Preußische Akademie der Wissenschaften und gab bekannt, dass einer seiner Mitarbeiter im Blut von Syphilis-Kranken winzige bewegliche Körperchen – so genannte Protozoen – gefunden hätte, die den Erregern von Scharlach, Pocken oder Maul- und Klauenseuche ähnelten.

Dem musste natürlich nachgegangen werden und so erteilte das Kaiserliche Gesundheitsamt dem Zoologen Fritz Schaudinn (1871–1906) den Auftrag, diese Forschungsergebnisse zu überprüfen. Schaudinn maß dieser Entdeckung zwar keine allzu große Bedeutung bei, machte sich aber dennoch brav an die Arbeit und quartierte sich in der Klinik des Dermatologen Lassar in Berlin ein. Zusammen mit dessen Assistenzarzt Erich Hoffmann untersuchte er das Gewebe von Syphilis-Kranken und machte schon bald eine erstaunliche Entdeckung: ein hauchfeines, korkenzieherartiges, sehr empfindliches, bewegliches Bakterium, das zu den Spirochäten gehörte – bis jetzt aber noch völlig unbekannt war. Da es sich nur schwer färben ließ, nannte es Schaudinn blasse Spirochäte (*Spirochaeta pallida*).

Anstatt zu triumphieren, zeigte sich Schaudinn jedoch eher zurückhaltend, denn zu oft war in den letzten Jahren schon ein angeblicher Syphilis-Erreger präsentiert worden. Stattdessen forschte er weiter und entnahm etlichen Syphilis-Kranken Gewebeproben, die alle eines gemeinsam hatten: Sie wiesen die blasse Spirochäte auf.

Am 24. Mai 1905 wagte er sich mit seinem Untersuchungsergebnis schließlich an die Öffentlichkeit und stellte zusammen mit Hoffmann seine Entdeckung der Medizinischen Gesellschaft in Berlin vor. Die Reaktion fiel ganz nach Schaudinns Erwartung aus: Die Zuhörer reagierten überwiegend erheitert und die Sitzung wurde mit den Worten beendet: „Damit ist die Diskussion geschlossen, bis wieder ein neuer Syphiliserreger unsere Aufmerksamkeit in Anspruch nimmt."

Die Mitglieder der Berliner Medizinischen Gesellschaft mussten Schaudinns Entdeckung jedoch schon sehr bald ernst nehmen, denn sie wurde noch im selben Jahr von mehr als hundert Wissenschaftlern bestätigt. Bei allen Syphilis-Kranken ließ sich der Erreger, den Schaudinn bald in *Treponema pallidum* umbenannte, nachweisen, bei Gesunden fehlte er dagegen. Der Übeltäter war also endlich gefunden!

Nun ließ sich also die Syphilis schon bei den ersten Symptomen nachweisen. Auch Paralyse und Tabes dorsalis konnten nun eindeutig auf die Lues zurückgeführt werden. Wie sah es aber während der häufig langen Latenzphase aus? War ein Kranker überhaupt ansteckend, wenn er keinerlei Symptome zeigte? Über diese Frage war im 19. Jahrhundert eine wilde Debatte im Gange.

Um ein für alle Mal Klarheit zu schaffen, entwickelte August Paul Wassermann (1866–1925) im Jahre 1906 eine Serumdiagnose der Syphilis, mit Hilfe derer die Krankheitserreger im Blutserum nachgewiesen werden konnten – und zwar in jedem beliebigen Stadium der Krankheit. Die so genannte Wassermann'sche Reaktion ermöglichte nun eine genaue Diagnose innerhalb von 24 Stunden. Heute ist sie allerdings moderneren Diagnoseverfahren wie dem Treponema-Pallidum-Hämagglutinationstest (TPHA-Test) gewichen, der bereits innerhalb von drei bis vier Stunden ein vorläufiges Ergebnis bringt. Schon 14 Tage nach der Infektion kann man heute die Syphilis genau feststellen, auch Jahre nach einer erfolgreichen Behandlung lässt sich die Krankheit noch nachweisen.

Auch wenn Ärzte nun einwandfrei bestimmen konnten, ob ein Mensch an Syphilis litt oder nicht, brachte das oft nicht viel, denn eines fehlte nach wie vor: ein wirksames Heilmittel.

Der Schlüssel zum Schloss

Nun da der Erreger der Syphilis feststand, wussten die Mediziner endlich, mit welchem Feind sie es zu tun hatten und konnten ihre Forschung gezielt auf ein Medikament zu seiner Bekämpfung richten.

Salvarsan: heilendes Arsen

Einer der Mediziner, der sich der Suche nach einem Mittel gegen die Syphilis verschrieb, war Paul Ehrlich (1854–1915). Er vertrat die Theorie, dass Krankheiten mit Mitteln geheilt werden müssten, die ganz gezielt die Erreger angriffen, nicht aber die befallenen Organe. Ehrlich selbst drückte dies so aus: „Wir müssen lernen, magische Kugeln zu gießen, die – gleichsam wie die Zauberkugeln des Freischützen – nur die Krankheitserreger treffen." Statt auf Quecksilber griff Ehrlich nun auf ein Arsenpräparat zurück, mit dem der Mediziner Robert Koch in Afrika die Schlafkrankheit bekämpft hatte. „Atoxyl" (ungiftig) hieß dieses Präparat, das aber so ungiftig gar nicht war, denn es konnte zur Erblindung führen. Zusammen mit seinem japanischen Kollegen Sahachiro Hata modifizierte Ehrlich dieses Arsenpräparat immer und immer wieder, bis er beim 606. Versuch endlich Glück hatte: Sein Mittel tötete Spirochäten bei Hühnern, Ratten und Mäusen – und zwar ohne jegliche Nebenwirkungen. Nach weiteren vorsichtigen Tests bei Hunden wurde das „Salvarsan" (gesundes Arsen) genannte Präparat 1910 zum ersten Mal an Menschen erprobt. Die Ergebnisse waren erstaunlich: Innerhalb kürzester Zeit heilten Geschwüre und Wunden der Patienten ab, und das bereits nach einer einzigen Salvarsan-Injektion. Noch im selben Jahr begannen Ärzte die Syphilis ganz gezielt mit dieser Chemotherapie zu bekämpfen.

Mit der Zeit zeigten sich jedoch trotzdem Nebenwirkungen des Medikaments, die in einigen Fällen sogar zum Tode führten. Deshalb entwickelte Ehrlich in den folgenden Jahren das weniger schädliche „Neosalvarsan", insgesamt Präparat Nummer 914. Es bestand zwar nur noch zu 19 Prozent aus Arsen, doch die Behandlung war weiterhin kompliziert: Zehn bis zwölf Wochen lang musste sich ein Patient einmal pro Woche Salvarsan spritzen lassen, dann folgte ein Monat Pause, dann noch einmal zehn bis zwölf Wochen Salvarsan, dann wieder ein Monat Pause und schließlich noch eine dritte Runde Injektionen. So konnte sich eine Behandlung über ein Jahr hinziehen. Dennoch blieb Salvarsan fast vierzig Jahre lang das einzige wirkungsvolle Heilmittel gegen Syphilis.

Mit Fieber gegen die Paralyse

Machtlos war das neue Heilmittel allerdings bei den Spätfolgen der Syphilis: Gegen Paralyse und Tabes dorsalis konnte auch Salvarsan nichts ausrichten. Ein Zufall bescherte der Wissenschaft auf diesem Gebiet neue Erkenntnisse. In einer Wiener Nervenheilanstalt beobachtete der Arzt Julius Wagner von Jauregg (1857–1941), wie eine geisteskranke Frau nach einer Typhuserkrankung plötzlich wieder gesundete. Ähnliches bemerkte er auch in anderen Fällen. Da sein Interesse schon immer der Fiebertherapie gegolten hatte, versuchte Wagner von Jauregg ab

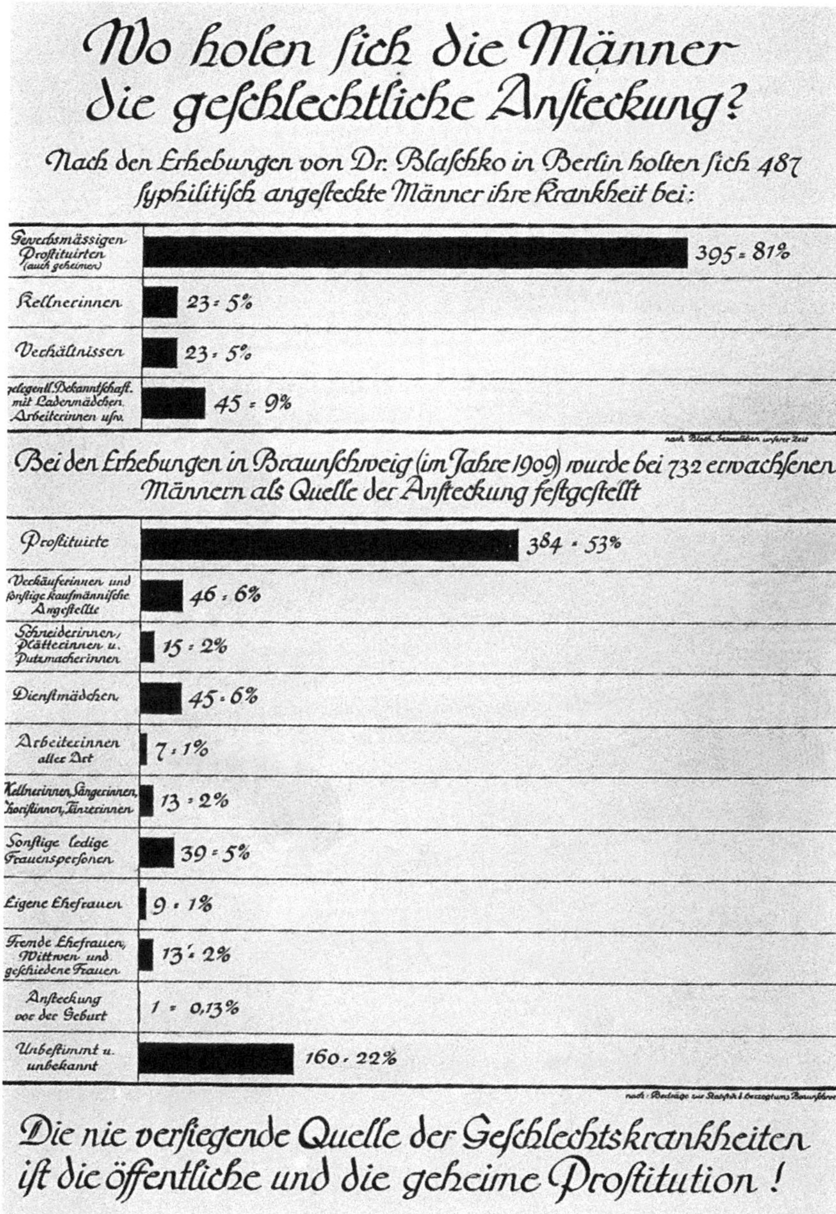

Mit verschiedenen Erhebungen versuchten Mediziner einen Überblick über die Verbreitung der Geschlechtskrankheiten zu gewinnen. Wichtig war dabei vor allem die Frage, wo sich die Menschen angesteckt hatten.

1890 bei Paralytikern Fieber durch Tuberkulin-Einspritzungen zu erzeugen, doch brachten diese Experimente nicht den gewünschten Erfolg.

Später erreichten den Mediziner dann Berichte, nach denen in tropischen Regionen und Malaria-Gebieten die Spätfolgen der Syphilis nicht auftreten würden. Das war also der Schlüssel zum Erfolg! 1917 infizierte der Arzt einen Paralytiker mit dem Blut eines Malkariakranken – prompt wurde er geheilt. Nun konnte man also auch die Spätfolgen der Syphilis behandeln, vor allem, da man die Fieberschübe der Malaria mit Chinin kontrollieren konnte. Für seine herausragende Entdeckung erhielt Julius Wagner von Jauregg 1927 den Nobelpreis für Medizin und Physiologie.

Der Garaus der Gonorrhöe

Der Erreger der Gonorrhöe wurde zwar mehr als 25 Jahre vor dem der Syphilis entdeckt, heilen konnten die Ärzte den Tripper allerdings erst viel später. Zunächst wurde er mit lokalen Waschungen, Spritzen, Bädern, Ätzungen und schwachen Antiseptika behandelt, ab 1937 wurden dann Sulfonamide zu seiner Bekämpfung eingesetzt. Die Wirkungskraft dieser Medikamente nahm allerdings in den folgenden Jahren stark ab, zuletzt vermochten sie den Kranken kaum noch zu helfen. Gerade im Zweiten Weltkrieg litten jedoch etliche Soldaten an dieser Geschlechtskrankheit: Ein neues Heilmittel musste her – und zwar schnell.

Wunderwaffe Penicillin

Bereits 1929 hatte der Schotte Alexander Fleming (1881–1955) herausgefunden, dass das Stoffwechselprodukt eines Schimmelpilzes, Penicillum glaucum, eine überraschende bakterientötende Wirkung hatte. Zunächst maß die Öffentlichkeit dieser Entdeckung keine große Bedeutung bei, doch schon ein Jahr später wurde in Amerika ein zweites Antibiotikum entdeckt. Im Zuge dessen erinnerten sich britische Mediziner wieder an Flemings Penicillin und begannen, sich eingehender mit diesem Mittel zu beschäftigen. Im August 1940 waren sie dann endgültig von der „Wunderwaffe“ Penicillin überzeugt und das neue Medikament wurde in Massen produziert.

Wie sich bald zeigen sollte, war dies auch dringend nötig, denn 1944 brachte eine Musterung der Amerikanischen Armee im Zweiten Weltkrieg Erschreckendes zu Tage: Von 15 Millionen untersuchten jungen Männern litten immerhin 750 000 an Syphilis. Da eine Therapie mit Salvarsan einige Monate dauerte, stand die Armee vor einem echten Problem, denn schließlich sollten die Soldaten ja so schnell wie möglich ins Kriegsgeschehen eingreifen. Da besannen sich die Militärärzte auf die neue „Wunderwaffe" Penicillin, die bei einer Vielzahl von Krankheiten blitzschnelle Genesung brachte. Aber bei der Syphilis? Tests an Kaninchen bestätigten es: Auch hier heilten Geschwüre nach wenigen Tage ab. Somit konnte die Syphilisbehandlung auf zehn bis vierzehn Tage verkürzt werden und noch im selben Jahr löste die Heilung mit Penicillin die alte Salvarsan-Therapie ab – und das ist bis heute so geblieben. Wer heutzutage an Syphilis leidet, muss sich einer Kur unterziehen, die mehrere Wochen dauert, denn im Blutserum muss über längere Zeit ein gleich hoher Spiegel des Antibiotikums gehalten werden. Ihren früheren Schrecken hat die Krankheit jedoch schon lange verloren.

Auch die Gonokokken reagierten stark auf Penicillin, wie schon Alexander Fleming beobachtete. Die Heilungsquote beträgt in diesem Fall 97,4 Prozent. Geschlechtskrankheiten sind also heilbar geworden und spielen in der heutigen Medizin keine große Rolle mehr. Trotzdem gibt es nach wie vor keinen Impfstoff gegen Syphilis und Gonorrhöe. Auch auf die Wirksamkeit von Penicillin sollte man nicht allzu sehr vertrauen, da die Anzahl solcher Präparate begrenzt ist und Allergien gegen Antibiotika auf dem Vormarsch sind. Seit den Vierziger Jahren verloren Geschlechtskrankheiten für Wissenschaftler und die Normalbevölkerung an Bedeutung. In medizinischen Lehrbüchern werden sie heute in wenigen Zeilen abgehandelt und die Fachzeitschriften für Geschlechtskrankheiten stellten ihr Erscheinen ein.

Doch nun zurück zu einer Zeit, als Syphilis und Tripper ihre Gefährlichkeit noch nicht verloren hatten, sondern ganz im Gegenteil als ernst zu nehmende Bedrohung der Bevölkerung galten.

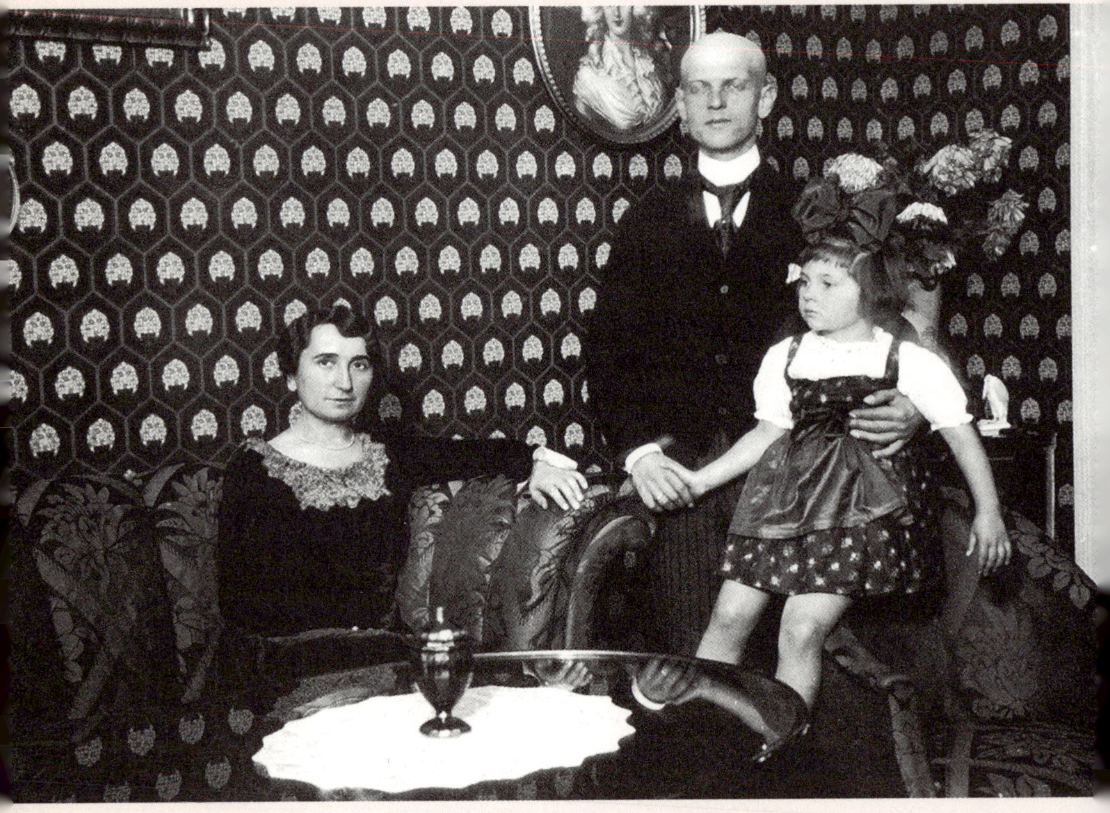

4. Kapitel

Die Zeit des Umbruchs

Nicht nur in der Wissenschaft zeichnete sich um die Jahrhundertwende ein entscheidender Durchbruch auf dem Gebiet der Geschlechtskrankheiten ab, auch in der Politik und im gesellschaftlichen Leben wurden die venerischen Leiden an das Licht der Öffentlichkeit gezerrt. Grund hierfür war die Angst vor einer zunehmenden „venerischen Durchseuchung" der Gesellschaft, wie es der Berliner Arzt Alfred Blaschko formulierte. Mediziner und Politiker der Zeit sahen in Syphilis und Gonorrhöe nicht nur eine körperliche Bedrohung, sondern zugleich einen sittlichen und moralischen Verfall der Bevölkerung, dem dringend Einhalt geboten werden musste.

Doch wie konnte es überhaupt zu einer solch großen Verbreitung der Geschlechtskrankheiten kommen?

Bevor wir uns in die politischen und medizinischen Diskussionen stürzen, wollen wir erst einmal einen Blick auf das gesellschaftliche Leben um die Jahrhundertwende werfen.

Arbeiterklasse und Bürgertum: die Gesellschaft um die Jahrhundertwende

In der Zeit um die Jahrhundertwende sind vor allem zwei gesellschaftliche Schichten für unser Thema von großer Bedeutung: die Arbeiterklasse, die mit den sozialen Problemen der Großstadt wie Wohnungsnot oder Alkoholismus zu kämpfen hatte, und das Bürgertum, das in einer ganz anderen, behüteten Welt lebte. Interessant ist, dass sich diese beiden Bevölkerungsgruppen nicht nur in ihren Einkommensverhältnissen und Lebensbedingungen unterschieden, sondern auch völlig verschiedene Moralvorstellungen hatten. So pochte das Bürgertum auf seine Vorstellungen von Anstand und Sitte, im Proletariat dagegen wurde ein gewisses Maß an Freizügigkeit, das den „anständigen" Bürgern als unsittlich galt, stets toleriert.

Sexualmoral und Klassenunterschiede

Unter dem Begriff „Sexualmoral" versteht man eine gesellschaftlich bedingte Einschränkung des natürlichen Sexualtriebes der Menschen. Die Gesellschaft bestimmt, welche Formen von Sexualität toleriert werden und welche nicht. Nicht zu unterschätzen ist dabei der Einfluss der Kirche, die auch heute noch beispielsweise Homosexualität verurteilt. Während der Lebenswandel der Menschen im Mittelalter – wie wir bereits gesehen haben – noch relativ locker war, wird Sexualität im Laufe des 17. und 18. Jahrhunderts zunehmend zum Tabuthema. Diese Entwicklung erreicht in der Doppelmoral des späten 19. Jahrhunderts einen vorläufigen Höhepunkt.

Bürgertum: Unterdrückung der Sexualität

Während die Kinder der Arbeiterklasse aufgrund der beengten Wohnverhältnisse vermutlich mehr mitbekamen, als sie sollten, und Bauernkinder Kühe und Pferde bei der Kopulation beobachten konnten, wuchsen die Kinder des Bürgertums in einer geschlechtslosen Welt auf.

Diese Asexualität bekamen sie schon in die Wiege gelegt: Viele Frauen wurden nämlich von einer Schwangerschaft geradezu überrumpelt, da sie selbst nicht richtig aufgeklärt worden waren, und waren dann mehr oder weniger ahnungslos darüber, was in ihrem Körper vor sich ging. Deshalb konnten sie oft kein richtiges Verhältnis zu ihren Kindern aufbauen und waren ihnen gegenüber oft gleichgültig. Die körperlichen Aspekte der Säuglingspflege wurden so schnell wie möglich abgegeben: Eine Amme war für Stillen, Wickeln und Baden zuständig. Die Eltern sahen ihre sauberen und wohl erzogenen Kinder nur für kurze Zeit am Tag, eine innige Beziehung entstand höchstens zwischen den Kindern untereinander oder zwischen Kind und Amme, nicht aber zwischen Kindern und Eltern. Daran erinnert sich auch die Schriftstellerin Marie-Luise Kaschnitz (1901–1974): „Weder meine Mutter noch mein Vater haben uns, als wir klein waren, je aufs Töpfchen gesetzt; man begreift den Unterschied zu den schon aufgewachsenen und heute aufwachsenden Generationen und die ferne Gottähnlichkeit meiner Eltern, auch dass wir Kinder, je zwei und zwei, uns eng zusammenschlossen. Was den Kindern heutzutage leicht eingeht, nämlich dass Eltern auch Menschen sind, haben wir erst später und gewiss viel schmerzlicher als die heutigen Kinder erfahren."

Über körperliche und sexuelle Vorgänge wurde schlicht und einfach nicht gesprochen, auch eine Sexualerziehung fand nicht statt. Obwohl viele Ärzte in einer umfassenden Aufklärung eine wichtige Möglichkeit zur Eindämmung von Geschlechtskrankheiten sahen, herrschte im

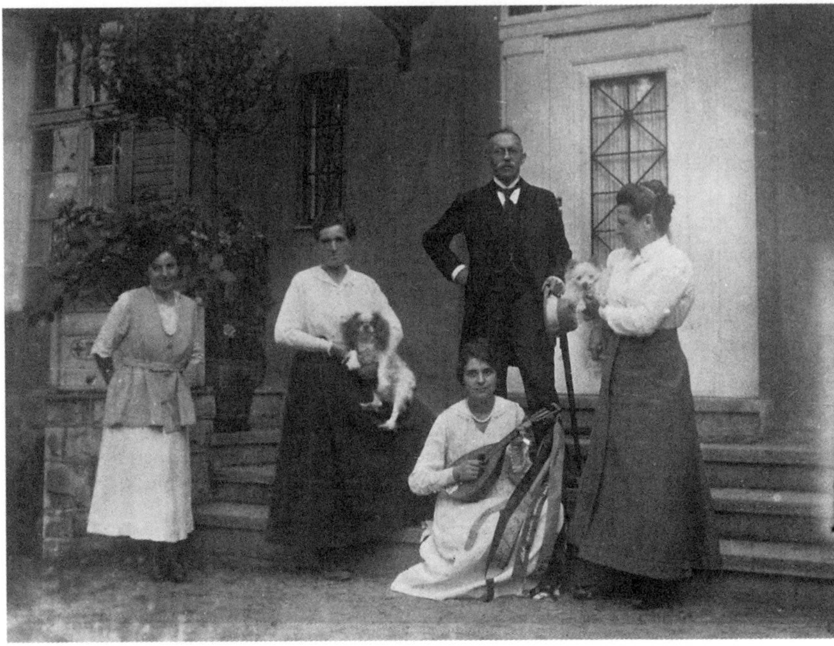

Ein Musterbeispiel an Tugendhaftigkeit: die bürgerliche Familie.

Bürgertum die Meinung vor, Kinder brauchten über sexuelle Vorgänge nichts zu wissen, damit sie nicht auf dumme Gedanken kämen. So groß war die Scham und die Verleugnung der eigenen Sexualität, dass eine schwangere Frau ihre älteren Kinder aus dem Haus verbannte, sobald sich ihr Zustand nicht länger verheimlichen ließ, und sie bei Verwandten einquartierte. Bei der Rückkehr der Kinder ins Elternhaus hatte dann der Klapperstorch oder auch ein Engel ein kleines Geschwisterchen gebracht. Dies geschah, damit die Eltern keine unangenehmen Fragen beantworten mussten oder Gefahr liefen „täglich und stündlich vor ihrem eigenen Fleisch und Blut zu erröten". Eine körperliche Auswirkung dieser völligen Verleugnung der eigenen Sexualität ist die weibliche Ohnmacht, die nicht nur durch zu eng geschnürte Korsetts ausgelöst wurde: Erhielt ein Gespräch einen „unanständigen" Unterton, flüchtete eine Frau in die Ohnmacht, da sie über diese Dinge nichts wissen durfte und wollte. Die Ohnmacht ist in diesem Fall also nichts anderes als eine extreme körperliche Abwehrreaktion.

Unter diesen verklemmten Moralvorstellungen hatten besonders die Mädchen zu leiden. Sie wurden von klein auf als engelsgleiche Wesen gesehen, die tugendhaft und sittsam waren und schon in ihrer äußeren Erscheinung – weißes Kleidchen und wenn möglich blonde Locken – eher überirdischen Geschöpfen ähnelten als Kindern aus Fleisch und Blut. Eine solche Beschreibung findet sich in Theodor Fontanes *Frau Jenny Treibel*: „Lizzi, trotz früher Stunde, war schon in vollem Staate. Das etwas gewellte blonde Haar hing bis auf die Hüfte herab, im Übrigen war alles weiß, das Kleid, die hohen Strümpfe, der Überfallkragen, und nur um die Taille herum, wenn sich von einer solchen sprechen ließ, zog sich eine rote Schärpe [...] Lizzi galt im ganzen Kreise der Bekannten als Musterkind." Höchstes Erziehungsziel bei Mädchen war, dem zukünftigen Ehemann zu gefallen, also wurde großer Wert auf Fähigkeiten wie Klavierspielen, Sticken oder Konversation gelegt, praktische Fähigkeiten hatten in dieser Erziehung keinen Platz. Da sich die Eltern der Aufgabe, ihre Töchter auf das „Leben" vorzubereiten, meist nicht gewachsen sahen, verbrachten die Backfische ihre Jugendjahre oft abgeschirmt in Mädchenpensionaten und warteten auf einen Ehemann. Dort wurden sie zwar auf die Ehe vorbereitet, ein wesentlicher Bereich wurde jedoch auch hier ausgeklammert: Eine sexuelle Aufklärung fand in den Pensionaten ebenso wenig statt wie im Elternhaus, denn schließlich sollten die reinen Mädchen nicht von diesen unanständigen Vorgängen beschmutzt werden.

Die Erziehung einer Bürgertochter war also allein darauf ausgerichtet, einen Ehemann anzulocken, und der sollte natürlich möglichst reich sein, denn die bürgerlichen Ehen wurden in den meisten Fällen keineswegs aus Liebe, sondern aus rein finanziellen Gründen geschlossen. Das sieht man sehr schön an Heiratsanzeigen der damaligen Zeit: „Heiratsgesuch: Student der Rechte, in höheren Semestern, sehr hübscher junger Mann von guten Manieren und liebenswürdigem Charakter, strebsam, ohne Schulden, sucht eine reiche Lebensgefährtin. Derselbe sieht nicht auf äußere Erscheinung, Alter und Konfession (Christin oder Jüdin) und andere oft als Mängel bezeichnete Umstände und sind Witwen (mit oder ohne Kinder) nicht ausgeschlossen." oder „Fabrikbesitzer, Reserveoffizier, gut situiert, 31 Jahre alt, ehrenhaften Charakters, ansehnliche, sympathische Erscheinung, sucht mangels geeigneter Gelegenheit auf diesem Wege junge Dame angenehmen Wesens zwecks baldiger glücklicher Heirat. Sofortiges, disponibles Vermögen von ca. 150–200 Mille erwünscht." Hauptsache, die Kasse stimmt!

Möglichst reich sollte sich ein bürgerliches Mädchen also verheiraten – war es dazu selbst auch noch vermögend, herrschte auch ganz bestimmt kein Mangel an geeigneten Kandidaten. Was auf das Mädchen in der Ehe zukam, erfuhr es jedoch nicht. Meist kannten sich die zukünftigen Eheleute bei der Hochzeit kaum und hatten noch nicht einmal während der Verlobungszeit Gelegenheit, sich näher kennen zu lernen: „Meist werden die jungen Leute in dieser Zeit, die ihrer Ehe, das heißt dem vollen Ausleben ihrer Geschlechtsfunktionen, vorausgeht, von einem ganzen Heer von Eltern, Verwandten und Freunden, bisweilen selbst von Bediensteten mit wahren Argusaugen bewacht und ‚behütet.' Es ist ihnen oft strenger oder minder streng untersagt [...] allzu viel von Liebe zu sprechen, sich allzu stürmisch zu küssen und zu umarmen, leise miteinander zu tuscheln usw. Sie im Hause allein zu lassen, und sei es auch nur für eine Viertelstunde, erscheint vielen Wächtern wie ein wahres Verbrechen. In vielen Fällen dürfen sie selbst nicht allein ausgehen, ohne einen besonderen, zu ihrer Bewachung mittrottenden ‚chaperon'."

Eine sexuelle Aufklärung der Mädchen fand auch vor der Hochzeit nicht statt, die jungen Männer hatten dagegen meist schon erste Erfahrungen bei Prostituierten gesammelt. Überhaupt heirateten Männer erst relativ spät, kaum ein bürgerlicher Bräutigam war bei seiner Eheschließung jünger als 30 Jahre. Das lag hauptsächlich daran, dass sich die Ausbildungszeiten zunehmend verlängerten und ein junger Mann erst spät ins Berufsleben eintrat. Dann musste er sich natürlich erst einmal eine gesicherte Existenz aufbauen und über ein gewisses Einkommen verfügen, bevor er überhaupt an eine standesgemäße Heirat denken konnte. In der Zwischenzeit tobte er sich bei Prostituierten aus.

Eine Frau dagegen sollte körperlich und geistig „unschuldig" in die Ehe gehen. Wenn überhaupt, wurde sie erst kurz vor der Hochzeit aufgeklärt; häufig geschah dies jedoch erst auf praktischem Wege – durch den frisch angetrauten Ehemann in der Hochzeitsnacht. Dass sich in einer Ehe, die unter solchen Voraussetzungen geschlossen worden war, kein für beide Seiten befriedigendes Sexualleben entwickeln konnte, versteht sich von selbst. Für Frauen war der eheliche Geschlechtsverkehr

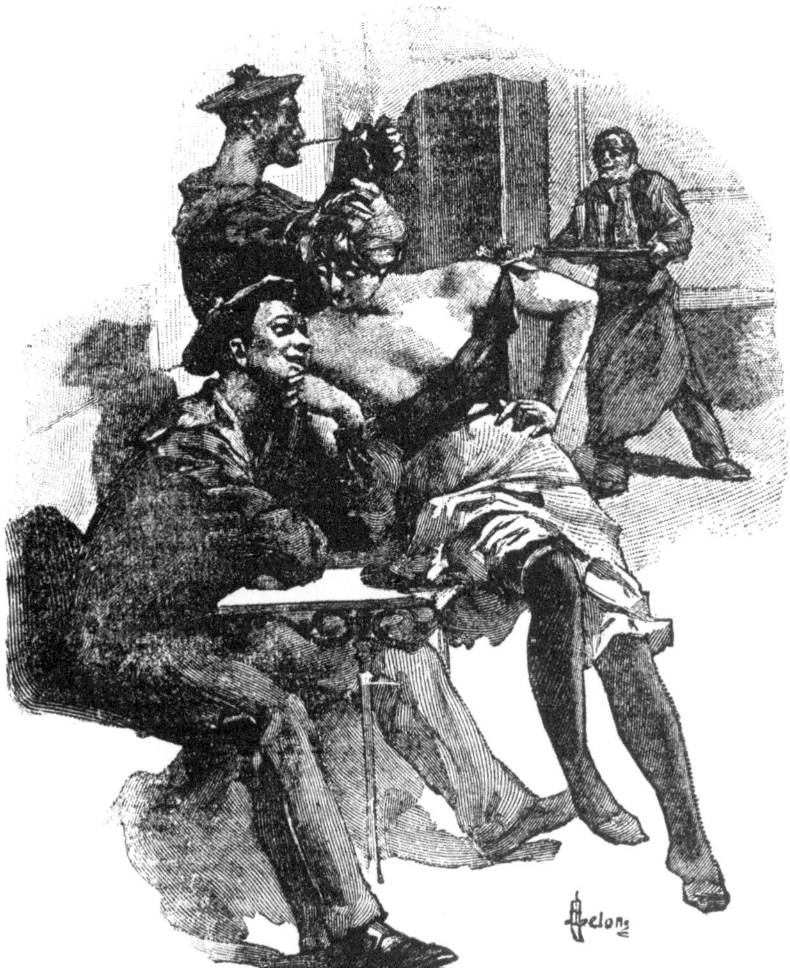

Amouröse Abenteuer mit Prostituierten gehörten im bürgerlichen Zeitalter zum Alltag eines jeden Mannes.

reine Pflichterfüllung und auch Männer kamen dabei häufig nicht auf ihre Kosten. Die Herren der Schöpfung hatten aber immerhin einen Ausweg aus dieser Situation, denn sie konnten ihre Liebe in zwei Bereiche trennen: auf der einen Seite die reine, geistige Liebe, die sich auf die engelsgleiche Ehefrau konzentrierte, auf der anderen Seite die schmutzigen körperlichen Bedürfnisse, die sie bei Prostituierten befriedigten.

Die Sexualmoral war im bürgerlichen Zeitalter zu einer scheinheiligen Doppelmoral geworden: Einerseits war die bürgerliche Gesellschaft prüde und verklemmt und forderte eine Kontrolle der Sexualität, andererseits blühte die Prostitution um die Jahrhundertwende wie noch nie zuvor.

Arbeiterklasse: Lebensumstände zwingen zur Unsittlichkeit

Wie die bürgerlichen Ehen wurden auch die Eheschließungen in der Arbeiterklasse häufig durch finanzielle Kriterien bestimmt. Allerdings standen dabei rein praktische Erwägungen im Vordergrund, denn ein gemeinsamer Haushalt ist nun einmal billiger als zwei getrennte. Bei der Partnerwahl spielte die Liebe aber durchaus eine Rolle.

Nicht alle Angehörigen der Arbeiterklasse waren jedoch in der glücklichen Lage, überhaupt heiraten zu können, denn etliche Fabrik- und Geschäftsordnungen sahen vor, dass ein Arbeiter seinen Vorgesetzten um eine Heiratserlaubnis bitten musste, die dieser ohne Weiteres verweigern konnte. Ähnliches galt auch für Beamte wie zum Beispiel Postboten. Offizieller Grund hierfür war, dass Vorgesetze ihre Angestellten davor schützen wollten, sich durch Heirat und Familiengründung finanziell zu übernehmen und ins Elend abzurutschen. Tatsächlich hatten die Bosse jedoch Angst, der Frischvermählte könne eine Gehaltserhöhung fordern. So gab die Feuerversicherungsgesellschaft „Deutscher Phönix" in Frankfurt 1895 folgenden Erlass heraus: „In neuerer Zeit mehren sich die Fälle ganz erheblich, dass junge Beamte, welche nur ein geringes Gehalt beziehen, das für ihren eigenen Unterhalt gerade ausreicht, sich verheiraten. Der Entschluss, mit ungenügenden Mitteln eine Familie zu gründen, zeitigt bald die traurigsten Folgen. Not und Elend ziehen ein, pekuniäre Sorgen sind unvermeidlich und die betreffenden Beamten sind bald infolge derartigen häuslichen Kummers nicht mehr in der Lage, ihre dienstlichen Obliegenheiten ordnungsgemäß zu unserer Zufriedenheit zu erledigen, abgesehen davon, dass in Folge solch unbesonnenen Handelns fortgesetzt an uns Ansprüche auf Gehaltserhöhungen herantreten, denen wir selbstverständlich zu entsprechen nicht in der Lage sind. Wir ordnen daher hiermit an, dass jeder Beamte, der die Absicht hat, sich zu verheiraten, uns dies rechtzeitig zu seinen Personalakten mitteilt, damit wir im Stande sind, zu erwägen, ob wir auf seine ferneren Dienste noch reflektieren." Was hier gemeint ist, wird deutlich: entweder Hochzeit oder Arbeit! Da solche Eingriffe in das Privatleben von Angestellten oder Arbeitern bei weitem kein Einzelfall waren, wurde außerehelicher Geschlechtsverkehr bei diesen Berufsgruppen stillschweigend toleriert. Wo sonst sollten sich die hart arbeitenden Männer auch Entspannung und Vergnügen holen?

Sogar die Kirche tolerierte diese Verhältnisse, wie ein Zitat eines katholischen Priesters zeigt: „Die Fabrikarbeiterin, die von früh bis abends im dumpfen Raume tagtäglich ihre mechanische, tödlich langweilige Arbeit zu verrichten hat, der junge Mann, der von Montagfrüh bis Samstagnacht an dem Bureaupulte sitzen muss, die Ladnerin, die den ganzen Tag immer nur nach den Wünschen der Kundschaft springen muss: Solche Menschen sind wahrhaftig um das bisschen Lebensfreude nicht zu beneiden, das sie endlich darin finden, dass auch ihnen die Liebe ein paar frohe Stunden vortäuscht. [...] Schafft man sich ein ‚Verhältnis' an, so kommt mit einem Schlag auch Sonnenschein in das Leben dieser wenig Beneidenswerten." Außereheliche sexuelle Beziehungen galten hier also noch lange nicht als so verwerflich wie im Bürgertum. Prostituierte spielten in der Arbeiterklasse allerdings kaum eine Rolle, denn dafür hatte kaum ein Arbeiter Geld. Der Liebesgenuss musste also schon umsonst sein!

Hatte ein Paar erst einmal den Entschluss gefasst, zu heiraten, stand einer sexuellen Beziehung nichts mehr im Wege, ein hoher Prozentsatz der Arbeiterfrauen war deshalb bei der Eheschließung bereits schwanger. Paare, die keine Heiratserlaubnis hatten, lebten in so genannten „wilden" Ehen zusammen, die häufig erst nach etwa acht Jahren legitimiert wurden. Allerdings waren diese „Konkubinate" nicht etwa Rebellion gegen die bestehenden Moralvorstellungen, sondern entstanden aus einer finanziellen oder rechtlichen Notlage. Insgesamt gehörten Ehe und Familie auch in der Arbeiterschicht fest zum Lebensentwurf. Die vielen Ehen ohne Trauschein hatten zur Folge, dass auch die Zahl der unehelichen Kinder in dieser Schicht relativ hoch war. In der Stadt war dies zwar nicht ganz so verwerflich wie auf dem Lande, doch litten solche Kinder zeit ihres Lebens an diesem Makel, wenn das Verhältnis zwischen Mutter und Vater nicht irgendwann einmal legitimiert wurde.

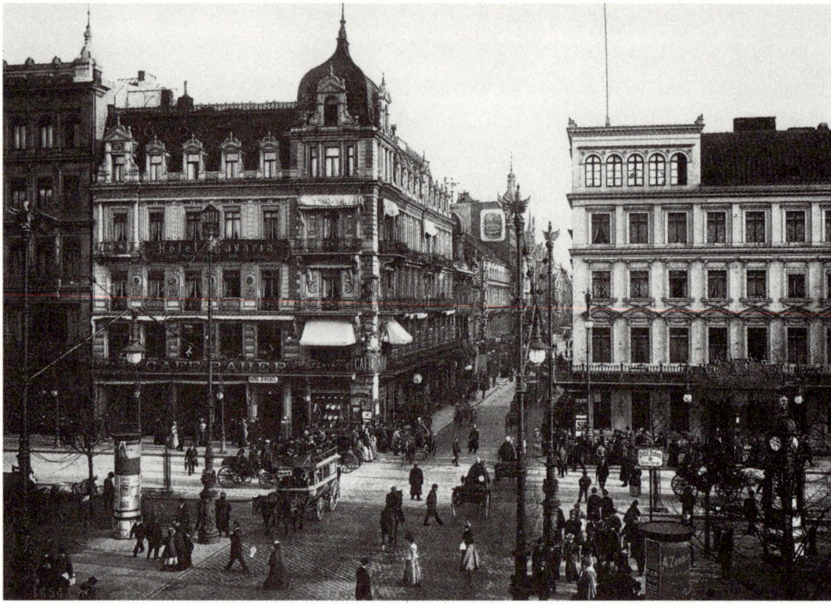

Die Versprechungen einer Großstadt wie Berlin zogen Menschenmassen an, die hier auf ein besseres Leben hofften.

Freilich gab es auch Menschen, die diese Notsituation der Arbeiterklasse nicht erkennen wollten, und deshalb deren unsittlichen Lebenswandel aufs Heftigste verurteilten. In den „ehebrecherischen Verhältnissen" sahen sie ein Anzeichen für einen allgemeinen Sittenverfall, der bald auch vor der bürgerlichen Familie nicht mehr Halt machen würde. Für besonders gefährlich hielten die Moralapostel die zunehmende Berufstätigkeit von Frauen, die außerdem das männliche Selbstbewusstsein angriff, da sie den Frauen nun wirtschaftliche Unabhängigkeit ermöglichte. Während Frauen der Arbeiterschicht einen Beruf ausüben mussten, um überhaupt überleben zu können, drängten auch Frauen aus bürgerlichen Familien auf den Arbeitsmarkt und versuchten sich als Buchhalterrinnen oder Stenotypistinnen selbst zu verwirklichen. Dadurch kamen sie in Kontakt mit der Arbeiterklasse und ihrem liederlichen Lebenswandel – für die Wächter der Moral eine höchst gefährliche Angelegenheit: „Auf diese Weise wird allmählich die durch den fest gefügten Bau der bürgerlichen Familie bedingte Vorstellung von der Notwendigkeit vorehelicher Keuschheit der Frau in ihren Grundlagen erschüttert, das freie Verhältnis breitet sich immer höher hinauf in alle sozialen Schichten aus."

Und damit sind wir auch schon wieder beim Sex: Wie im Bürgertum wurde darüber allerdings auch in der Arbeiterklasse nicht gesprochen. Deshalb ist es schwer zu sagen, ob die Arbeiterkinder tatsächlich „aufgeklärter" waren als die Bürgerkinder. Sie mögen zwar aufgrund der beengten Wohnverhältnisse mehr mitbekommen haben, doch konnten sie dies zumeist nicht einordnen, da sie nicht wussten, was sie da eigentlich sahen oder hörten. Als sexuelle Aufklärung genügten diese schemenhaften Eindrücke nicht, und so blieben vermutlich auch die meisten Arbeitertöchter bis ins Erwachsenenleben unaufgeklärt.

Geschlechtskrankheiten: ein moralisches Übel

Die Doppelmoral des bürgerlichen Zeitalters zeigte sich auch in der Einstellung zu Geschlechtskrankheiten: Männer galten als bedauernswerte Opfer, die von einer liederlichen Frau mit der Krankheit angesteckt wurden. Auch die Klassenunterschiede kamen hier wieder zum Vorschein. Während es als geradezu unvermeidlich galt, dass sich Arbeiter im Laufe ihres Lebens mehrmals mit Geschlechtskrankheiten infizierten, war dies für einen „anständigen" Bürger ein Makel, der, soweit möglich, am besten unter den Teppich gekehrt wurde. Schließlich wurden Geschlechtskrankheiten fast ausschließlich durch außerehelichen Sex erworben und so fielen die Opfer wegen Ausschweifung und Nichtbeachtung moralischer Gesetze in Ungnade. Syphilis und Gonorrhoe waren keine Kavaliersdelikte mehr, wie das noch zu Zeiten Ludwigs XIV. gesehen wurde, sondern man musste sich ihrer schämen und erwähnte sie am besten nicht einmal. Eine Erkrankung wurde, so gut es eben ging, verborgen, sodass die Gesellschaft nichts davon erfuhr. Es war undenkbar, vor der Eheschließung nach der Gesundheit des Bräutigams zu fragen und so wurde wohl so manche junge Frau von ihrem Ehemann angesteckt, der doch nicht ganz so unberührt in die Ehe ging.

Diese Doppelmoral zeigt sich auch im Begriff der „Bescholtenheit", den wir heute nur noch in seinem Gegenteil „unbescholten" kennen. Er wurde nur im Zusammenhang mit Frauen verwendet, die sittlichen Ansprüche an Männern und Frauen waren also völlig unterschiedlich. Wurde eine Frau für bescholten befunden – beurteilt wurde dies selbstverständlich von Männern –, drohte ihr der Ausschluss aus der bürgerlichen Gesellschaft. Im Falle einer Ehescheidung stand eine Frau fast immer schlechter da als der Mann, denn er verfügte alleine über die finanziellen Mittel, ganz egal, wer diese mit in die Ehe gebracht hatte. Es konnte also durchaus vorkommen, dass eine Frau nach einer Scheidung mittellos da stand, vor allem wenn sie die Ehe gebrochen hatte. Sie durfte ihren Geliebten nicht einmal heiraten, da eine Eheschließung zwischen Ehebruchspartnern ungültig war. Von selbst kam eine Frau daher nie auf die Idee, die Scheidung einzureichen, da sie – selbst wenn ihr Mann sie betrogen hatte –, immer schlechter weg kam als in der Ehe.

Verbreitung der Geschlechtskrankheiten

Wie viele Menschen litten nun aber tatsächlich an Geschlechtskrankheiten? Was veranlasste Dr. Blaschko von einer „venerischen Durchseuchung“ der Gesellschaft zu sprechen? Genaue Angaben zur Verbreitung von Geschlechtskrankheiten um die Jahrhundertwende sind nur schwer zu machen, da damals noch keine Meldepflicht bestand. Untersuchungskommissionen waren daher auf die Kooperation von Ärzten, Krankenhäusern und Krankenkassen angewiesen, doch sind diese Zahlen kaum repräsentativ. Viele Kranke suchten aus Scham Laienheilkundige oder Kurpfuscher auf und bezahlten ihre Behandlung lieber aus eigener Tasche, als sich bei ihrem Hausarzt zu „outen“. Ein weiteres Problem war die Diagnose. Syphilis konnte ja erst mit der Wassermann'schen Reaktion von 1906 zweifelsfrei nachgewiesen werden. Die Gonorrhöe dagegen blieb bei Frauen häufig gänzlich unbemerkt, da sie ja eher unauffällig verläuft. Trotz dieser Schwierigkeiten fanden in den Jahren 1900, 1913, 1919, 1927 und 1934 größere Erhebungen statt, die der Verbreitung der Geschlechtskrankheiten nachspüren sollten. Allerdings können diese Zahlen lediglich als grober Richtwert dienen.

Verbreitung von Geschlechtskranken in Deutschland 1919

	Gesamtzahl	pro Tausend der Bevölkerung
Männer	89 378	3,1
Frauen	46 950	1,5
Summe	136 328	2,2

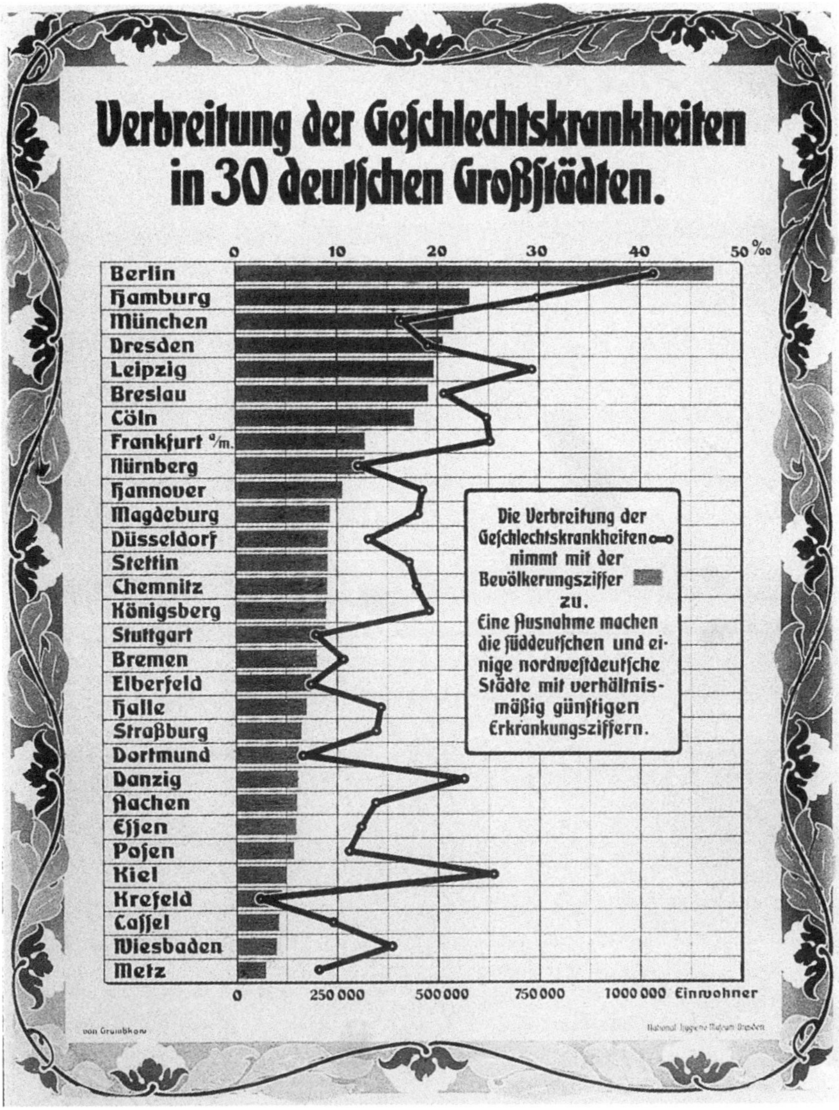

Berlin an der Spitze einer traurigen Hitparade. Die meisten Fälle von Geschlechtskrankheiten fanden sich in der Hauptstadt.

Wie sieht nun der typische Geschlechtskranke aus? Er ist männlich, unverheiratet, zwischen 20 und 39 Jahre alt, hat einen Beruf mit häufigem Ortswechsel und ungeregelten Arbeitszeiten, lebt in der Großstadt und leidet an der Gonorrhöe. Angesteckt hat er sich bei einer Prostituierten.

Woher dieses Profil stammt? Neben den oben aufgeführten Zahlen brachten die statistischen Erhebungen noch folgende Ergebnisse: Die häufigste Geschlechtskrankheit war die Gonorrhöe, die über 50 Prozent der Fälle ausmachte. Während 1900 noch drei kranke Männer auf eine kranke Frau kamen, verschob sich dieses Verhältnis bis 1919 auf zwei zu eins. Am häufigsten erkrankten die Menschen zwischen dem 20. und dem 39. Lebensjahr, 1927 fielen bei den Männern fast 80 Prozent und bei den Frauen etwa 70 Prozent der Patienten in diese Altersgruppe.

Besonders gefährdet waren Menschen mit Berufen, die einen häufigen Ortswechsel mit sich brachten, wie zum Beispiel Kaufleute, Handelsreisende, Matrosen, Schauspieler, Artisten, Kellner, oder Menschen mit unregelmäßigen Arbeitszeiten, wie zum Beispiel Bäcker, Berufstätige im Gaststättengewerbe usw. Die meisten Geschlechtskranken lebten in den Städten; mit der Bevölkerungsdichte schien also auch die Krankheitsgefahr zuzunehmen.

Verbreitung der Geschlechtskrankheiten nach Berufsgruppen 1898

Berufsgruppe	**Anteil der Kranken**
Prostituierte	30 %
Studenten	25 %
Kaufleute	16 %
Arbeiter	9 %
Soldaten	4 %

Verteilung der Geschlechtskrankheiten 1927

	Gonorrhöe	**Lues 1. Stadium**	**Lues 2. Stadium**
Männer	16 480	1 268	1 916
Frauen	6 170	330	2 701

Wie hoch war nun aber die Gefahr, sich tatsächlich mit einer solchen Krankheit anzustecken? Der Arzt Alfred Blaschko ging dieser Frage nach und wartete im Jahre 1913 mit einer Hochrechnung auf: Von 100 Männern erkrankten im Laufe ihres sexuell aktiven Lebens, das er auf die Zeit vom 15. bis 50. Lebensjahr einschränkte, 150 an Gonor-

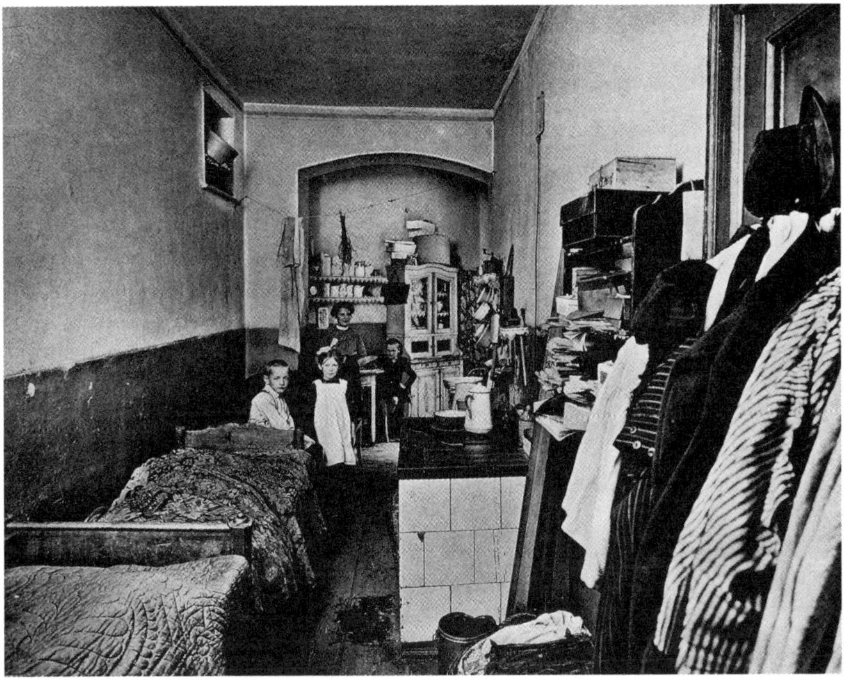

Leben auf beengtem Raum: Nicht selten teilte eine Familie ihr winziges Zimmer noch mit Untermietern.

rhöe und 36,75 an Syphilis. Das heißt, jeder Mann zog sich mehr als einmal eine Geschlechtskrankheit zu!

Statistiken und Hochrechnungen wie diese ließen unter den Ärzten und in der Bevölkerung Panik aufkommen. Venerische Krankheiten bedrohten Leib und Leben und schlichen sich in die „heilige" bürgerliche Familie ein. Die unweigerliche Folge: ein körperlicher und moralischer Niedergang des deutschen Volkes. Die Gefahr war allgegenwärtig – doch was konnte man dagegen tun?

Die Lichter der Grossstadt

Wie die Statistiken über die Verbreitung der Geschlechtskrankheiten zeigen, litten vor allem Menschen in den Großstädten unter diesen Krankheiten. Bestimmte Lebensumstände, die vor allem die Arbeiterschicht betrafen, trugen zu deren Ausbreitung bei.

Kein Bett für sich allein

Buchstäblich Menschenmassen zogen im 19. Jahrhundert vom Land in die Städte und in die wachsenden industriellen Ballungsgebiete, denn durch die industrielle Revolution schien es dort genug Arbeit für alle zu geben. Das hatte zu Folge, dass die Großstädte explosionsartig wuchsen. Gab es noch 1830 in Deutschland lediglich 80 Städte, die mehr als 10 000 Einwohner hatten, waren es 1871 schon 220. Rund 17,5 Prozent der Bevölkerung waren bereits in diesen Großstädten zu Hause. Große Industriegebiete, wie zum Beispiel das Ruhrgebiet entstanden; in vielen Regionen verschwanden ländliche Gegenden völlig.

Bevölkerungsdichte in Berlin

Jahr	Einwohner pro Quadratkilometer
1818	2 829
1819	4 753
1871	11 239

Mit dieser rapiden Bevölkerungszunahme konnte der Wohnungsbau nicht mithalten. Mietskasernen schossen aus dem Boden, in denen die Neuankömmlinge in winzigen Wohnungen oder Zimmern hausten und unter miserablen hygienischen Verhältnissen litten. Es war keine Seltenheit, wenn sich vier bis sieben Personen eine Einzimmerwohnung teilten, oft lebten darin sogar bis zu zehn Menschen. Das waren nicht nur Mitglieder einer Familie, zusätzlich wurde jeder noch verfügbare Platz an so genannte Schlafburschen oder Schlafmädchen vermietet, die nur zum Schlafen in eine Wohnung kamen und Platz in einem Bett fanden, wenn ein anderer Bewohner Nachtschicht hatte. Am Wochenende standen diese Schlafgänger auf der Straße, denn wenn alle Familienmitglieder zu Hause waren, hatten sie in der Wohnung keinen Platz mehr.

In Berlin lebte im späten 19. Jahrhundert jeder Zweite unter unwürdigen Verhältnissen. Eine Zählung im Jahre 1885 ergab, dass 31 000 Wohnungen nur einen Raum hatten, 152 000 Wohnungen besaßen immerhin ein Zimmer und eine Küche. Eine weitere Wohnungsstatistik aus dem Jahre 1900 brachte ans Tageslicht, dass zwei Drittel der Berliner Bevölkerung in Wohnungen mit nur zwei heizbaren Räumen lebten.

Diese beengten Wohnverhältnisse galten in den Augen der bürgerlichen Öffentlichkeit als besondere sittliche Gefährdung, denn schließlich lebten ja Menschen beider Geschlechter auf engstem Raume zusammen. Mädchen konnten von Schlafburschen verführt werden, außerdem zwang der Platzmangel Männer wie Frauen dazu, so viel Zeit wie möglich außer Haus zu verbringen.

Ein bürgerlicher Zeitzeuge berichtet über die Verhältnisse in einem böhmischen Industriegebiet. In einem 15 Quadratmeter großen Zimmer lagen verschiedene Personen auf Kleiderlappen zwischen allerlei Ungeziefer. „In diesem Zimmer schliefen jedoch nicht alle. In einer Ecke bemerkten wir ein Paar, das bei unserem Anblick aufgeschreckt wurde. Ein junger, gut gekleideter Bursche war hier zu Besuch bei einem jungen Mädchen, welches, wie wir erfuhren, sich häufig in Gegenwart ihrer Eltern, ihrer Geschwister und der sonstigen Zimmergenossen und -genossinnen prostituierte."

Ein Berliner Arzt fasste die elende Lage der Arbeiter so zusammen: „Alle die unverheirateten Arbeiter und Arbeiterinnen werden mit den Familien zusammengepfercht. Notzucht und Blutschande sind nicht Seltenes und die Kinder dieser Schichten sehen mit Augen, was andere Kinder noch nicht ahnen. Und wo sollen die jungen Leute bleiben in der Zeit zwischen Arbeit und Schlafengehen? In Kneipen niedrigster Art essen sie schlechtes Essen, lernen den Schnaps kennen und treiben sich nachher auf der Straße herum." Und laufen natürlich Gefahr, sich eine Geschlechtskrankheit einzufangen!

Leben am Rande des Existenzminimums

Immer mehr Menschen ließen sich von den Lichtern der Großstadt anlocken, die ein Leben in Saus uns Braus versprachen. Die Wirklichkeit sah jedoch ganz anders aus: Wer Glück hatte, fand eine Beschäftigung als Lohnarbeiter in einer der zahlreichen Fabriken, die im Zuge der industriellen Revolution aus dem Boden schossen. 1880 waren fünf Millionen Menschen in den Fabriken beschäftigt, 1900 waren es bereits acht Millionen. Trotz der rasanten Wirtschaftsentwicklung gab es jedoch nicht genug Arbeit für alle. Aufgrund dieses Überangebotes an Arbeitskräften in den Städten mussten die Arbeiter unter den denkbar schlechtesten Bedingungen arbeiten. Die Löhne waren niedrig und die meisten Menschen lebten unterhalb des Existenzminimums. Damit eine Arbeiterfamilie überhaupt überleben konnte, mussten Frau und Kinder mit anpacken, und das bis zu 16 Stunden am Tag an sechs Tagen in der Woche.

Jeder zehnte Fabrikarbeiter war jünger als 14 Jahre. Da Frauen und Kinder außerdem noch schlechter bezahlt wurden als Männer, blieb den Frauen häufig nichts anderes übrig, als sich durch Prostitution ein Zubrot zu verdienen. Ihr Wochenlohn bewegte sich 1903 zwischen acht und 15 Mark.

Wöchentliche Ausgaben einer Wäschenäherin

Schlafstelle und Kaffee	1,40 Mark
Zweites Frühstück (Butterbrot)	0,95 Mark
Mittagessen	2,10 Mark
Vesperbrot	0,95 Mark
Abendessen	1,40 Mark
2 Flaschen Bier	1,40 Mark

Allein für Essen und Unterkunft fielen also schon 8,20 DM an, Ausgaben wie Kleidung, Wäsche oder etwaige Vergnügungen noch nicht eingerechnet. Zum Sparen blieb erst recht nichts übrig. Gelang es einer Arbeiterin doch, ein paar Pfennige zurückzulegen, so mussten diese Ersparnisse in Krankheitszeiten herhalten, denn Versicherungsschutz gab es für Frauen wie auch für Männer bis 1883 noch nicht. Wurde ein Arbeiter krank oder wollte er gar einen freien Tag haben, wurde er einfach entlassen und durch einen anderen ersetzt. Wer dann keine neue Arbeitsstelle fand, drohte völlig zu verelenden, denn Arbeitslosengeld gab es ebenfalls noch nicht. Männer rutschten daher häufig in die Kriminalität ab, für Frauen blieb die Prostitution der einzige Ausweg. Aufgrund des allgemeinen Arbeitsmangels waren Arbeiter völlig von ihrem Boss abhängig, der ihnen vorschreiben konnte, welche politische Meinung sie haben durften, oder auch Heiratsverbote aussprechen konnte. Hielten sie sich nicht daran, standen sie eben auf der Straße.

Entsprechend niedrig war dann auch der Lebensstandard des Proletariats. Rund 70 Prozent des Familieneinkommens gingen für Lebensmittel drauf, mit dem Rest mussten Wohnung, Heizung und Kleidung bezahlt werden. Geld für die ohnehin knappe Freizeit blieb da kaum,

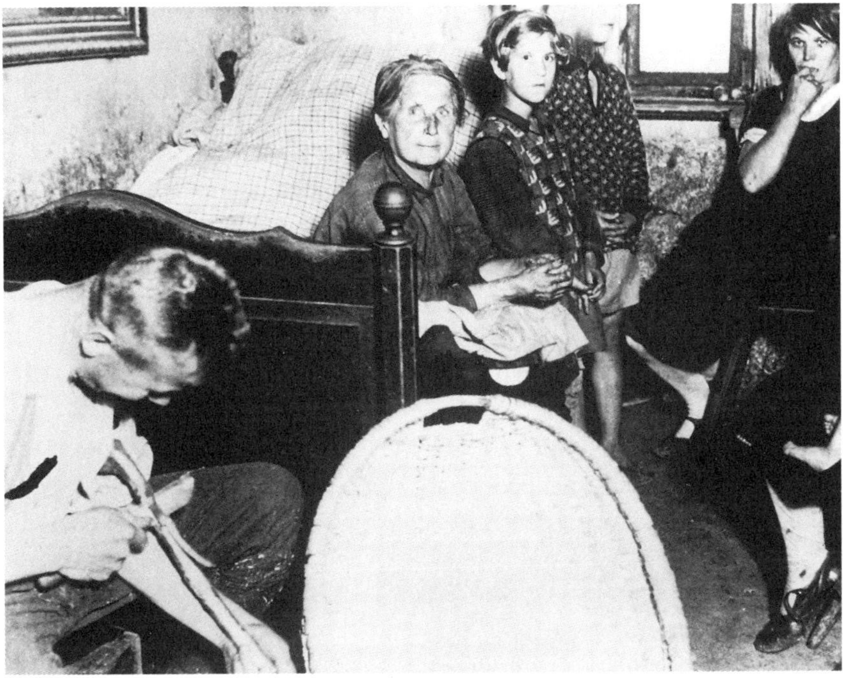

Die Armut zwang die Menschen, eng zusammenzurücken.

deshalb blieb den Arbeitern zum Ausgleich häufig nur ein kostenloses Vergnügen: Sex.

Ein Schlückchen in Ehren ...

Ihre Sorgen und Probleme versuchten viele Arbeiter mit Alkohol hinunterzuspülen, um so wenigstens für kurze Zeit in eine bessere Welt zu entfliehen. Nicht selten wurde der letzte Pfennig, der einem Arbeiter oder einer Arbeiterin noch blieb, ins Wirtshaus getragen. Dass Alkohol bei Männern wie Frauen die Hemmschwelle herabsetzt, ist altbekannt – Angst vor Geschlechtskrankheiten hatte in alkoholisiertem Zustand kaum jemand mehr. Zusammen mit der finanziellen Notlage der Arbeiterklasse stellte der weit verbreitete Alkoholismus den ideale Nährboden für die blühende Prostitution um die Jahrhundertwende dar. Alkoholismus und Prostitution scheinen sich dabei gegenseitig zu bedingen, denn für viele Prostituierte war ihr Leben wohl nur in berauschtem Zustand zu ertragen.

Prostitution: Infektionsquelle Nummer Eins

Der Hauptgrund für den sprunghaften Anstieg von Geschlechtskrankheiten in der zweiten Hälfte des 19. Jahrhunderts lag in der zunehmenden Anzahl von Prostituierten, die schon für ein geringes Entgelt ihren Körper verkauften. Der Arzt Alfred Blaschko sah in der Prostitution gar den „wichtigsten Knotenpunkt der venerischen Durchseuchung" der Gesellschaft: Aus der sittlichen Bedrohung war eine gesundheitliche Gefahr für Leib und Leben geworden.

Vom Frauenhaus zum Strassenmädchen

Es scheint ein langer Schritt von den mittelalterlichen Frauenhäusern zu den Straßenmädchen des späten 19. Jahrhunderts, doch lässt sich auch in dieser Entwicklung ein typisches Phänomen des Übergangs vom Mittelalter zur Neuzeit beobachten: die zunehmenden Trennung von Haus und Arbeitsplatz. Arbeitete ein Handwerker früher im hauseigenen Betrieb, so zwang ihn die einsetzende Industrialisierung mit ihrer Massenproduktion und dem wachsenden Angebot an Billigwaren, eine Arbeit in einer Fabrik anzunehmen.

Ebenso drängten die Prostituierten von der relativen Abgeschlossenheit des Frauenhauses auf die Straßen der Großstädte. Mit dem Einsetzen der Industrialisierung und der Entwicklung der Großstädte nahmen nicht nur die bereits angesprochenen sozialen Probleme wie Wohnungsnot, Landflucht oder Alkoholismus zu, sondern besonders die weibliche Bevölkerung sah sich mit finanzieller Not konfrontiert. Die Arbeitslosigkeit unter Frauen war hoch und die wenigen Berufe, die ihnen offen standen, wie Dienstmädchen, Fabrikarbeiterin oder Näherin, waren sehr schlecht bezahlt. Das gesellschaftliche Elend trieb immer mehr Frauen dazu, sich durch den Verkauf ihres Körpers ein mageres Zubrot zu verdienen oder ihren gesamten Lebensunterhalt auf diese Weise zu bestreiten. Das Gewerbe blühte dort, wo Menschenmengen nach Vergnügen suchten: auf der Straße, in Varietés und Cabarets, in Restaurants oder beim Pferderennen. Im Unterschied zu den mittelalterlichen Frauenhäusern traten Prostituierte nun öffentlich in Erscheinung; sie waren nicht mehr nur in bestimmten Häusern oder Bezirken zu finden, sondern überall dort, wo sie auf Kundschaft hoffen konnten.

Wie viele Frauen diesem Gewerbe nachgingen, zeigt Stefan Zweig in seinen Erinnerungen *Die Welt von gestern*: „Von der ungeheuren Ausdehnung der Prostitution in Europa bis zum Weltkriege hat die gegenwärtige Generation kaum mehr eine Vorstellung", schreibt er. Die Straßen seien oft so „durchsprenkelt mit käuflichen Frauen, dass es schwerer hielt, ihnen auszuweichen, als sie zu finden."

Auch wenn Zweig hier von Wien spricht, waren die Verhältnisse in deutschen Großstädten nicht anders: Die Zahl der Prostituierten stieg in der zweiten Hälfte des 19. Jahrhunderts überproportional an. Das belegen exemplarisch die Zahlen für Berlin.

Prostitution in Berlin

	1859	1870	1905
Einwohner	520 000	800 000	1 500 000
Prostituierte	8 000	16 000	50 000
Anteil der Prostituierten an der Bevölkerung	1,55%	1%	3,35%

In anderen Ländern sah es nicht viel anders aus. Im angeblich so hochmoralischen viktorianischen Zeitalter schätzte man die Zahl der Prostituierten in London gar auf 80 000, im Schnitt kam dort eine Hure auf zwölf Männer. In der Bevölkerung sorgten diese Zahlen für Beunruhigung. So fürchteten die Städte um ihr Ansehen und hatten Angst, als Sündenpfuhl abgestempelt zu werden. Schutzlos sah man die Bürger der sittlichen Gefährdung ausgeliefert, denn die Prostituierten, die auf der Straße arbeiteten und dort nach Kundschaft suchten, waren äußerlich unauffällig gekleidet und konnten nicht von Damen der „ehrbaren" Gesellschaft unterschieden werden. Da konnte es schon einmal vorkommen, dass ein unbescholtenes Mädchen am helllichten Nachmittag ein unsittliches Angebot erhielt.

Vor derlei Belästigungen musste die Damenwelt natürlich geschützt werden! Ab den Achtzigerjahren des 19. Jahrhunderts standen Prostituierte deshalb unter sittenpolizeilicher Aufsicht und mussten sich regelmäßig ärztlichen Untersuchungen unterziehen.

Trotz all dieser moralischen und körperlichen Gefahren, die von Prostitution ausgingen, galt sie zugleich auch als notwendiges Übel. In einer Zeit, in der Sexualität ausschließlich in der Ehe geduldet wurde, waren Prostituierte die einzige legitime Möglichkeit für einen jungen Mann, vor der Heirat sexuelle Erfahrungen zu sammeln. Da sich die jungen Männer dort „austoben" konnten, wurde gleichzeitig die Tugend der bürgerlichen Töchter vor sexuellen Attacken geschützt. Prostituierte waren also unter anderem dazu da, dass Männer ihre Triebe ausleben konnten. Das funktionierte im Grunde nicht anders als im Mittelalter oder in den höfischen Gesellschaften der frühen Neuzeit.

Ihre „Ventilfunktion" erfüllte die Prostitution auch für Ehemänner, denn die Sexualität in der Ehe sollte nur der Fortpflanzung dienen. Vergnügen suchten die Männer dagegen bei Prostituierten. Dadurch aber bedrohten Straßenmädchen die bürgerliche Gesellschaft auf eine weitere Art. Da ein hoher Prozentsatz unter ihnen an Geschlechtskrankheiten wie Syphilis oder Gonorrhöe litt, übertrugen die Freier die Infektionen unter Umständen auf ihre nichts ahnenden Ehefrauen, die wiederum ihre Kinder im Mutterleib infizieren konnten. Die von den niederen Schichten ausgehenden Seuchen drohten also auch die Bürgerwelt zu durchsetzen.

Strassen als Liebesmärkte

Der Straßenstrich war die verbreitetste Form der Prostitution im ausgehenden 19. Jahrhundert. Woher kam die Bezeichnung „Strich"? Zur Erklärung gibt es zwei Überlieferungen. Da sich die Prostitution größtenteils auf der Straße abspielte, die Gassen und Boulevards der Städte zu wahren Liebesmärkten wurden, hatte man in Wien den Bereich des Trottoirs, in dem sich Prostituierte aufhalten und um Kunden werben durften, in Gedanken mit einem Strich abgetrennt, sagte die eine Überlieferung. Aus dieser Zeit stamme übrigens auch der Begriff „Strichmädchen". Die andere Überlieferung meint, der Begriff käme aus der Jägersprache: Die Männchen der Sumpfschnepfe und der Waldschnepfe durchstreiften beim abendlichen Balzflug, dem so genannten Schnepfenstrich, in Baumhöhe den Wald. Daher sagte man auch „Schnepfe" zu einer Prostituierten.

Die Arbeit auf der Straße gewährleistete ein hohes Maß an Anonymität und Bezugslosigkeit, Zufallsbegegnungen bestimmten das Geschäft. Für einen Preis zwischen drei und zehn Mark – je nach Gegend – konnte sich ein Mann hier seine sexuellen Wünsche erfüllen lassen. Probleme, ein Mädchen zu finden, hatte dabei niemand, wie sich Ste-

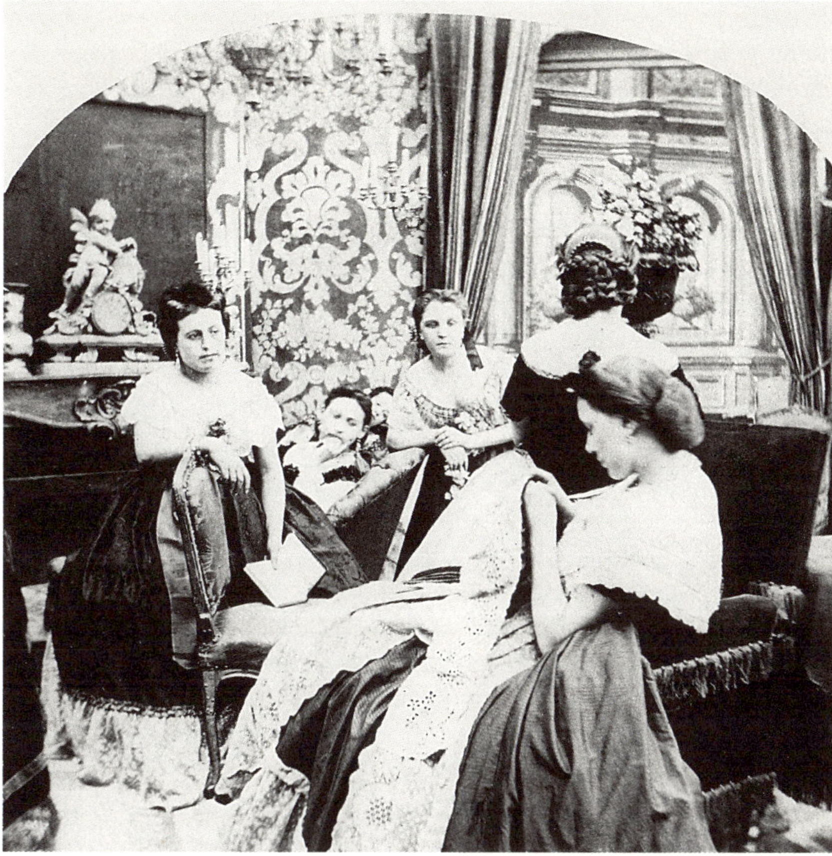

Nähen und Handarbeiten verkürzen das Warten auf Kundschaft.

fan Zweig erinnert: „In jeder Preislage und zu jeder Stunde war damals weibliche Ware offen ausgeboten, und es kostete einen Mann eigentlich ebenso wenig Zeit und Mühe, sich eine Frau für eine Viertelstunde, eine Stunde oder Nacht zu kaufen wie ein Paket Zigaretten oder eine Zeitung."

Dass, anders als im Mittelalter mit seiner Kleiderordnung, die moderne Prostituierte äußerlich nicht mehr als solche zu erkennen war und sich ungeniert unter die „anständige" Gesellschaft mischte, war für Politiker, Polizei und Moralapostel ein immer wieder vorgebrachtes Argument für eine Kasernierung der Prostitution – natürlich nur zum Schutz der ehrenwerten Bürger. Die Straßenmädchen selbst stellte dies vor einen scheinbar kaum zu lösenden Widerspruch: Einerseits mussten sie möglichst unauffällig bleiben, um nicht von der Sittenpolizei aufgegriffen zu werden, andererseits sollten sie für potenzielle Kunden ja durchaus erkennbar bleiben.

Aus diesem Dilemma entstand ein Code von Zeichen und Gesten: Erwiderte eine Frau den Blick eines Mannes nur eine Sekunde zu lange, konnte es sich dabei schon um das Signal einer Prostituierten handeln. Gleiches galt für das Singen einer bestimmten Melodie, bestimmte Floskeln oder bewusst ordinäre Sprache. Auch eine Frau, die schon tagsüber geschminkt war, wurde sofort als Prostituierte erkannt, da ehrbare Frauen nur abends zum Make-up griffen. Klappte die Verständigung zwischen Straßenmädchen und Kunde, so nahm die Prostituierte den Freier zumeist in ein Absteigequartier mit. Häufig verfügten auch Nachtlokale und Restaurants über so genannte Separés, die für sexuelle Kontakte genutzt wurden.

Nicht alle Prostituierten arbeiteten jedoch selbstständig und auf eigene Rechnung. Die meisten der Straßenmädchen lebte mit einem Zuhälter zusammen, den sie häufig als ihren „Freund" bezeichneten. Er sollte ihnen die Familie und somit das bürgerliche Leben ersetzen. So wie ihre männlichen Kunden sich die „Liebe" einer Prostituierten erkauften, sicherte sich die Prostituierte die „Zuneigung" des Zuhälters, indem sie ihm einen Teil (oder die Gesamtheit) ihrer Einkünfte übergab. Dahinter stand nicht selten der Traum, der „Freund" werde sie eines Tages heiraten und sie könne sich eine bürgerliche Existenz aufbauen. Doch leider blieb dieser Traum zumeist unerfüllt.

Bordelle hatten dagegen im ausgehenden 19. Jahrhundert nur eine Nebenbedeutung. Die dort arbeitenden Frauen wurden schonungslos ausgebeutet, ihre Situation grenzte schon fast an Leibeigenschaft. Beim Eintritt ins Bordell machte eine Prostituierte hohe „Schulden" beim Besitzer, der ihr Kleidung und Schminke finanzierte und kostenlos Unterkunft und Verpflegung zur Verfügung stellte. In der Folgezeit galt es, diese Schulden abzuarbeiten. Häufig wurden Prostituierte auch zum Alkoholkonsum gezwungen, angeblich, um die Stimmung zu heben, in Wirklichkeit war dies jedoch nur ein weiteres Mittel, um die Frauen in die Abhängigkeit zu treiben.

Anders als die selbstständigen Prostituierten hatten die Bordellhuren keinerlei Auswahlmöglichkeiten bei ihren Kunden und mussten pro Abend oft bis zu acht Männer „bedienen“. So gingen dann auch nur wenige Frauen freiwillig in ein Bordell, hauptsächlich arbeiteten hier Prostituierte, die zu alt waren, um auf der Straße Männer mit ihren Reizen zu verlocken, oder unerfahrene Mädchen, die neu in die Großstädte kamen. So lauerten die Mädchenhändler schon an den Bahnhöfen und lockten die Neuankömmlinge mit dem Versprechen einer guten Stelle in die Bordell-Sklaverei. Auch Dienstmädchen und Verkäuferinnen waren beliebte Opfer.

In der Regel wurden die Prostituierten in den Bordellen alle ein bis zwei Jahre ausgetauscht, um den Stammkunden Abwechslung zu bieten. Dabei waren die Frauen nicht mehr als eine Ware, die sogar international gehandelt wurde. Wie bei den Straßenmädchen gab es auch Bordelle in den unterschiedlichsten Preisklassen und Kategorien: Vom einfachen Puff bis zum exklusiv ausgestatteten Luxusbordell für Sonderwünsche war hier alles vertreten.

Woher kommen die Prostituierten?

Die berufliche und soziale Herkunft der Prostituierten wurde um die Jahrhundertwende immer wieder untersucht. Dabei kristallisierten sich zwei Hauptentwicklungen heraus: Berufstätige Frauen aus der Unterschicht und der niederen Mittelschicht stellten den größten Anteil an Prostituierten. 1874 stammten fast die Hälfte aller Prostituierten aus Handwerkerfamilien, auch Arbeiterinnen waren überdurchschnittlich vertreten. Auffallend ist der hohe Anteil der Landbevölkerung: 55 Prozent der Straßenmädchen stammten ursprünglich vom Lande und waren neu in die Großstadt gekommen.

Prostituierte in Berlin

	1855	1898
Arbeiterinnen	70,0 %	43,4 %
Dienstmädchen	7,1 %	51,3 %
Sonstige	22,9 %	5,3 %

Neben diesen allgemeinen Trends galten bestimmte Berufsgruppen zu dieser Zeit gleichsam als sexuelles Freiwild: So waren Verkäuferinnen, Kellnerinnen, Schauspielerinnen oder Tänzerinnen geradezu prädestiniert für die Prostitution. Auch in Fabriken war sexuelle Erpres-

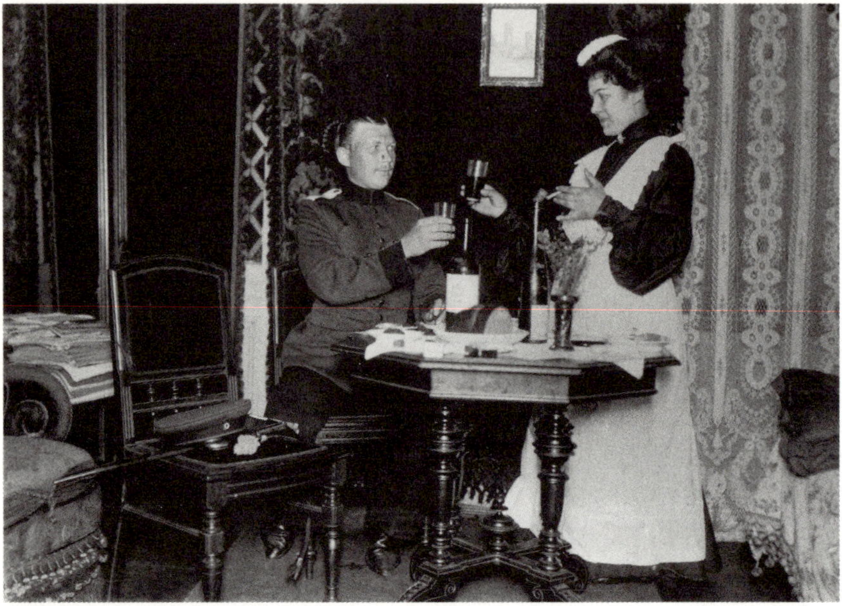

Dem Hausherren immer zu Diensten: Hausmädchen stellten einen großen Teil der Prostituierten.

sung sozusagen an der Tagesordnung. Eine Gruppe von Frauen sticht aus der Statistik jedoch besonders hervor: Der Anteil der Dienstmädchen an den Prostituierten versiebenfachte sich in den Jahren 1855 bis 1898.

Dienstmädchen – Mädchen für alles

1907 machten Dienstmädchen in Deutschland 2 Prozent der Gesamtbevölkerung aus – jeder Haushalt, der etwas auf sich hielt, beschäftigte mindestens ein Mädchen für die niederen Arbeiten im Haus. Größtenteils stammten diese Mädchen vom Land; sie verließen ihre Familien noch in der Kindheit. So kamen Ende des 19. Jahrhunderts pro Jahr rund 40 000 Dienstmädchen neu nach Berlin – jeder vierte Neuzugezogene gehörte somit zu dieser Berufsgruppe.

Für einen Monatslohn von 15 bis 30 Mark arbeiteten die jungen Mädchen unter für heutige Verhältnisse haarsträubenden Bedingungen. Häufig mussten sie bis zu 16 Stunden am Tag zu Diensten ihrer Herrschaft sein, Ausgang gab es in der Regel nur alle vierzehn Tage am Sonntag, und dann auch nur für vier Stunden. Dieser begrenzte Kontakt zur Außenwelt förderte die Abhängigkeit vom Haushalt und verhinderte, dass die Mädchen für sie wertvolle Alltagserfahrungen machen konnten.

Dienstmädchen, die in einer fensterlosen Kammer untergebracht waren, konnten sich noch glücklich schätzen, denn häufig mussten sie sich mit Schlafplätzen auf Hängeböden begnügen. Eine solche Behausung schildert ein Dienstmädchen in Theodor Fontanes Roman *Der Stechlin*: „Immer sind [die Hängeböden] in der Küche, mitunter dicht am Herd oder auch gerade gegenüber. Und nun steigt man auf eine Leiter, und wenn man müde is, kann man auch runterfallen. [...] Und nun macht man die Tür auf und schiebt sich in das Loch hinein, ganz so wie in einen Backofen. Das is, was sie ne Schlafgelegenheit nennen. [...] und am schlimmsten ist es im Sommer. Draußen sind 30 Grad und auf dem Herd war den ganzen Tag Feuer; da ist es, als ob man auf den Rost gelegt würde."

Was Fontane hier literarisch aufbereitet hat, war in den Städten des späten 19. Jahrhunderts kein Ausnahmefall. Auch in Küche, Korridor oder Keller wurden Dienstmädchen einquartiert. Während sich im normalen Alltagsleben Gesetze und Arbeiterrechte wie Kündigungsschutz oder Krankenversicherung durchsetzten, galt für Dienstboten auch im Kaiserreich weiterhin die „Gesindeordnung für sämtliche Provinzen der preußischen Monarchie" von 1810. Dienstmädchen besaßen keinerlei Kündigungsschutz, auch nicht im Krankheitsfall, sondern waren der Willkür ihres Haushaltsvorstandes hilflos ausgeliefert. Weit klafften also die Erwartungen der jungen Mädchen, die auf eine Ersatzfamilie hofften, und die harte Wirklichkeit auseinander. Um ihrer traurigen Realität zu entfliehen, flüchteten sich viele Dienstmädchen in Fantasien und Tagträume, in denen sie ein hübscher, edler und natürlich reicher Mann heiratete und von ihrem Dienstbotenelend erlöste.

Diese Fluchtgedanken griffen die vielen Groschenromane auf, die Dienstmädchen in ihrer knapp bemessenen Freizeit gierig verschlangen und die häufig in der einer Heirat eines armen Mädchens und eines jungen Adligen gipfelten. Genau diese naiven Träumereien wussten Zuhälter auf Mädchenfang auszunutzen. Manches Dienstmädchen lernte so bei seinem Ausgang einen netten Herren kennen, auf den es alle seine Wünsche und Träume projizierte und der sich auch eine Zeit lang ganz reizend um das Mädchen bemühte. Doch statt der ersehnten Heirat und einem bürgerlichen Leben mit Kindern und eigenen Dienstboten stand am Ende dieser Träume zumeist der Weg in die Prostitution. Ein Beispiel für einen solchen Lebenslauf gibt die Geschichte der Anna Lang:

„Mit 14 Jahren musste ich von zu Hause weggehen. Mein Vater war ein Tischler in einem kleinen Dorf in Brandenburg und ich hatte noch acht Geschwister. Bei uns im Dorf gab es keine Arbeit für Mädchen und so ging ich nach Berlin und kam in den Haushalt der Familie S. als Dienstmädchen. Ich hatte eine kleine Kammer auf dem Dachboden, die ich mir mit der Köchin teilte. Meine Familie fehlte mir sehr und am Anfang hatte ich viel Heimweh. Mein Tag begann um 5.00 Uhr früh, dann musste ich Feuer machen und einheizen. Danach musste ich das Frühstückszimmer herrichten und das jüngste Kind des Hauses versorgen. Tagsüber erledigte ich alle Hausarbeiten, Wäsche waschen, scheuern, putzen und so weiter, bis abends um 8.00 Uhr. Dann war ich meistens todmüde und ging ins Bett. Am Sonntagnachmittag hatte ich immer vier Stunden Ausgang und besuchte dann oft meine Freundin Käthe, die aus dem gleichen Dorf war wie ich. Einmal sind wir spazieren gegangen und haben dabei zwei nette junge Männer kennen gelernt. Der eine, der Alfred, war ein Schuhmacher und hat mir recht gut gefallen. Ich bin dann am Sonntag ab und zu mit ihm spazieren gegangen, er hat mir Geschenke gemacht und gesagt, dass er mich heiraten will. Da habe ich meine Stellung gekündigt und bin zu ihm gezogen. Doch nach ein paar Tagen hat er mich auf die Straße geschickt und ich musste fremde Herren ansprechen. Mir hat das gar nicht gefallen, doch was sollte ich denn tun? In meine alte Stellung konnte ich ja nicht mehr zurück! Das Geld, das ich verdiente, hat er mir abgenommen. Nach einem halben Jahr habe ich gemerkt, dass er außer mich noch andere Frauen losschickt und ich bin von ihm weggegangen. Doch als Dienstmädchen habe ich natürlich keine Stelle mehr finden können. Deshalb gehe ich jetzt wieder auf die Straße."

Neben diesen psychischen Gründen, die Dienstmädchen zu einer leichten Beute für Zuhälter machten, gab es noch andere Ursachen für ihren hohen Anteil an den Straßenmädchen. In vielen Haushalten waren Dienstmädchen im wahrsten Sinne des Wortes „Mädchen für alles". Neben ihren Pflichten im Haushalt hatten sie auch dem Hausherren und seinen Söhnen für sexuelle Dienste zur Verfügung zu stehen. Wehrten sie sich oder wurden sie gar schwanger, folgte zumeist die fristlose Entlassung. Für ein unverheiratetes schwangeres Mädchen bestand jedoch keine Chance, eine neue Stellung als Dienstmädchen zu finden; das Gleiche galt für ein „aufsässiges" Mädchen, das sich gegen die Übergriffe der Herrschaft gewehrt hatte. Nicht zufällig also stellten Dienstmädchen im ausgehenden 19. Jahrhundert auch den höchsten Prozentsatz an unehelichen Müttern. In solchen Fällen blieb den Mädchen oft gar keine andere Wahl, als ihren Körper zu verkaufen, um sich und ihr Kind zu ernähren.

Dazu kam noch, dass viele Haushalte vor der Reisezeit im Sommer und vor Weihnachten (um sich das Weihnachtsgeschenk einzusparen) ihre Dienstboten entließen. Zu diesen Zeiten herrschte dann eine wahre Dienstbotenschwemme und eine neue Stellung war nur schwer zu finden. Auch diese saisonbedingte Arbeitslosigkeit ließ sich oft nur mit Prostitution überbrücken.

Arbeiterinnen – fleissig auf der ganzen Linie

Den zweitgrößten Anteil an Prostituierten stellten im späten 19. Jahrhundert die Arbeiterinnen. Vor 1860 waren sie noch die größte Gruppe, doch wirkten sich die Verbesserungen der Lohn- und Arbeitsbedingungen nach 1870 positiv auf ihre finanzielle Situation aus. Besonders elend war jedoch nach wie vor die Lage der Heimarbeiterinnen, wie zum Beispiel die der Weberinnen, deren Wochenlohn oft unter 7 Mark betrug (als Existenzminimum für eine allein stehende Arbeiterin galten damals 9 Mark). Solche Arbeit verrichteten vorwiegend ledige Mütter oder Witwen, die an ihre Wohnstätte gebunden waren und deshalb nicht in einer Fabrik arbeiten konnten. Arbeitszeiten von bis zu 18 Stunden waren dabei keine Seltenheit. Viele Heimarbeiterinnen hatten oft gar keine andere Wahl, als sich ihr mageres Gehalt durch Prostitution aufzubessern.

Größtenteils war die Prostitution unter Arbeiterinnen Gelegenheitsprostitution und spielte sich meist auf den Gassen der Großstädte ab. Für ein Entgelt von 50 Pfennig verkauften Frauen dort ihren Körper – bei einem Wochenlohn von 7 Mark müssten sie für diesen Betrag sonst immerhin einen halben Tag arbeiten.

Verkäuferinnen verkaufen mehr als nur Konsumgüter

Gegen Ende des 19. Jahrhunderts begannen in den Großstädten Kaufhäuser die kleinen Kramläden an der Ecke abzulösen. Wertheim in Berlin gehörte zum Beispiel zu den Kaufhäusern der ersten Stunde. Der Verkauf in solchen Großunternehmen konnte natürlich nicht mehr vom engeren Familienkreis bewältigt werden wie in den kleinen Geschäften. So entstanden neue Arbeitsplätze – vor allem für Frauen.

Obwohl die Arbeit der Verkäuferinnen kaum weniger hart als die der Fabrikarbeiterinnen war, hatte der Beruf der Verkäuferin dennoch ein hohes Prestige. Viele Mädchen aus der Unter- und niederen Mittelschicht träumten von einer Beschäftigung im Kaufhaus und erhofften sich durch die feinen Waren in ihrer Umgebung, die sie sich selbst niemals leisten konnten, selbst eine gesellschaftliche Aufwertung. Auch hier war der Wochenlohn sehr niedrig, je nach Stadt und Lage betrug das Einkommen einer Verkäuferin 17 bis 47 Mark. Von diesem Geld musste sie jedoch nicht nur ihren Lebensunterhalt bestreiten, sondern sie hatte dafür auch Kleidung, Schuhe oder Schminke zu kaufen, denn schließlich musste eine Verkäuferin ja adrett gekleidet sein, damit die (männliche) Kundschaft etwas bei ihr kaufte. So reichte das Einkommen häufig nicht mehr für die täglichen Ausgaben und viele Verkäuferinnen verkauften mehr als nur Krawatten oder Seidenhemden – ihren Körper. Dabei gingen sie jedoch selten auf der Straße der Prostitution nach, sondern suchten sich einen Liebhaber, häufig einen wohlhabenden Kunden, der sie aushielt, bis er schließlich „eine anständige Frau" heiratete.

Kellnerinnen animieren die Kundschaft

Fast schon mit Prostitution gleichzusetzen war der Beruf der Kellnerin, vor allem in den so genannten Animierkneipen. Auch hier waren es vor allem die miserablen Arbeitsbedingungen, die viele Frauen zur Prostitution trieben. Arbeitstage von 20 Stunden waren keine Seltenheit; als Wochenlohn erhielten Kellnerinnen zwischen 10 und 30 Mark. Ihren Hauptverdienst erhielten sie durch Trinkgeld und das fiel natürlich umso höher aus, je „netter" die Kellnerin zu den Gästen war.

Natürlich war die Hemmschwelle in den Animierkneipen durch den hohen Alkoholkonsum – auch bei den Bedienungen – sowieso schon relativ niedrig und sexuelle Angebote gehörten zur Tagesordnung. In den meisten Fällen waren die Grenzen zwischen Animierkneipen und

Bordell fließend – Kellnerinnen bedienten ihre männlichen Kunden auf allen Gebieten.

Prostitution war in der zweiten Hälfte des 19. Jahrhunderts also in allen Gesellschaftsschichten beheimatet, lediglich ihre Erscheinungsformen unterschieden sich. Hauptpunkt des Anstoßes, den die bürgerliche Gesellschaft daran nahm, war neben der sittlichen Gefährdung der Bevölkerung die Gefahr der Geschlechtskrankheiten, die von den Prostituierten ausging. Wie hoch der Anteil der infizierten Prostituierten tatsächlich war, konnte man schon damals kaum genau feststellen. Zu fließend waren die Übergänge von Prostituierten zur „anständigen" Gesellschaft und die Infektionsquelle ließ sich im Falle einer Erkrankung häufig nicht mehr zurückverfolgen. Es ist jedoch davon auszugehen, dass rund 50 Prozent der registrierten Prostituierten an einer Geschlechtskrankheit litten.

Frauenbewegung und Abolitionistinnen

Die weite Verbreitung der Prostitution war nicht nur der Kirche und den Ärzten ein Dorn im Auge, auch die beginnende Frauenbewegung setzte sich intensiv mit diesem Thema auseinander. Grund für ihr Engagement war freilich nicht die Angst vor einem allgemeinen Sittenverfall, sondern ihre Forderung nach einer Gleichberechtigung der Geschlechter. In den Verhältnissen, die Frauen in die Prostitution trieben – darunter vor allem ihre finanzielle Benachteiligung und die bürgerliche Doppelmoral, die einer Frau das Recht auf sexuelle Selbstbestimmung verweigerte –, manifestierte sich die Unterdrückung der Frauen durch die Männer. Die Stellung der Frau wurde als Versklavung gesehen, deshalb nannten sich die Frauenrechtlerinnen auch Abolitionistinnen – ein Begriff, den die Kämpfer gegen die Sklaverei in England und Amerika geprägt hatten. Auch wenn die Abolitionistinnen hinter dem Kampf um das Frauenwahlrecht heute fast vergessen sind, war der Einsatz für die Abschaffung der Prostitution doch ein wesentliches Anliegen der Frauenbewegung.

Die Ursprünge der Bewegung lagen in England, wo 1869 ein Gesetz zur Bekämpfung der Geschlechtskrankheiten Prostituierte unter polizeiliche Aufsicht stellte. Das hatte heftige Proteste von Frauen zur Folge, die sich dagegen wehrten, dass die Polizei nun im Prinzip jede langsam gehende Spaziergängerin verhaften, zur Zwangsuntersuchung schleppen und damit „unbescholtenen" Frauen den Stempel einer Prostituierten aufdrücken konnte. Ein ruinierter Ruf ließ sich zu diesen Zeiten nicht so leicht wieder herstellen, auch wenn die Frau wirklich zu Unrecht verhaftet worden war. Aus diesem Grund formierte sich 1875 der „Britisch-Kontinentale und Allgemeine Bund zur Bekämpfung des staatlich regulierten Lasters", dessen Ehrenmitglied unter anderem der Allgemeine Deutsche Frauenverein war. In Deutschland widmeten sich Frauen ab 1880 dem Kampf gegen die staatlich reglementierte Prostitution und gründeten den „Bund Deutscher Frauenvereine (BDF)".

Die Massenpanik vor der Syphilis, die gegen Ende des 19. Jahrhunderts ausbrach, kam den Abolitionistinnen wie gerufen. Es gab einen weiteren Grund, gegen die Prostitution zu kämpfen. Geschürt wurde dieser Kampf dadurch, dass die Polizei nun immer vehementer gegen mutmaßliche Dirnen vorging und dabei auch immer häufiger danebengriff. „Die deutsche Frau ist [...] vogelfrei", urteilte daher 1902 die Frauenrechtlerin Minna Cauer. Im Gesetz gegen die Prostitution sahen die Abolitionistinnen ein „Ausnahmegesetz gegen alle Frauen", das dringend abgeschafft werden musste. Immerhin erreichten diese Proteste, dass die Sittenpolizei ab 1902 ihre Aktivitäten einschränkte und keine neuen kontrollierten Bordelle mehr eingerichtet wurden. Neben ihren politischen Aktivitäten kümmerten sich die Abolitionistinnen auch in praktischer Weise um die Dirnen und versuchten ihnen den Ausstieg aus dem Milieu zu ermöglichen. Sie gründeten Wohnheime, erteilten den Mädchen Unterricht und verschafften ihnen Ausbildungsplätze.

Doch nicht nur Sittenpolizei und Gesetzgeber zählten zu den Feinden der Frauenrechtlerinnen, auch die Mediziner wurden kräftig unter Beschuss genommen. Anstoß nahm der BDF vor allem daran, dass die Ärzte meinten, die Verbreitung von Geschlechtskrankheiten allein dadurch eindämmen zu können, dass sie die Prostituierten regelmäßig untersuchten und gegebenenfalls zwangsbehandelten. Ihren Freiern schien man das dagegen nicht zumuten zu wollen. Es dauerte noch bis zum Ersten Weltkrieg, bis auch Männer in den „Genuss" von Zwangsmaßnahmen kamen. Dabei mutet es schon ein wenig paradox, dass man tatsächlich glaubte, man könne die Volkskrankheit Syphilis bekämpfen, indem man nur einen kleinen Teil der Infizierten heilte. Im Laufe der Zeit mussten die Ärzte jedoch einsehen, dass die Reglemen-

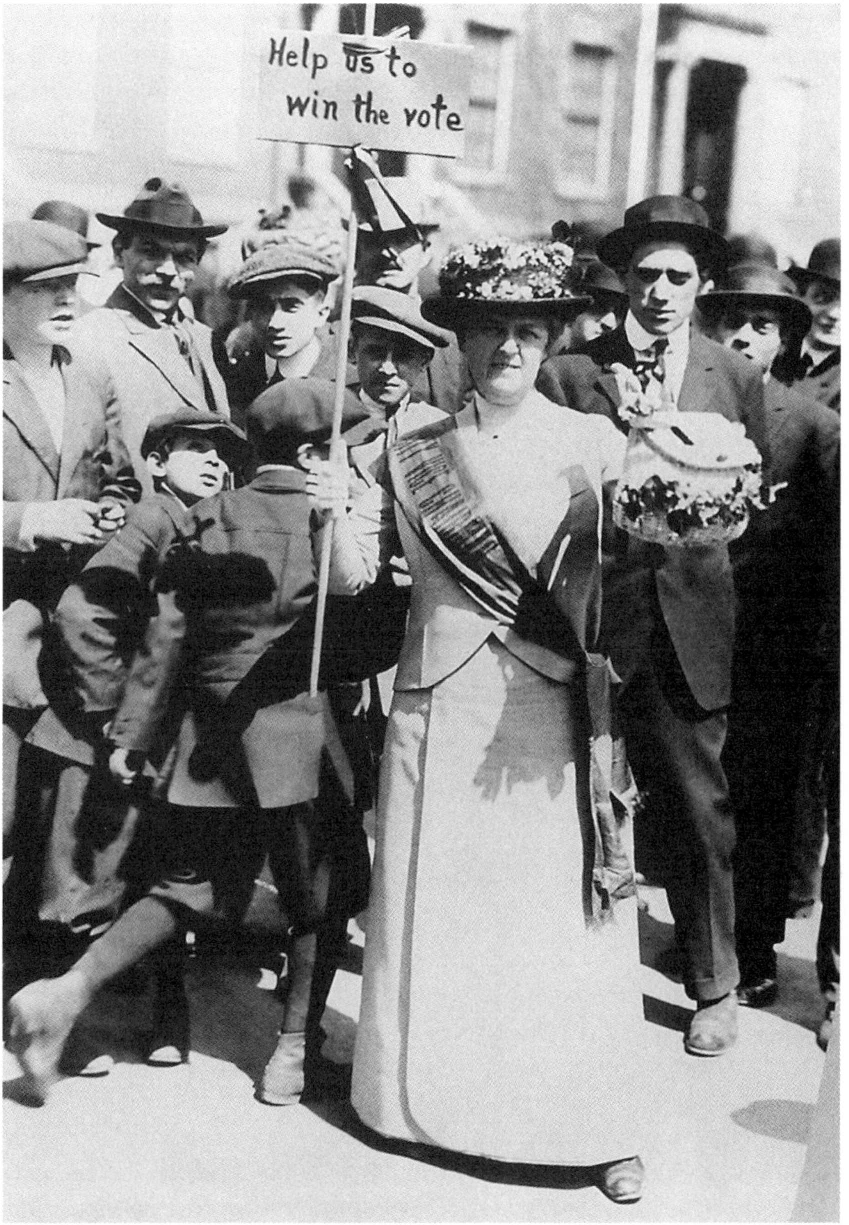

Um die Jahrhundertwende zogen die Frauen auf die Straße: Neben der Forderung des Frauenwahlrechts kämpften sie auch gegen die polizeiliche Kontrolle der Prostitution.

tierung der Prostitution keine Verringerung der Geschlechtskrankheiten mit sich brachte: „Die ärztliche Kontrolle der Prostituierten hat sehr wenig Einfluss auf das Vorkommen von Syphilis und Gonorrhoe unter der männlichen Bevölkerung. Es steht fest, dass diese Krankheiten nicht weniger da vorkommen, wo eine Reglementierung besteht, als in den Orten, wo Dirnen völlige Freiheit in der Ausübung ihres Gewerbes genießen“, musste der Hamburger Arzt Julius Engel-Reimers resigniert feststellen.

Immer wieder kritisierten die Abolitionistinnen, dass es beim Kampf gegen die Geschlechtskrankheiten nur um die Gesundheit der Männer ging. Die Zwangsbehandlungen der Prostituierten wurden nicht etwa durchgeführt, um die Frauen zu heilen, sondern um ihre männliche Kundschaft vor einer Ansteckung zu schützen. Katharina Scheven, die Vorsitzende des deutschen Zweiges der internationalen abolitionistischen Föderation, stellte fest: „Die Prostitution ist nicht nur ein Frauenproblem, sondern auch ein Männerproblem. Ja, sogar in erster Linie ein Männerproblem.“ Schließlich gibt es ja kein Angebot ohne Nachfrage. Mit dem Gesetz zur Bekämpfung der Geschlechtskrankheiten von 1927 wurde die Reglementierung der Prostitution zwar abgeschafft, an den bestehenden Verhältnissen änderte dies jedoch kaum etwas. Noch immer trieb die schlechte wirtschaftliche Lage Frauen in die Prostitution, noch immer galt die bürgerliche Doppelmoral, die Männern zwar den Bordellbesuch gestattete, von den Frauen jedoch Sittsamkeit verlangte. Doch waren die Abolitionistinnen im allgemeinen Kampf gegen die Geschlechtskrankheiten eine Stimme, die gehört werden musste. Obwohl sie nicht aus sittlichen Gründen gegen die käufliche Liebe waren, schlossen sie sich mit konservativen Gruppierungen und Sittlichkeitsvereinen zusammen, um ihr gemeinsames Ziel durchzusetzen.

Sittlichkeitsvereine

Gegen die zunehmende rein medizinische Betrachtung der Geschlechtskrankheiten wandten sich die Sittlichkeitsvereine, die den sittlich-moralischen Aspekt dieser Krankheiten in den Vordergrund stellten. Auch ihnen ging es um eine Bekämpfung der Geschlechtskrankheiten und der Prostitution, allerdings nur aus Gründen des Anstandes. Deshalb hatten sie auch gleich eine Patentlösung für das

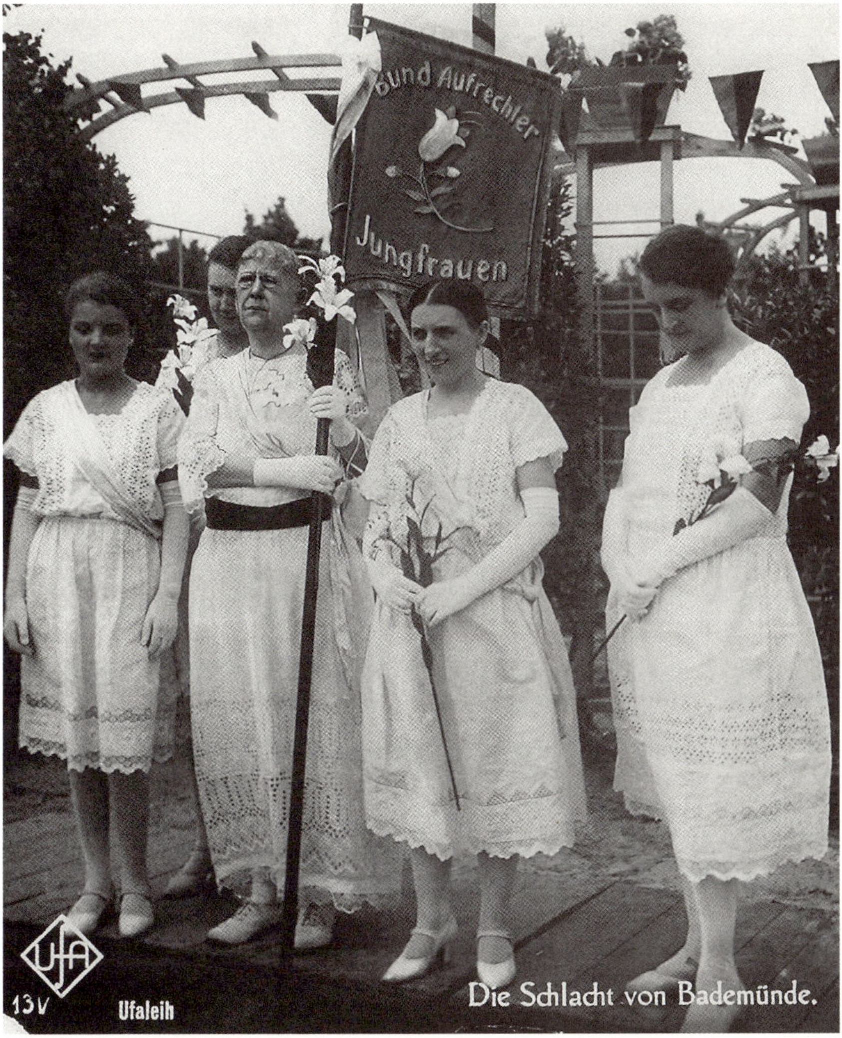

Sittlichkeitsvereine forderten eine Rückkehr zu Anstand und Moral.

Problem bereit: Unverheiratete Menschen sollten enthaltsam leben und Ehepaare sollten sich treu sein – so einfach geht das!

Als Grundlage diente ihnen der Begriff der „Sittlichkeit“, der im Strafrecht des 19. Jahrhunderts verstärkt diskutiert wurde. Sittlichkeit lernten die Menschen von frühester Kindheit an in der Familie, durch Gebote und Verbote verinnerlichten sie, was „sittlich“ war. Zumindest im Bürgertum sah dies bei allen Menschen mehr oder weniger gleich aus. So fand der Sittlichkeitsbegriff dann auch ins Strafgesetz Einzug: „Das ‚sittliche Gefühl' umfasst die Vorstellungen des Einzelnen über die dem Geschlechtsleben gezogenen Schranken; Vorstellungen, die nicht rein intellektueller Natur, sondern durch lebhafte Empfindungswerte ausgezeichnet (‚gemütlich betont') sind. Ausfluss des Sittlichkeitsgefühls ist das Schamgefühl." Dieses Schamgefühl wurde 1900 unter Strafschutz gestellt; wer es verletzte, hatte also mit einer Bestrafung zu rechnen. Diese Tatsache machten sich nun die Sittlichkeitsvereine zu Nutze und bekämpften alles, das dieses Schamgefühl angriff: Die Palette reichte von Pornografie und Prostitution über Tanzveranstaltungen, Wirtshäuser, „unsittliche" Literatur und Gemälde bis hin zum außerehelichen Beischlaf.

Die meisten Mitglieder der Sittlichkeitsvereine stammten aus gutbürgerlichen Kreisen, Männern und Frauen waren hier gleichermaßen vertreten. Viele Frauen engagierten sich zugleich auch in der Frauenbewegung, was nur aus heutiger Sicht ein Widerspruch scheint. Auch wenn die Frauen schon damals für Gleichberechtigung der Geschlechter eintraten, sahen sie diese nicht so sehr in der sexuellen Befreiung der Frau, vielmehr wollten sie die niedere Moral der Männer dem hohen Standard der Frauen anpassen. Beide Geschlechter sollten eben gleich „anständig" sein.

In den Debatten um Prostitution und Geschlechtskrankheiten mischten also auch die Sittlichkeitsvereine mit. Sie forderten allerdings weder eine medizinische noch eine polizeiliche Überwachung der Prostitution, sondern ihre vollständige Ausrottung. Sitte und Hygiene waren in ihren Augen untrennbar miteinander verbunden, man könne nicht den Leib heilen, die Seele aber weiter verkommen lassen. Sie wollten einen gesellschaftlichen Zustand herstellen, in dem Probleme wie Prostitution und Geschlechtskrankheiten gar nicht erst auftraten – die Menschen sollten zu einem sittlichen Lebenswandel erzogen werden.

Auch wenn der Gesellschaftsentwurf der Sittlichkeitsvereine im Ganzen letztendlich eine unerreichbare Utopie war: Indem sie kritisierten, dass die Zwangsmaßnahmen nur für Frauen galten, geschlechtskranke Männer dagegen ungeschoren davonkamen, leisteten die Vereine selbst doch im Einzelnen wertvolle Beiträge zur Diskussion über die Bekämpfung von Geschlechtskrankheiten.

Kunst: Dekadenz auf allen Ebenen

Nicht umsonst wurde die Kunstepoche, die prägend für das ausgehende 19. Jahrhundert war, als Dekadenz bezeichnet. Die Schriftsteller dieser Epoche schufen eine Kunstwelt, die sich gegen die „Natur", also auch gegen natürliche Moralvorstellungen und Verhaltensweisen wandte. Sexuelle Experimente und exzessiver Drogengenuss lieferten Inspiration für abseitige Themen. Häufig verschwammen dabei die Grenzen zwischen Literatur und dem Leben des Künstlers.

Der französische Dichter Charles Baudelaire (1821–1867) zum Beispiel hätte ein anständiges bürgerliches Leben führen können, denn ihm standen alle Türen offen. Stattdessen rebellierte er schon als Schüler gegen die Beschränkungen der bürgerlichen Welt und schockierte seine Familie mit dem Berufswunsch Schriftsteller. Mit jugendlicher Begeisterung stürzte er sich in die Pariser Halbwelt und führte ein echtes „Künstlerleben", in dem auch die Liebesfreuden nicht zu kurz kamen. Mit 19 Jahren verfasste er seine eigene Grabinschrift:

„Hier ruht, der allzu sehr den Dirnen sich ergab
und in des Maulwurfs Reich drum musste früh hinab."

Dies dichtete der hoffnungsvolle Poet und schien bereits eine dunkle Vorahnung gehabt zu haben. Wie er seiner Mutter zwanzig Jahre später gestand, trug er „schon in sehr jungen Jahren eine venerische Ansteckung" davon, die ihn sein Leben lang begleiten sollte. Ebenfalls in jungen Jahren begann Baudelaire ein Verhältnis mit der Mulattin Jeanne Duval, einer Soubrette vom Theater. Obwohl sie für ihn von Anfang an nicht mehr als ein hübscher Körper war, der im Laufe der Jahre vom Alkohol und vermutlich auch der Syphilis völlig zerstört wurde,

Charles Baudelaire (1821–1867)

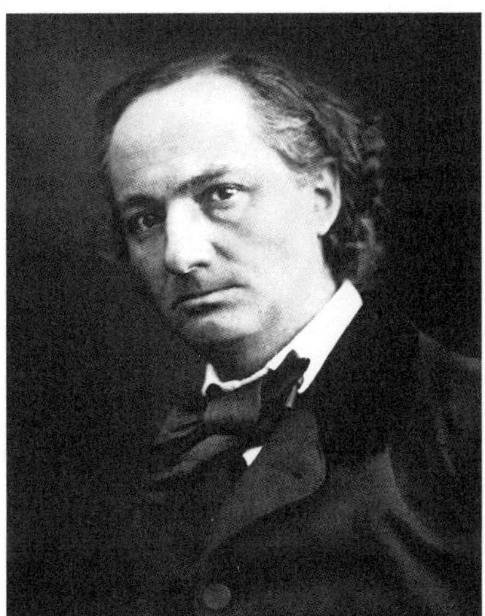

kam er bis zu seinem Tode nicht mehr von ihr los. Zusätzlich pflegte er allerlei Kontakte zu Straßenmädchen, deren Adressen und Vorzüge er in einem „Notizbuch der Liebe" festhielt. Zu seiner Armut, die durch Alkoholsucht und Drogenmissbrauch noch verstärkt wurde, gesellten sich bald erste Krankheitssymptome: Baudelaire litt unter Depressionen, die sich mit Perioden voll Zorn und Wut abwechselten. 1857 erschien sein Gedichtband *Les Fleurs du Mal (Blumen des Bösen)*, in dem er sich mit dem Hässlichen und Bösen beschäftigt. Die Staatsanwaltschaft zeigte sich wenig begeistert von dem Werk, das heute als Grundstein der modernen Lyrik gilt. Sie verurteilte den Dichter zu einer saftigen Geldstrafe (woher nehmen und nicht stehlen?), sechs Gedichte mussten wegen „Verletzung des Schamgefühls und Aufreizung der Sinne" gar gestrichen werden. Seine Dichterkollegen erkannten jedoch sofort den künstlerischen Wert des Werkes. Literarische Anerkennung hatte Baudelaire nun gefunden, doch sein Geldbeutel füllte sich dadurch nicht und auch sein Gesundheitszustand verschlechterte sich zunehmend. Mit verschiedenen Mitteln wie kalten Duschen, Jod-Kali oder Isländisch-Moos versuchte sich der Poet selbst zu kurieren, einen approbierten Arzt suchte er jedoch nicht auf – wohl aus Angst, dass dieser ihm Drogen und Alkohol verbieten könne. Mit der Zeit begann er unter Größenwahn zu leiden und verfiel zunehmend in geistige Verwirrung. Am 4. Juli 1866 wurde der Dichter in ein Hospital eingeliefert, die Verblödung – hervorgerufen durch eine syphilitische Paralyse – schritt nun unaufhaltsam voran. Charles Baudelaire starb am 31. August 1867 im Alter von nur 46 Jahren.

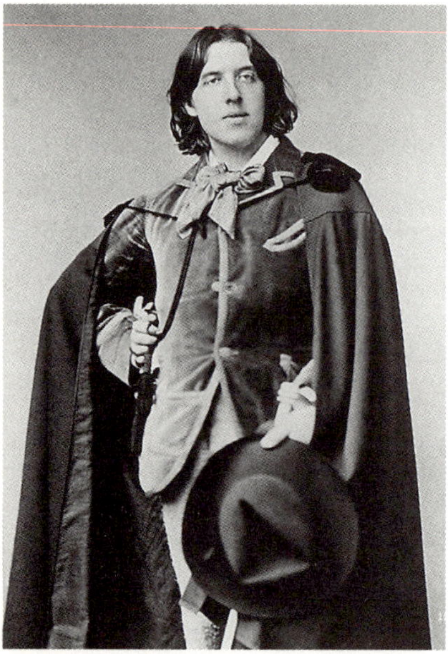

Oscar Wilde (1854–1900)

Trotz seines wenig ruhmreichen Lebens hatte Baudelaire einen großen Einfluss auf die Literatur- und Künstlerszene seiner Zeit. Ein

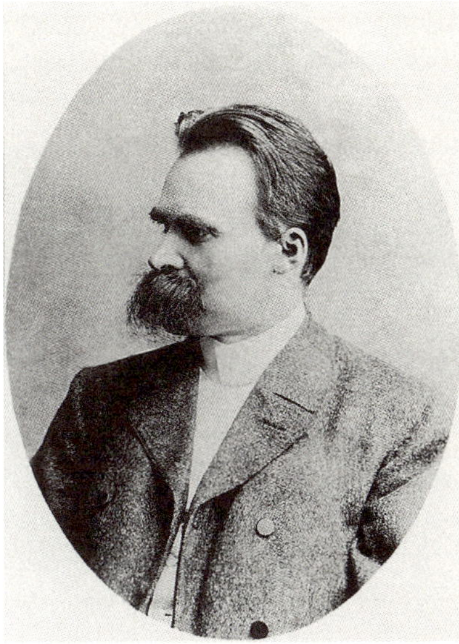
Friedrich Nietzsche (1844–1900)

Dichter, der sich intensiv mit den *Fleurs du Mal* auseinander setze, war Oscar Wilde (1854–1900), der ebenfalls Gedichte über Prostituierte schrieb – ein Thema, das wenige Jahrzehnte zuvor noch völlig undenkbar gewesen wäre. Ein Musterbeispiel für einen dekadenten Lebenswandel findet sich in Wildes wohl bekanntestem Werk und einzigem Roman *Das Bildnis des Dorian Gray* (1891), in dem ein junger Mann alle nur erdenklichen Ausschweifungen begeht und trotzdem körperlich nicht verfällt. Stattdessen altert sein Porträt, das Dorian Gray wohlweislich vor der Öffentlichkeit verbirgt. Gegen den Vorwurf der Unmoral wehrte sich Wilde im Vorwort des Romans: „Es gibt keine moralischen oder unmoralischen Bücher. Bücher sind gut oder schlecht geschrieben, das ist alles." Inwieweit Dorian Gray von Wildes eigenen Erfahrungen inspiriert wurde, ist Thema vieler literaturwissenschaftliche Werke. Unbestritten ist dagegen, dass der Schriftsteller 1895 wegen einer homosexuellen Beziehung im Gefängnis saß, nachdem er vom Vater seines Geliebten denunziert worden war. Wildes homosexuelle Beziehungen waren in der englischen Gesellschaft schon früh bekannt und er selbst kokettierte gerne mit seiner Verkommenheit und seinem Ruf als Dandy. Dies verzieh ihm die englische Gesellschaft jedoch nicht und so musste er nach seiner Entlassung aus dem Gefängnis prompt das Land verlassen und im französischen Exil leben.

In Deutschland verkörperte Friedrich Nietzsche (1844–1900) mit seiner Philosophie Ideen, die er der Dekadenz entgegenstellte. Er benutzte als Erster in Deutschland den Begriff Dekadenz, um kulturelle Phänomene als Erschöpfungs- und Niedergangssymptome zu interpretieren; so war für ihn der einst sehr verehrte Richard Wagner ein typischen „décadent". Wie die Krankheitsgeschichte von Heinrich Heine exemplarisch für eine Tabes dorsalis ist, dient Nietzsche als Musterbeispiel für eine syphilitische Paralyse. Das letzte Jahrzehnt seines Lebens verbrachte der Philosoph in völliger geistiger Umnachtung. Doch beginnen wir von vorne: Nach eigenen Aussagen zog sich Nietzsche seine Erkrankung im Alter von 21 Jahren in einem Leipziger Bordell zu und wurde auch damals schon von zwei Ärzten gegen Syphilis behandelt. Sie konnten ihn aber nicht von seinem Leid befreien und so war er in den folgenden Jahren „dauernd irgendwie krank". Ihn plagten Kopfschmerzen und andere Krankheitserscheinungen, er litt unter Depressionen und Selbstmordgedanken, die sich mit euphorischen Schaffensräuschen abwechselten. In dieser Zeit verfasste Nietzsche zwei seiner bedeutendsten Werke, *Also sprach Zarathustra* (1885) und *Jenseits von Gut und Böse* (1886). In den folgenden Jahren nahmen Euphorie und Größenwahn überhand, 1889 schrieb der Philosoph wirre Zettel an verschiedene Bekannte. Unter anderem verkündete er darin, dass er die Weltherrschaft übernehmen wolle, ein Schreiben an den schwedischen Schriftsteller August Strindberg war mit „Nietzsche Caesar" unterzeichnet, ein anderer Brief trug die Unterschrift „der Gekreuzigte". Aufgrund dieser Briefe wurde Nietzsche in Basel in eine Nervenklinik eingeliefert, wo eine eindeutige Diagnose gestellt wurde: progressive Paralyse. Seine Mutter holte ihn dann zurück nach Jena, wo er die nächsten zehn Jahre teils im Krankenhaus, teils in der Obhut seiner Mutter und Schwester verbrachte. An seine jüngste Vergangenheit hatte Nietzsche keine Erinnerung, stattdessen hielt er sich unter anderem für den Herzog von Cumberland oder Friedrich Wilhelm IV. Als es ihm einmal gelang, aus dem Hause zu entwischen, zog er sich auf offener Straße aus und erklärte, er wolle baden. Im August 1900 zog sich Nietzsche eine Lungenentzündung zu, die ihn schließlich von seinen Leiden erlöste. Nietzsches Biografen konnten sich allerdings nie dazu durchringen, ihm eine syphilitische Paralyse zu attestieren. Sie schoben seinen geistigen Verfall lieber auf Medikamenten- und Drogenmissbrauch oder Schizophrenie. Zu beängstigend ist die Vorstellung, die Gedanken des großen Philosophen könnten tatsächlich dem Wahnsinn entsprungen sein.

Nicht nur Schriftsteller und Philosophen fielen der Syphilis zum Opfer, der dekadente Lebensstil spiegelte sich auch in der Malerei der Zeit wieder. Ein Beispiel hierfür ist der Franzose Edouard Manet

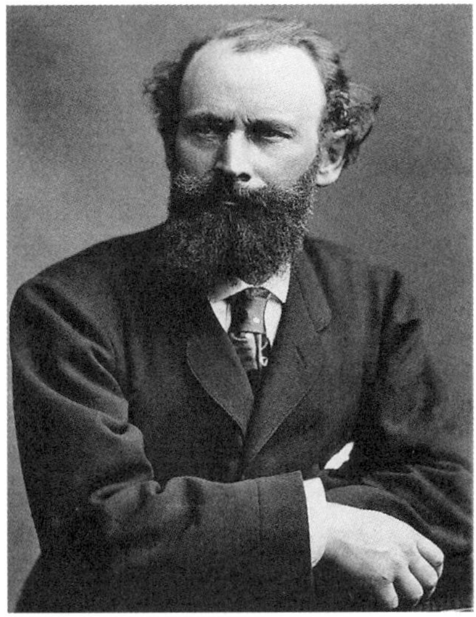
Edouard Manet (1832–1883)

(1832–1883). Wie Baudelaire entschied auch er sich gegen eine bürgerliche Karriere als Beamter oder Politiker und führte stattdessen ein wildes Künstlerleben. Er galt als „typischer Parisien", der es genoss über die Boulevards der Hauptstadt zu flanieren – natürlich stets in weiblicher Begleitung. Mit seinen Werken erregte Manet nicht selten Anstoß, so zum Beispiel mit seinem Gemälde *Frühstück im Freien*. Darauf ist ein Picknick zu sehen, an dem neben zwei anständig gekleideten Herren auch eine splitternackte Frau teilnimmt. So brachte er den beim Bürgertum so beliebten Ausflug ins Grüne mit der Prostitution in Verbindung – und an diese Tatsache wollte die bürgerliche Welt wohl lieber nicht so gerne erinnert werden. Künstlerische Anerkennung allerdings wurde ihm von Gleichgesinnten schon früh zuteil, die Öffentlichkeit konnte sich erst gegen Ende seines Lebens zu einer Wertschätzung durchringen. Zu diesem Zeitpunkt befand Manet sich jedoch schon im Endstadium der Syphilis, für die es keine Heilung mehr gab. Offiziell starb er an einem „Rückenmarksleiden", das aber nichts anderes als eine syphilitische Tabes dorsalis war. Edouard Manet wurde nur 51 Jahre alt.

Mit Themen außerhalb des gutbürgerlichen Geschmacks beschäftigte sich auch Manets berühmter Landsmann Henri de Toulouse-Lautrec (1864–1901), der gerne die Pariser Halbwelt darstellte. Auch er konnte in seiner Kunst aus einem reichen Schatz persönlicher Erfahrungen schöpfen. „Man hat ihn die liederlichsten Weibsbilder liebkosen sehen", hieß es über den kleinwüchsigen Maler, und es schien, als sei ihm diese Lebenslust schon in die Wiege gelegt worden. Das Grafengeschlecht derer von Toulouse hatte nämlich einen legendären Ruf der Ausschweifungen und Leichtlebigkeit. Mit 13 Jahren brach sich Toulouse-Lautrec beide Oberschenkelknochen und hörte darauf-

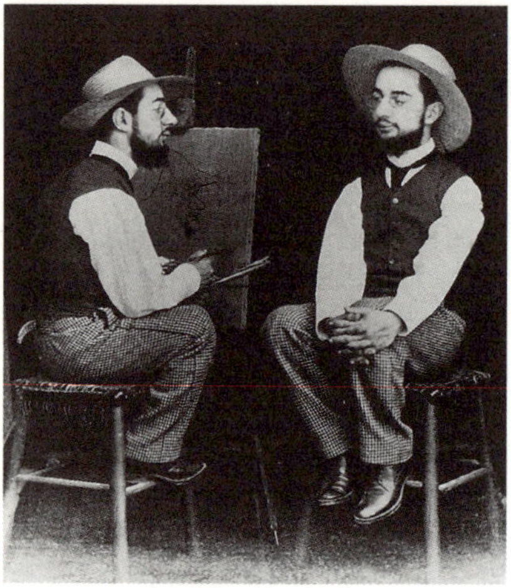

Ein Künstler bei der Arbeit: Toulouse-Lautrec.

hin auf zu wachsen. An Höhenwuchs fehlte es ihm, doch an anderen Körperstellen schien ihn das Schicksal begünstigt zu haben, denn seine Freundinnen in den Pariser Bordellen gaben ihm Spitznamen wie „Dreifuß" oder „Kaffeekanne". Im Künstlerviertel Montmartre fühlte sich der Maler wie zu Hause, statt der Liebe suchte er bald nur noch das Vergnügen und fand es in den zahlreichen Freudenhäusern der Stadt. Seine zahlreichen, meist rothaarigen Liebschaften verewigte er in Porträts. Zentrum der Vergnügungswelt des Malers war das „Moulin Rouge", ein Tanzlokal, das weit über die französische Hauptstadt hinaus bekannt war. Hier schlug sich Toulouse-Lautrec so manche Nacht um die Ohren und beobachtete mit großem Vergnügen die herum wirbelnden Unterröcke der Tänzerinnen. Ein englische Zeitung beschrieb das wilde Treiben so: „Spät in der Nacht wird die Szenerie unbeschreiblich. Die Getränke wecken die schlummernden Leidenschaften der Tänzer, denn an diesem Ort muss keine Leidenschaft zurückgehalten werden. Man spielt Pferdchen, die Frauen werden auf den Schultern der Männer durch den ganzen Saal getragen, alles schreit nach Getränken." In den folgenden Jahren inspirierte das „Moulin Rouge" den Maler zu nicht weniger als 30 Gemälden, darunter auch etliche Werbeplakate.

Das bürgerliche Frankreich war schockiert über die Wahl seiner Themen; neben Prostituierten verewigte Toulouse-Lautrec auch Zuhälter und andere Gestalten der Pariser Halbwelt. Seiner Berühmtheit tat dies jedoch keinen Abbruch, er war befreundet mit den Stars seiner Zeit und verwendete sie häufig als Modelle. Sein wahres Vergnügen suchte er jedoch nach wie vor in den Freudenhäusern der Hauptstadt. „Ich habe Mädchen von meiner Größe gefunden! [...] Nirgendwo sonst fühle ich mich so sehr zu Hause", schwärmte der Maler. Einen nichts ahnenden Kunsthändler empfing er einmal in einem solchen Etablissement und freute sich diebisch, als der ehrenwerte Herr durch die eindeutigen Gemälde und halbnackten Prostituierten in arge Verlegenheit geriet. Wie sehr ihn das Leben der Freudenmädchen beschäftigte, sieht man auch an Bildern wie „Rue des Moulins: die medizinische Inspektion", auf dem er die gynäkologische Zwangsuntersuchung einer Dirne zeigt. Das Gemälde ist jedoch keineswegs pornografisch, sondern stellt vielmehr einen Teil des Alltags einer Prostituierten realistisch dar. Nicht weniger als 50 Gemälde und mehrere Hundert Zeichnungen fertigte Toulouse-Lautrec zwischen 1892 und 1895 in Bordellen an – niemals zeigte er dabei jedoch Dirnen bei der Ausübung ihres Gewerbes.

Bei diesem Hobby verwundert es nicht, dass der Maler – schon seit jeher von kränklicher Natur – von der Syphilis nicht verschont blieb. Durch Reisen und Kuren versuchte er zwar, die Krankheit zu bekämpfen, seinen Lebenswandel änderte er jedoch nicht. Sex und Alkohol gehörten auch weiterhin zu seinen besten Freunden. Trotzdem schien sein Herz nicht mehr ganz bei der Malerei zu sein, seinen späten Werken fehlt die Lebenslust der früheren Gemälde und Grafiken. Von Alkohol und Syphilis geschwächt, brach Toulouse-Lautrec 1899 schließlich auf der Straße zusammen. Da sich niemand um ihn kümmern wollte, wurde er zunächst in eine Nervenklinik eingesperrt, später jedoch in die Obhut von Freunden entlassen. Sein Gesundheitszustand besserte sich vorübergehend und der Maler konnte wieder an seine Staffelei zurückkehren. Im März 1901 brach er jedoch erneut zusammen, nach einem Schlaganfall waren nun beide Beine gelähmt. Am 9. September 1901 starb Henri de Toulouse-Lautrec im Alter von 37 Jahren.

Zumindest in einer Hinsicht unschuldig: Lenin, Mussolini und Hitler

So wie Biografen bei Künstlern oft eine Syphilis-Erkrankung zu vertuschen versuchten, schoben sie anderen historischen Persönlichkeiten gezielt eine Erkrankung in die Schuhe, an der diese vermutlich überhaupt nicht litten. Berühmt-berüchtigte Beispiele hierfür sind Wladimir Iljitsch Uljanow – besser bekannt als Lenin (1870–1924) –, Benito Mussolini (1883–1945) und Adolf Hitler (1889–1945). Warum

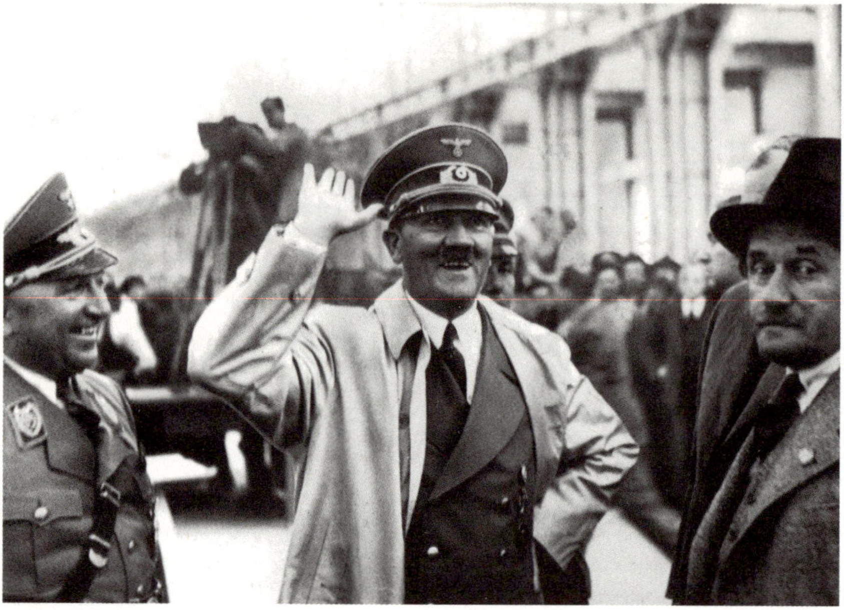

Adolf Hitler litt vermutlich an Parkinson, für eine Syphilis-Infektion gibt es keine Beweise.

wollen Historiker und Biografen nun aber, dass diese Personen an Syphilis litten? Um deren Image zu schädigen, kann dies wohl kaum geschehen sein, denn ein Mensch wie Adolf Hitler ist wohl schon mit genug negativen Assoziationen behaftet – die Syphilis wäre hier ja noch das geringste Übel. Eine solche Erkrankung würde wohl auch nichts mehr an dem Bild, das wir heute von Lenin, Hitler oder Mussolini haben, ändern. Vermutlich wollte man auf diese Weise jedoch nach einer „natürlichen" Erklärung für die Verbrechen eines Hitler oder eines Mussolini suchen, da sie zu ungeheuerlich scheinen, um dem gesunden Hirn eines Menschen zu entspringen. Hätte Hitler tatsächlich an Syphilis mit progressiver Paralyse gelitten, so wäre er ein Extrembeispiel dafür gewesen, was passieren kann, wenn man einen Menschen, der an Wahnsinn und Größenwahn leidet, weiterhin als Diktator fungieren lässt. Zu Lebzeiten dieser Politiker setzte die politische Opposition – sofern man sie zu Wort kommen ließ – solche Gerüchte in die Welt. Die Weltanschauungen der Diktatoren wären somit einer Geisteskrankheit entsprungen und dürften daher nicht ernst genommen werden. Gefährlich ist es dagegen, die Syphilis als eine Ausrede zu sehen, um die Verbrechen dieser Politiker zu entschuldigen, denn falls sie wirklich krank waren, wussten sie schließlich nicht, was sie taten. Auch um dieser Gefahr abzuwenden, ist es wichtig, den Gesundheitszustand von Lenin, Mussolini und Hitler genau unter die Lupe zu nehmen. Es ist also klar und deutlich: Gründe, diesen politischen Figuren eine Syphilis-Infektion zuzuschreiben, gibt es durchaus –wie sieht es nun aber mit ihrer historischen Grundlage aus?

Etwas muss Ärzten und Historiker ja schließlich einen Anlass für solche Spekulationen gegeben haben. Im Falle Lenin lag der Ausgangspunkt dazu im Jahre 1921, als bei ihm – wie er es selbst ausdrückte – zum ersten Mal die Alarmglocken läuteten. Kopfschmerzen, Schlaflosigkeit und Schwindel plagten den Diktator, die vielleicht auch durch etwas anderes als nur Überarbeitung und Stress hervorgerufen wurden.

In seinem bisherigen Leben hatte Lenin immerhin schon allerhand vollbracht. 1903 führte er die Spaltung der sozialistischen Partei Russlands in die Menschewiki und die von ihm geführten Bolschewiki herbei. In den folgenden Jahren entwickelte er im Exil die marxistische Philosophie weiter und gründete 1912 die Parteizeitung *Prawda* (Wahrheit). Seine Idee, „den Krieg in einen Bürgerkrieg zu verwandeln", in dem die Arbeiterklasse gegen die Imperialisten kämpfte, versuchte er bereits in der Februarrevolution von 1917 durchzusetzen, endgültig gelang ihm dies jedoch erst in der Oktoberrevolution vom 25. Oktober 1917 (nach dem damals in Russland geltenden Julianischen Kalender; nach dem heutigen Gregorianischen Kalender: 7. November). Eine „Diktatur des Proletariats" sollte Lenins kommunistische Staatstheorie in die Praxis umsetzen und das rückständige Russland in einen modernen sozialistischen Arbeiter-und-Bauern-Staat verwandeln.

Ab Ende 1921 verschlechterte sich jedoch Lenins Gesundheitszustand zunehmend. Krankheitssymptome stellen sich ein, deren Ursachen in einer Überarbeitung liegen konnten, die aber auch Anzeichen einer progressiven Paralyse sein konnten. 1922 ließ er daher etliche ausländische Spezialisten einfliegen, darunter auch die deutschen Ärzte Felix Klemperer und Otfrid Foerster. Diese empfahlen dem Diktator, sich zu schonen und einmal richtig Urlaub zu machen. Außerdem rieten sie ihm, sich die Kugeln entfernen zu lassen, die seit dem Attentat der Sozialrevolutionärin Fanny Kaplan im Jahre 1918 in

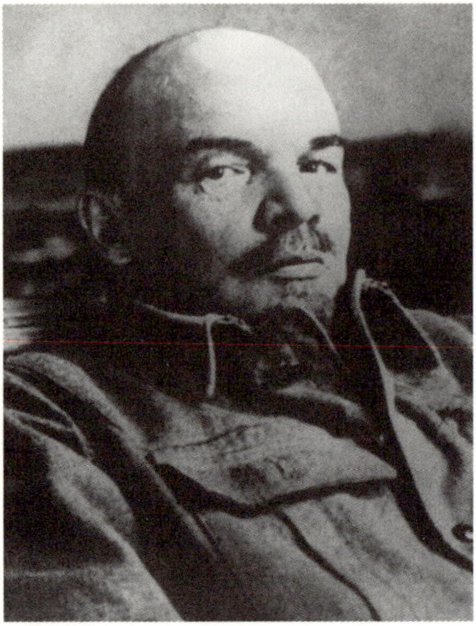

In seinen letzten Lebensjahren war Lenin schwer krank.

Lenins Körper steckten, denn sie könnten eine Bleivergiftung hervorgerufen haben. Die Operation brachte allerdings nicht den gewünschten Erfolg.

Im selben Jahr berief das Zentralkomitee der bolschewistischen Partei einen Generalsekretär: Josef Stalin (1879–1953), der sich so die ideale Ausgangsposition für die Nachfolge Lenins sicherte. Stalin konnte in der nächsten Zeit leicht an Einfluss gewinnen, denn Lenins Gesundheitszustand verschlechterte sich zunehmend, sodass er sich mehr und mehr aus der Politik zurückzuziehen begann. Im Mai 1922 erlitt er einen Schlaganfall, der Lähmungserscheinungen und eine Störung des Sprachvermögens hervorrief. So ein Schlaganfall kann durchaus durch eine Paralyse hervorgerufen werden, allerdings müssen wir davon ausgehen, dass Klemperer und Foerster den kranken Diktator mit Sicherheit auf diese Möglichkeit hin untersucht haben. Syphilis war zu dieser Zeit ja gerade in medizinischen Kreisen ein heiß diskutiertes Thema und eine Infektion konnte mittels der Wassermann'schen Reaktion auch einwandfrei nachgewiesen werden. Hätte Lenin also an Syphilis gelitten, wäre er sicherlich auch daraufhin untersucht und behandelt worden.

Vorübergehend besserte sich Lenins Zustand, nicht aber seine Beziehung zu Stalin. Während Lenin den Sowjetrepubliken ein gewisses Maß an Autonomie zugestehen wollte, pochte Stalin auf Zentralismus und statuierte an seinem eigenen Heimatstaat Georgien rücksichtslos ein Exempel. Seinen Entschluss, Stalins großrussischen Chauvinismus mit allen Mittel zu bekämpfen, konnte Lenin jedoch nicht in die Tat umsetzen, denn im Dezember 1922 traf ihn erneut der Schlag. Seine rechte Seite blieb daraufhin für immer gelähmt. Mit der Überwachung seiner Gesundheit beauftragte das Zentralkomitee nun ausgerechnet seinen Widersacher Stalin, der so noch mehr Macht über Lenin gewann. Die Spannungen zwischen den beiden Machthabern verstärkten sich nun zunehmend, am 5. März 1923 gab Lenin den Abbruch „aller persönlichen und kameradschaftlichen Beziehungen“ zu seinem ehemaligen Kampfgefährten bekannt. Nur fünf Tage später erlitt er einen dritten Schlaganfall und war nun nicht mehr in der Lage, Stalin noch Paroli zu bieten. Erneut wurden ausländische Spezialisten nach Moskau gerufen, vier Tage lang untersuchten sie den kranken Diktator eingehend. Adolf von Strümpell, Internist und Neurologe, gab bekannt, dass es sich bei Lenins Krankheit nicht um eine Paralyse handelte – eine genaue Diagnose konnte er jedoch nicht stellen. Zu helfen vermochten ihm auch diese Ärzte nicht: Am 21. Januar 1924 starb Lenin in Gorkij.

Natürlich wurde sein Leichnam obduziert, denn schließlich wollte man seiner Krankheit noch immer auf die Spur kommen. Posthum kam Lenin noch zu der Ehre, das am gründlichsten untersuchte Gehirn der Weltgeschichte zu besitzen. Die Obduktion ergab, dass er an einer ungewöhnlich schweren Verkalkung der Hirnarterien gelitten hatte. Ganze Gehirnteile hatten keinen oder nur sehr wenig Sauerstoff bekommen, so dass sie funktionsuntüchtig geworden waren. Seine Parteigenossen führten diese Sklerose auf die großen geistigen Leistungen des Diktators zurück, die sein Gehirn „abgenutzt“ hätten. Trotzdem meldeten sich immer wieder Stimmen, die das Gerücht um eine „Gehirnerweichung“ am Leben erhielten und somit den Gründer einer Weltanschauung als geisteskrank hinstellen wollten. Sogar von einer Jod-Salvarsan-Kur, der sich Lenin in seinen letzten Lebensjahren unterzogen haben soll, meinten diese Personen zu wissen. Allerdings ist es äußerst unwahrscheinlich, dass den Spezialisten, die den Diktator behandelten, eine solche Erkrankung entgangen wäre. Spätestens bei der Obduktion hätten die Anzeichen der Paralyse – reduziertes Gewicht des Gehirns, verdickte Hirnhäute und zerstörte Nervenzellen – eindeutig entdeckt werden müssen. Auch an eine „Verschwörung des Schweigens“ unter den Wissenschaftlern dürften wohl nur Verschwörungstheoretiker glauben. Für die Behauptung, Lenin habe an Syphilis gelitten, gibt es in der Tat keinerlei Beweise.

Während die Anschuldigungen bei Lenin aus der politisch rechten Ecke kamen, versuchten linke Kreise dem italienischen „Duce“ Benito

Mussolini Syphilis anzuhängen. Diese Behauptung stützt sich auf eine Aussage der russischen Sozialistin Angelika Balabanow, die sowohl mit Lenin als auch mit Mussolini eng verbunden war. Balabanow war zu Beginn des 20. Jahrhunderts eine Zeit lang in der Schweiz tätig und begegnete dort im Jahre 1902 dem 19-jährigen Mussolini, der damals noch sozialistisch orientiert war. Wegen dieser Weltanschauung war der junge Lehrer in Konflikt mit der italienischen Obrigkeit gekommen und aus diesen Gründen in die Schweiz gegangen. Wie eng Mussolini und Angelika Balabanow tatsächlich befreundet waren, ist nicht bekannt. Der „Duce" beteuerte immer, ihr Verhältnis sei rein platonisch gewesen, da die Russin für eine andere Beziehung nicht reizvoll genug gewesen war. Vielleicht war es gekränkte Eitelkeit, die Balabanow später behaupten ließ, Mussolini habe sich in der Schweiz die Syphilis zugezogen. Für diese Aussage spricht immerhin die Tatsache, dass sich Mussolini bei Festnahmen in der Schweiz von der Gesundheitspolizei untersuchen lassen musste, die betreffenden Akten sind freilich verschwunden.

1904 kehrte Mussolini nach Italien zurück, zehn Jahre später überwarf er sich mit seinen Parteigenossen, da er den Eintritt Italiens in den Ersten Weltkrieg forderte. Diese Haltung führte zu seinem Auschluss aus der sozialistischen Partei und Mussolini schwenkte ins gegensätzliche nationalistische Lager um. 1919 gründete er in Mailand die Bewegung Fasci di Combattimento, die zwei Jahre später in die Faschistische Partei Italiens (Partito Nazionale Fascista) umgewandelt wurde. Mit dem Marsch auf Rom am 28. Oktober 1922 übernahm Mussolini die Macht im Lande und begann mit dem Aufbau seiner Einparteiendiktatur. Seine erklärten Feinde waren nun unter anderem die einstigen Weggefährten aus der sozialistischen Partei.

Diese radikale Kehrtwendung brachte wiederum die Frage auf, wie es um die geistige Verfassung des „Duce" stehe und ob nicht vielleicht die Syphilis an seinen größenwahnsinnigen Ideen schuld sein könnte. Für uns scheint dies heute weit hergeholt, doch wenn man die Verbreitung der Lues zu dieser Zeit betrachtet, musste sich der Bevölkerung dieser Verdacht einfach aufdrängen. Tatsächlich war es um die Gesundheit des Diktators nicht gerade gut bestellt. In den Jahren des Zweiten Weltkrieges ging es körperlich und geistig rapide bergab mit ihm. Sein bemerkenswertes rhetorisches Vermögen nahm ab, bei Sitzungen wirkte er zunehmend unkonzentriert, teilweise sogar senil.

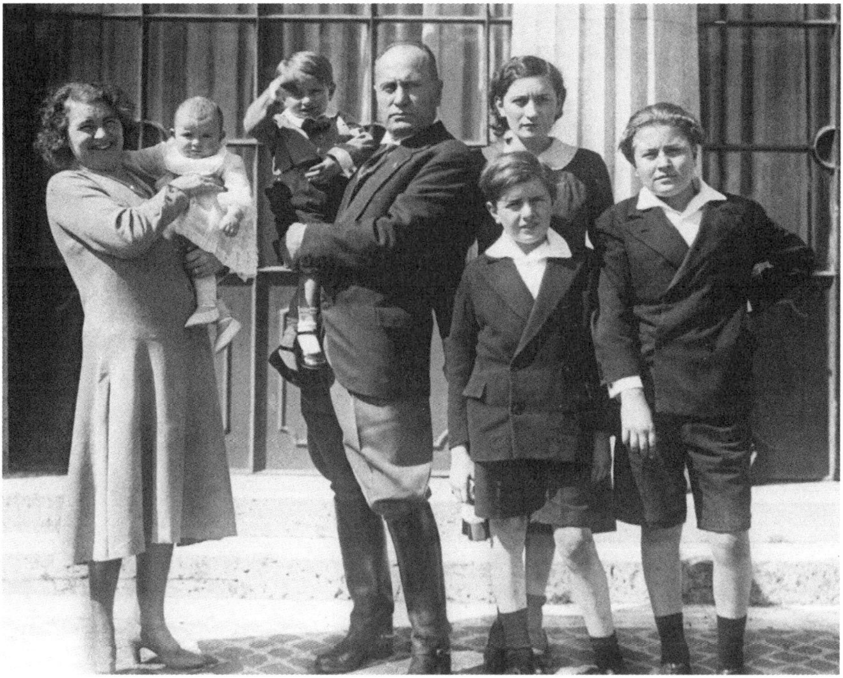

Benito Mussolini im Kreise seiner Familie: Ob der „Duce" an Syphilis litt, ist nicht mehr festzustellen.

Auch sein Freund Hitler bemerkte diese gesundheitlichen Probleme und schickte 1943 einen den deutschen Arzt Georg Zachariae nach Italien, der bei Mussolini ein Magen- und Zwölffingerdarmgeschwür sowie eine vergrößerte Leber diagnostizierte. Für eine Syphilis-Infektion gebe es dagegen keinerlei Hinweise, befand der Mediziner.

Nachdem Mussolini am 28. April 1945 bei seiner Flucht in die Schweiz am Comer See von italienischen Partisanen ergriffen und erschossen worden war, brachte man seinen Leichnam zurück nach Mailand und hängte ihn am Querbalken eines Tankstellen-Gerüstes auf. Das italienische Volk durfte nun seine Wut am „Duce" auslassen, erst auf Drängen eines Kardinals wurden die entsetzlich zugerichteten Überreste Mussolinis abgenommen. Bevor man ihn in einem Massengrab bestattete, wurde der Leichnam noch obduziert. Die Ärzte attestierten dem ehemaligen Diktator beste Gesundheit, die inneren Organe seien völlig intakt gewesen, auch für eine Sklerose hätte es keinerlei

Anzeichen gegeben. Mit anderen Worten: Der „Duce" hätte noch gut zwanzig Jahre weiterleben können. Bedenkt man aber den Zustand von Mussolinis Leiche, der eine genaue Obduktion vermutlich gar nicht zuließ, und die eindeutigen Zeichen einer Erkrankung, die in den letzten Lebensjahren des Diktators offensichtlich waren, so erscheint dieser Befund äußerst zweifelhaft.

Natürlich wurden trotzdem noch Stimmen laut, die Mussolini eine syphilitische Paralyse zuschreiben wollten. So meldeten zum Beispiel die *Baseler Nachrichten* am 11. Mai 1945: „Schweizer Ärzten ist nicht unbekannt, dass Mussolini in den Jahren anfangs des Jahrhunderts, da er in Lausanne und Genf weilte, sich syphilitisch angesteckt hat und an beiden Orten ärztlich behandelt wurde, aber vor Beendigung der Behandlung davongelaufen ist. [...] Nun aber zeigt die politische Tätigkeit Mussolinis ganz deutlich das Bild der progressiven Paralyse (Gehirnerweichung), und der Sachkenner konnte gerade in den Bildern der letzten Jahre den so genannten paralytische Zerfall deutlich herauslesen." Aber auch hier fanden sich wieder etliche Gegenbehauptungen, einen eindeutigen Beweis für eine tatsächliche Erkrankung Mussolinis gibt es nicht. Dennoch haben sich die Gerüchte bis heute gehalten und sind nach wie vor in einigen Biografien zu finden.

Dieselben Anschuldigungen musste auch Mussolinis Freund Adolf Hitler über sich ergehen lassen. Sein Jugendfreund Josef Greiner wollte wissen, dass sich Hitler in seinen Wiener und Münchner Tagen venerisch infiziert hatte – welcher Natur diese Infektion war, darüber ließ sich Greiner allerdings nicht aus. Es könnte sich jedoch auch um eine „harmlose" Gonorrhöe gehandelt haben. Mit der Syphilis beschäftigte sich Hitler allerdings durchaus – und zwar in seinem Buch *Mein Kampf*. Dort bezeichnete er die Lues als „entsetzliche gesundheitliche Vergiftung des Volkskörpers." Die Regierung der Weimarer Republik versage gegenüber diesem Problem auf der ganzen Linie. „So hätte man unter Anwendung aller propagandistischen Hilfsmittel die Frage der Bekämpfung der Syphilis als die Aufgabe der Nation erscheinen lassen müssen, nicht als auch eine Aufgabe. Man hätte zu diesem Zweck ihre Schäden als das entsetzlichste Unglück aller in vollem Umfange, und zwar unter Anwendung aller Hilfsmittel, den Menschen einhämmern müssen, bis die ganze Nation zur Überzeugung gekommen wäre, dass von der Lösung dieser Frage eben alles abhänge, Zukunft oder Untergang", schrieb Hitler. Wie die meisten seiner Zeitgenossen sah auch er die Prostitution als Wurzel allen Übels, die dringend beseitigt werden müsse. Diese ausführliche Beschäftigung mit der Syphilis muss jedoch nicht zwangsweise bedeuten, dass Hitler selbst an der Krankheit litt. *Mein Kampf* entstand 1922, zu einer Zeit, in der die Diskussionen über das Gesetz zur Bekämpfung der Geschlechtskrankheiten in vollem Gange waren. Jede politische Gruppierung hatte damals eine Meinung zu diesem Thema – warum also nicht auch die NSDAP?

Auffällig ist dagegen, dass Hitlers Leibarzt Theodor Morell eigentlich Facharzt für Haut- und Geschlechtskrankheiten war. Auch Felix Kersten, der Masseur Heinrich Himmlers, schürte das Gerücht, der Führer habe an Syphilis gelitten. Kersten will im Dezember 1942 Einblick in Hitlers Krankenakten erhalten haben, aus denen angeblich hervorging, dass der Führer schon seit geraumer Zeit an progressiver Paralyse litt. Er sei bereits 1918 im Lazarett in Pasewalk gegen Syphilis behandelt, aber nicht geheilt worden. Der Wahrheitsgehalt dieser Behauptungen ist schwer festzustellen. Hätte Himmler tatsächlich einem Masseur Einblicke in solche Staatsgeheimnisse gegeben? Auch wäre es für die Nazis im Falle einer tatsächlichen Erkrankung ein Leichtes gewesen, erfahrene Spezialisten einzuschalten und deren Schweigen zu sichern.

Tatsache ist, dass Adolf Hitler ein Hypochodner war und sich ständig einbildete, von allen möglichen Krankheiten, wie zum Beispiel Krebs, befallen zu sein. Aus diesem Grund verabreichte ihm sein Leibarzt zuletzt 120 bis 150 verschiedene Tabletten pro Woche, außerdem noch zahlreiche Injektionen. Dass so eine hohe Dosis von Medikamenten nicht ohne Folgen für den menschlichen Körper bleibt, liegt auf der Hand. Anzeichen, dass der Führer in seinen letzten Lebensjahren auch tatsächlich krank war, gibt es viele: Seine linke Hand zitterte stark, sein sprachliches Ausdrucksvermögen ließ nach und auch sein Auftreten war lange nicht mehr so sicher wie noch wenige Jahre zuvor. Heute geht man allerdings davon aus, dass Hitler an der parkinsonschen Krankheit litt, doch halten sich die Gerüchte um eine Syphilis-Erkrankung nach wie vor. Hitlers Weltanschauung sowie sein Durchhaltefanatismus in den letzten Monaten des Zweiten Weltkriegs legen nahe, dass er jeden Realitätsbezug verloren hatte. Allerdings dürfen solche Gerüchte keinesfalls als Entschuldigung für Taten dienen, für die es keine Entschuldigung gibt. Da im Fall Hitler letztendlich keinerlei glaubwürdige Beweise für eine progressive Paralyse vorliegen, ist eine solche Erkrankung mit an Sicherheit grenzender Wahrscheinlichkeit auszuschließen.

Diese drei Beispiele aus der Politik des 20. Jahrhunderts zeigen, wie die Syphilis von verschiedenen politischen Gruppierungen zu Propagandazwecken missbraucht wurde. Was die Politiker des frühen 20. Jahrhunderts nun aber konkret zur Bekämpfung der Geschlechtskrankheiten unternahmen, wird in den folgenden Kapiteln erläutert.

Massnahmen zur Bekämpfung der Geschlechtskrankheiten

„Im Verein mit der Alkoholvergiftung und der Tuberkulose kann man die Syphilis als die Pest der Gegenwart ansehen" – zu dieser schockierenden Feststellung kam der berühmte französische Syphilis-Experte Alfred Fournier. Angesichts der weiten Verbreitung von Geschlechtskrankheiten war Politikern und Ärzten eines klar: Gegen die grassierenden Krankheiten musste etwas getan werden. Deutschland war ja nicht das einzige Land, das von diesem Problem betroffen war – im restlichen Europa und in den USA sah es ganz genauso aus. Deshalb fanden sich im Jahre 1899 insgesamt 250 Experten aus 29 Staaten zur ersten „Internationalen Konferenz zur Bekämpfung der Syphilis und der venerischen Krankheiten" in Brüssel zusammen. Kongressteilnehmer waren neben Ärzten auch Vertreter der Kirche und der Sittlichkeitsbewegungen, Juristen, Verwaltungsbeamte, Schriftsteller, Diplomaten und Angehörige der Frauenbewegung. Wie heftig hier diskutiert wurde, können wir uns nur zu gut vorstellen: Kirche und Sittlichkeitsvereinen pochten auf die Moral, die Ärzte sahen das Problem unter rein medizinischen Gesichtspunkten.

Hier und in den folgenden 30 Jahren prallten im Wesentlichen zwei Positionen aufeinander: Moralisten, die ein sittliches Verhalten der gesamten Menschheit forderten, und Pragmatiker, die erkannten, dass sich das nicht durchsetzen ließ, und die daher nach anderen Lösungen suchten. In einem Punkt stimmten die Teilnehmer jedoch überein: Die Hauptgefahrenquelle war die Prostitution – auf die Frage, wie sie zu reglementieren sei, wurde damals allerdings noch keine Antwort ge-

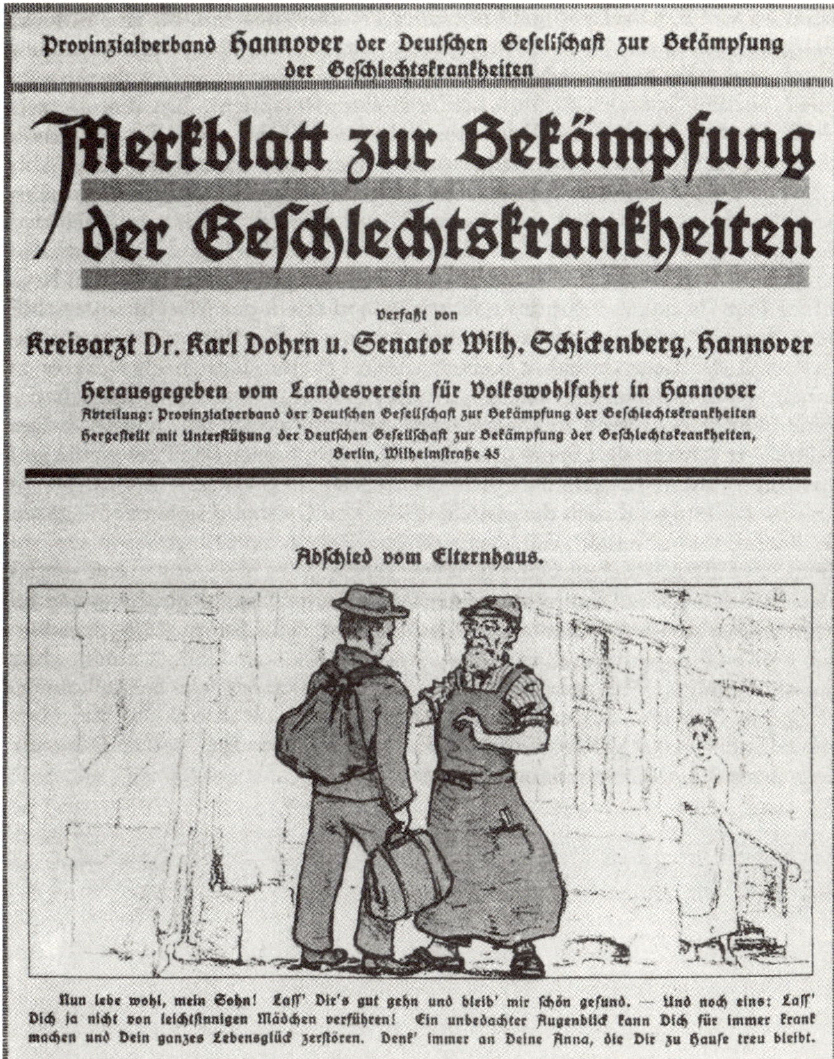

Provinzialverband Hannover der Deutschen Gesellschaft zur Bekämpfung der Geschlechtskrankheiten

Merkblatt zur Bekämpfung der Geschlechtskrankheiten

Verfaßt von

Kreisarzt Dr. Karl Dohrn u. Senator Wilh. Schickenberg, Hannover

Herausgegeben vom Landesverein für Volkswohlfahrt in Hannover
Abteilung: Provinzialverband der Deutschen Gesellschaft zur Bekämpfung der Geschlechtskrankheiten
Hergestellt mit Unterstützung der Deutschen Gesellschaft zur Bekämpfung der Geschlechtskrankheiten, Berlin, Wilhelmstraße 45

Abschied vom Elternhaus.

Nun lebe wohl, mein Sohn! Laff' Dir's gut gehn und bleib' mir schön gesund. — Und noch eins: Laff' Dich ja nicht von leichtsinnigen Mädchen verführen! Ein unbedachter Augenblick kann Dich für immer krank machen und Dein ganzes Lebensglück zerstören. Denk' immer an Deine Anna, die Dir zu Hause treu bleibt.

Merkblätter sollten die Bevölkerung über die Gefahren von Geschlechtskrankheiten aufklären.

funden. In einigen Punkten zeigte sich der Kongress jedoch durchaus einig: Die Förderung der medizinischen Forschung und die Fürsorge für die Gefährdeten standen ganz oben auf der Liste mit Verbesserungsvorschlägen. Jedes Land sollte eine Kommission bilden, welche die Zahl der Infizierten ermitteln und Vorschläge zur Bekämpfung der Krankheiten ausarbeiten sollte.

1902 fand ein zweiter Syphiliskongress in Brüssel statt, auf dem die Frage im Mittelpunkt stand, wie man einer Ansteckung vorbeugen können. Auch hier prallten gegensätzliche Meinungen aufeinander. Einigen konnten sich die Teilnehmer nur in zwei Punkten: Geschlechtskranke sollten bei ihrer Behandlung anderen Kranken gleichgestellt werden und die Bevölkerung sollte umfassend über die Gefahren der Geschlechtskrankheiten aufgeklärt werden. Besonders galt dies für Angehörige des Militärs.

Durch diese Syphilis-Kongresse erhielt die Krankheit eine nie zuvor gekannte Öffentlichkeit, ihre Bekämpfung war nun ebenso wichtig geworden wie der Kampf gegen Tuberkulose, Alkoholmissbrauch oder die Säuglingssterblichkeit. Doch wo sollte dieser Kampf beginnen?

Die „Deutsche Gesellschaft zur Bekämpfung von Geschlechtskrankheiten" (DGBG)

Die Beschlüsse der Brüsseler Syphiliskongresse wollten natürlich so schnell wie möglich in die Tat umgesetzt werden, damit sich all die Diskussionen und Kontroversen nicht in Rauch auflösten. Zu diesem Zweck wurde 1902 die „Deutsche Gesellschaft zur Bekämpfung der Geschlechtskrankheiten" ins Leben gerufen, deren erster Vorsitzender kein Geringerer als der Entdecker der Gonokokken, Albert Neisser, war. In der DGBG sollten alle Bestrebungen zur Bekämpfung der gemeingefährlichen Krankheiten zusammenlaufen, als erste und wichtigste Aufgabe galt dabei erst einmal die Aufklärung der Bevölkerung, deren Wissensstand über Geschlechtskrankheiten völlig unzureichend war. Zahlreiche Ortsgruppen veranstalteten Vorträge und Diskussionsabende und versuchten auf diese Weise, die Unwissenheit der Menschen zu bekämpfen. Oberstes Ziel ihrer Arbeit war dabei, soziale Reformen im Gesundheitswesen voranzutreiben, denn nach wie vor waren Geschlechtskranke anderen Patienten nicht gleichgestellt, da ihre Krankheit als selbstverschuldet galt.

Die höchste Mitgliederzahl konnte die DGBG im Jahre 1930 aufweisen: 10 000 Menschen sagten damals den Lustseuchen den Kampf an. Selbst 1989 gehörten der Gesellschaft immerhin noch 600 Mitglieder

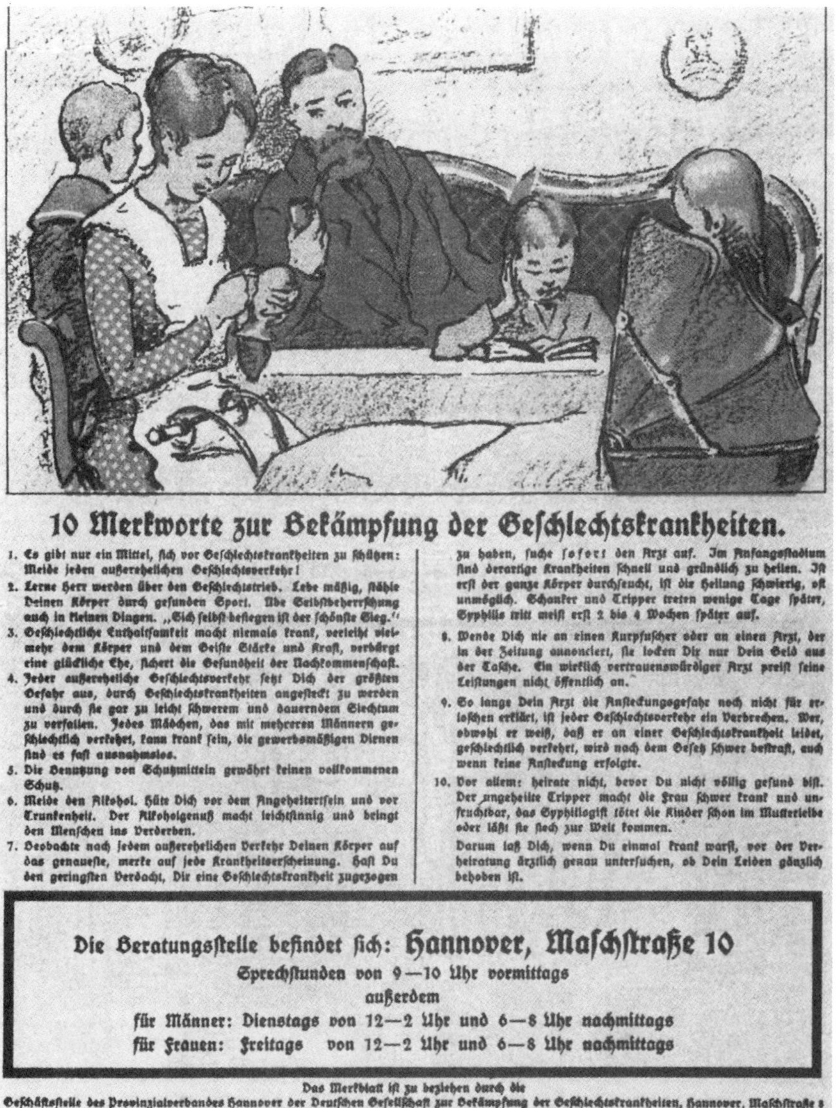

10 Merkworte zur Bekämpfung der Geschlechtskrankheiten.

1. Es gibt nur ein Mittel, sich vor Geschlechtskrankheiten zu schützen: Meide jeden außerehelichen Geschlechtsverkehr!
2. Lerne Herr werden über den Geschlechtstrieb. Lebe mäßig, stähle Deinen Körper durch gesunden Sport. Übe Selbstbeherrschung auch in kleinen Dingen. „Sich selbst besiegen ist der schönste Sieg."
3. Geschlechtliche Enthaltsamkeit macht niemals krank, verleiht vielmehr dem Körper und dem Geiste Stärke und Kraft, verbürgt eine glückliche Ehe, sichert die Gesundheit der Nachkommenschaft.
4. Jeder außereheliche Geschlechtsverkehr setzt Dich der größten Gefahr aus, durch Geschlechtskrankheiten angesteckt zu werden und durch sie gar zu leicht schwerem und dauerndem Siechtum zu verfallen. Jedes Mädchen, das mit mehreren Männern geschlechtlich verkehrt, kann krank sein, die gewerbsmäßigen Dirnen sind es fast ausnahmslos.
5. Die Benutzung von Schutzmitteln gewährt keinen vollkommenen Schutz.
6. Meide den Alkohol. Hüte Dich vor dem Angeheitertsein und vor Trunkenheit. Der Alkoholgenuß macht leichtsinnig und bringt den Menschen ins Verderben.
7. Beobachte nach jedem außerehelichen Verkehr Deinen Körper auf das genaueste, merke auf jede Krankheitserscheinung. Hast Du den geringsten Verdacht, Dir eine Geschlechtskrankheit zugezogen zu haben, suche sofort den Arzt auf. Im Anfangsstadium sind derartige Krankheiten schnell und gründlich zu heilen. Ist erst der ganze Körper durchseucht, ist die Heilung schwierig, oft unmöglich. Schanker und Tripper treten wenige Tage später, Syphilis tritt meist erst 2 bis 4 Wochen später auf.
8. Wende Dich nie an einen Kurpfuscher oder an einen Arzt, der in der Zeitung annonciert, sie locken Dir nur Dein Geld aus der Tasche. Ein wirklich vertrauenswürdiger Arzt preist seine Leistungen nicht öffentlich an.
9. So lange Dein Arzt die Ansteckungsgefahr noch nicht für erloschen erklärt, ist jeder Geschlechtsverkehr ein Verbrechen. Wer, obwohl er weiß, daß er an einer Geschlechtskrankheit leidet, geschlechtlich verkehrt, wird nach dem Gesetz schwer bestraft, auch wenn keine Ansteckung erfolgte.
10. Vor allem: heirate nicht, bevor Du nicht völlig gesund bist. Der ungeheilte Tripper macht die Frau schwer krank und unfruchtbar, das Syphilisgift tötet die Kinder schon im Mutterleibe oder läßt sie siech zur Welt kommen.

Darum laß Dich, wenn Du einmal krank warst, vor der Verheiratung ärztlich genau untersuchen, ob Dein Leiden gänzlich behoben ist.

Die Beratungsstelle befindet sich: Hannover, Maschstraße 10
Sprechstunden von 9—10 Uhr vormittags
außerdem
für Männer: Dienstags von 12—2 Uhr und 6—8 Uhr nachmittags
für Frauen: Freitags von 12—2 Uhr und 6—8 Uhr nachmittags

Das Merkblatt ist zu beziehen durch die
Geschäftsstelle des Provinzialverbandes Hannover der Deutschen Gesellschaft zur Bekämpfung der Geschlechtskrankheiten, Hannover, Maschstraße 8
Preise: 1 Stück 50 Pfennig / 50 Stück 15 Mark / 100 Stück 28 Mark / 500 Stück 130 Mark / 1000 Stück 250 Mark

Tipps und Ratschläge zeigen, wie eine Ansteckung verhindert werden kann.

an. Heute existiert die DGBG allerdings nicht mehr. Neben Ärzten engagierten sich Politiker, Journalisten, Juristen, Vertreter der Krankenkassen, Sozialreformer, Abolitionistinnen, Mitglieder der Sittlichkeitsbewegung und Angehörige der Frauenbewegung in dieser Gesellschaft. Da hier oft völlig gegensätzliche Positionen aufeinander prallten, waren Beschlüsse nicht einfach zu fällen. Mit zwei Zeitschriften, der *Zeitschrift für Bekämpfung der Geschlechtskrankheiten* und den *Mitteilungen der Deutschen Gesellschaft zur Bekämpfung der Geschlechtskrankheiten,* wandte sich die DGBG an die Öffentlichkeit und stellte ihre Ziele und Forderungen dar. Schon bald akzeptierten Politiker wie Vertreter des Gesundheitswesens diese frühe Pressuregroup und die DGBG war aus den unzähligen Diskussionen über Geschlechtskrankheiten nicht mehr wegzudenken.

Die Behandlung von Geschlechtskranken

Schnell und effektiv – so sollte auf Wunsch des Kaiserlichen Gesundheitsamtes die ärztliche Behandlung von Geschlechtskranken erfolgen, um eine seuchenartige Ausbreitung der Krankheiten zu verhindern. In der Realität sah dies jedoch ganz anders aus: Geschlechtskranke waren nach der öffentlichen Meinung selbst schuld an ihrem Leiden und verdienten daher keine besondere Rücksichtnahme. In vielen Krankenhäusern wurden sie anders behandelt als „unverschuldet" Kranke, man ließ sie also deutlich spüren, was man von ihnen hielt.

Patienten dritter Klasse

Viele Krankenhäuser weigerten sich, überhaupt Geschlechtskranke aufzunehmen. Wenn sie es doch taten, ähnelte der Krankenhausaufenthalt weniger einer Therapie als vielmehr einer Strafmaßnahme. So durften Geschlechtskranke nicht an die frische Luft, Besucher waren ebenfalls nicht zugelassen. Auch die Verpflegung war häufig schlechter als die der „unverschuldet" Kranken. Da in den Krankenhäusern außerdem viel zu wenig Betten für Geschlechtskranke zur Verfügung standen – und das bei steigenden Krankenzahlen –, wurden diese Patienten untergebracht, wo man eben Platz für sie fand. Abstellkammern oder stickige Räume mit vergitterten Fenstern waren da keine Seltenheit.

Ein Problem stellten Prostituierte dar, die sich nicht freiwillig in ärztliche Behandlung begaben, sondern von der Sittenpolizei zwangseingewiesen wurden. Bei ihnen bestand natürlich erhöhte Fluchtgefahr.

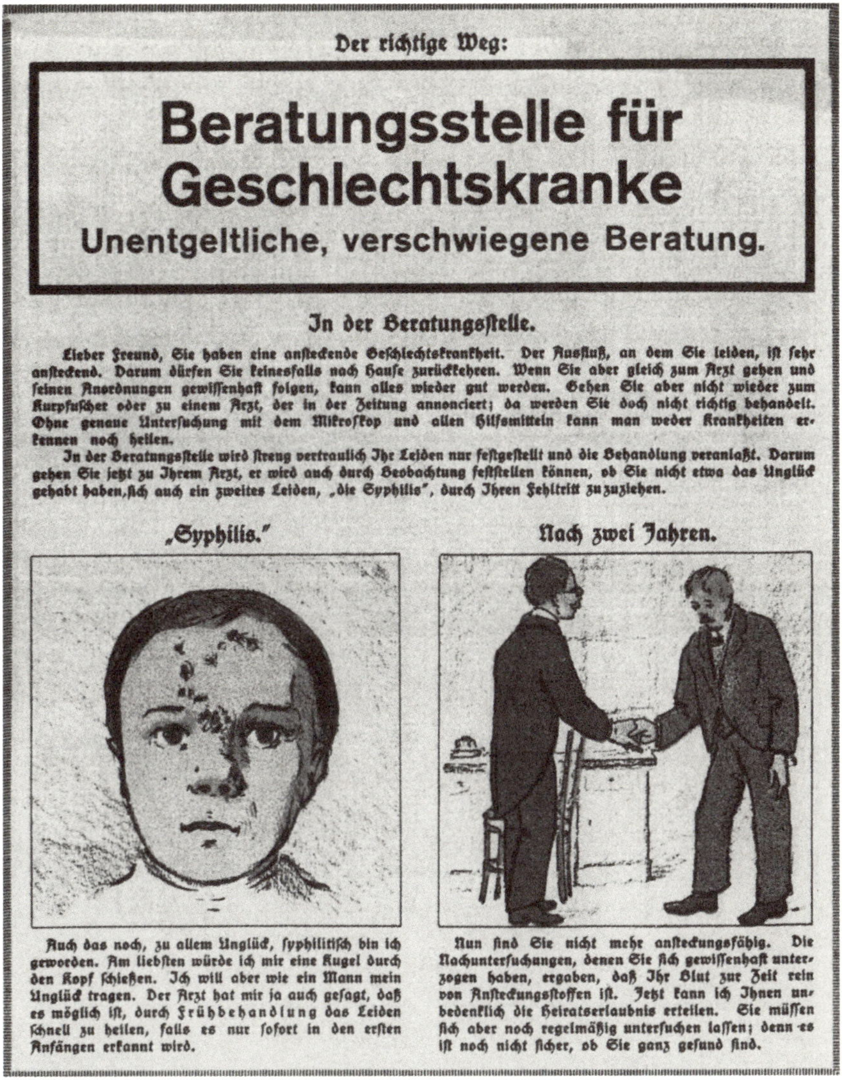

Der richtige Weg:

Beratungsstelle für Geschlechtskranke

Unentgeltliche, verschwiegene Beratung.

In der Beratungsstelle.

Lieber Freund, Sie haben eine ansteckende Geschlechtskrankheit. Der Ausfluß, an dem Sie leiden, ist sehr ansteckend. Darum dürfen Sie keinesfalls nach Hause zurückkehren. Wenn Sie aber gleich zum Arzt gehen und seinen Anordnungen gewissenhaft folgen, kann alles wieder gut werden. Gehen Sie aber nicht wieder zum Kurpfuscher oder zu einem Arzt, der in der Zeitung annonciert; da werden Sie doch nicht richtig behandelt. Ohne genaue Untersuchung mit dem Mikroskop und allen Hilfsmitteln kann man weder Krankheiten erkennen noch heilen.

In der Beratungsstelle wird streng vertraulich Ihr Leiden nur festgestellt und die Behandlung veranlaßt. Darum gehen Sie jetzt zu Ihrem Arzt, er wird auch durch Beobachtung feststellen können, ob Sie nicht etwa das Unglück gehabt haben, sich auch ein zweites Leiden, „die Syphilis", durch Ihren Fehltritt zuzuziehen.

„Syphilis."

Auch das noch, zu allem Unglück, syphilitisch bin ich geworden. Am liebsten würde ich mir eine Kugel durch den Kopf schießen. Ich will aber wie ein Mann mein Unglück tragen. Der Arzt hat mir ja auch gesagt, daß es möglich ist, durch Frühbehandlung das Leiden schnell zu heilen, falls es nur sofort in den ersten Anfängen erkannt wird.

Nach zwei Jahren.

Nun sind Sie nicht mehr ansteckungsfähig. Die Nachuntersuchungen, denen Sie sich gewissenhaft unterzogen haben, ergaben, daß Ihr Blut zur Zeit rein von Ansteckungsstoffen ist. Jetzt kann ich Ihnen unbedenklich die Heiratserlaubnis erteilen. Sie müssen sich aber noch regelmäßig untersuchen lassen; denn es ist noch nicht sicher, ob Sie ganz gesund sind.

Beratungsstellen boten diskret und kostenlos Hilfe.

Daher wurden sie in geschlossenen Abteilungen untergebracht, meistens zusammen mit Geisteskranken.

Um die Jahrhundertwende verbesserte sich diese Situation langsam. Aus dem Lager der Mediziner und der Sozialdemokraten wurden Stimmen laut, die eine humanere Behandlung der Geschlechtskranken forderten. Zunächst sollte die Situation der Patienten in den Krankenhäusern verbessert werden. Ein Krankenhausaufenthalt dauerte ja häufig mehrere Monate und die Patienten verspürten schon lange vor ihrer Entlassung keine körperlichen Beschwerden mehr. Damit sie sich nicht langweilten, führten Krankenhäuser Beschäftigungsprogramme ein: Sport, Filmvorführungen und Bildungsmöglichkeiten lenkten die Kranken von ihren Leiden ab. Die Unterbringung erfolgte zunehmend in Ein- oder Zweibettzimmern, nicht mehr in großen Krankensälen. Um den Bettenmangel zu bekämpfen, sollten Spezialkliniken eingerichtet werden, wie es sie für Tuberkulosekranke schon gab. 1902 wurde in Berlin-Lichtenberg eine solche Klinik eröffnet, die über 50 Betten verfügte. Obwohl die Klinik von den Patienten gut angenommen wurde, scheiterte das Projekt letztendlich jedoch und die Idee wurde verworfen. Stattdessen versuchte man nun, Geschlechtskranke zunehmend ambulant zu behandeln, denn nicht jeder Patient war ein solches Risiko für die Bevölkerung, dass man ihn gleich ganz aus dem Verkehr ziehen musste. Ein staatlich geregeltes System zur ambulanten Behandlung Geschlechtskranker konnte sich in Deutschland allerdings nicht durchsetzen, lediglich einige Ärzte eröffneten auf privater Basis so genannte „Ambulatorien“.

Versicherungsschutz – von wegen!

Zu den Errungenschaften von Bismarcks Sozialgesetzgebung zählt die gesetzliche Krankenversicherung, doch im Falle der Geschlechtskrankheiten nützte sie häufig nicht viel. Daneben gab es nämlich noch Gesindeordnungen, die nach wie vor vorsahen, dass „ansteckende oder ekelhafte Krankheiten“ ein Grund für eine fristlose Entlassung waren, sodass dann auch eine Krankenversicherung über den Arbeitgeber nichts mehr ausrichten konnte. Auch die Krankenkassen verweigerten dem Patienten die Unterstützung und strichen ihm das Krankengeld teilweise oder sogar ganz. Schließlich konnte man der Gemeinschaft der anständigen Beitragszahler ja nicht zumuten, für den liederlichen Lebenswandel einiger Mitglieder aufzukommen. Unter dem Druck von Sozialdemokraten, Nationalliberalen, Freisinnigen und der DGBG trat 1903 jedoch eine Gesetzesnovelle in Kraft, die Geschlechtskranke anderen Kranken gleichstellte. Grund für diese Änderung des Krankenversicherungsgesetzes war, dass sich mehr Patienten in ärztliche

Behandlung begeben und ihre Krankheit nicht mehr aus Angst vor hohen Kosten und der damit verbundenen Stigmatisierung verheimlichen sollten.

In dieser Hinsicht hatte die Gesetzesnovelle auch Erfolg: Tatsächlich verdoppelte sich zwischen 1902 und 1910 die Zahl der Syphilispatienten in den Krankenhäusern. Allerdings unterstützen die Krankenkassen die Behandlung Geschlechtskranker nur 13 Wochen lang, eine vollständige Therapie dauerte jedoch häufig viel länger. Doch immerhin bedeutete diese Reform des Krankenversicherungsgesetzes, dass sich nun auch Angehörige der unteren Schichten in ärztliche Behandlung begeben konnten. Andererseits kam mit diesem Recht auf Behandlung auch die Pflicht, auf die Gesundheit zu achten und nicht durch leichtsinniges Verhalten andere zu gefährden. Mit diesem Argument versuchten Krankenkassen in der Folgezeit, die intensivere Überwachung ihrer Versicherten zu rechtfertigen.

Das Entscheidende an dieser Gesetzesreform ist jedoch, dass Syphilis und Gonorrhöe nun nicht mehr ausschließlich unter moralischen Gesichtspunkten betrachtet wurden. Politiker der unterschiedlichsten Parteien erkannten, dass diese Krankheiten nicht länger ein Problem des Einzelnen waren, sondern dass der Staat einen Teil dazu beizutragen hatte, wenn er eine weitere Ausbreitung der Geschlechtskrankheiten verhindern wollte. Umstritten blieb jedoch die Kostenfrage in der Behandlung geschlechtskranker Patienten. Eine kostenlose Therapie war in der zweiten Hälfte des 19. Jahrhunderts nur in den Polikliniken möglich. Die Linksparteien forderten hier eine Verstaatlichung des Gesundheitswesens, wie sie auch in Großbritannien verwirklicht worden war, doch konnten sie sich nicht durchsetzen. Lediglich für Minderbemittelte und Seeleute war die Behandlung von Geschlechtskrankheiten kostenlos. Für den Rest der Bevölkerung bestand Krankenversicherungspflicht.

Hilfe durch Beratung

Auf Anregung des Reichsversicherungsamtes wurden ab 1914 spezielle Beratungsstellen für Syphilitiker und andere Geschlechtskranke eingerichtet. Dort konnten sich Patienten untersuchen und über die verschiedenen Behandlungsmethoden beraten lassen. Zur Behandlung mussten sie sich jedoch weiterhin in ein Krankenhaus begeben, die

Kontrolle der Behandlung und Überwachung der Patienten lag dann allerdings wieder in den Händen der Fürsorgestellen. Da eine Syphilis-Therapie mit Salvarsan bis zu einem Jahr dauern konnte, waren die Fürsorgestellen dann auch hauptsächlich mit Salvarsan-Gaben beschäftigt. Außerdem hatten sie die Aufgabe, die Bevölkerung zu einem gesundheitsbewussten Verhalten zu erziehen und organisierten Vorträge und Aufklärungsabende zum Thema Geschlechtskrankheiten.

Wie gut die Beratungsstellen von den Menschen angenommen wurden, sieht man daran, dass sich die Zahl der dort betreuten Personen zwischen 1916 und 1924 verfünfzigfacht hat. Nicht alle diese Personen waren auch tatsächlich krank, viele wollten sich lediglich über die Gefahren von Syphilis & Co. informieren und erfahren, wie sie sich vor einer Erkrankung schützen konnten. Da die Beratung kostenlos war, konnten auch Menschen, die nicht krankenversichert waren, hier Rat suchen. Aber auch Versicherte kamen häufig zu einem Erstgespräch, denn die Fürsorgestellen behandelten ihre Anliegen vertraulich und die Krankenkasse bekam nicht gleich Wind von dem eventuellen Leiden.

Was kann jeder Einzelne tun?

Erste und oberste Schutzmaßnahme – so der Rat der Fürsorgestellen und Mediziner – waren natürlich Selbstbeherrschung und Enthaltsamkeit. Selbst Mediziner wie Iwan Bloch gestanden jedoch ein, dass diese Verhütungsmethode nur in den seltensten Fällen funktioniert. Deshalb rieten sie zu Reinlichkeit und häufigen Waschungen, um ein Eindringen der Erreger in den Körper zu verhindern. Auch Urinieren gleich nach dem Sex helfe, die Harnröhre zu reinigen und so unter Umständen eine Geschlechtskrankheit zu verhüten. Außerdem empfahl Bloch, sich seinen Partner genau anzusehen, ob er (oder sie) etwa Zeichen einer Infektion zeige. „Liebe [will] zwar das Dunkel, die Vorsicht aber das Sonnenlicht“, belehrte der Mediziner seine Patienten. Niemand sollte sich in dunklen Spelunken herumtreiben und schon gar keinen Alkohol trinken, damit die Sinne nicht vernebelt würden.

So viel konnte nun also der Einzelne zu seinem Schutz beitragen – dass dies jedoch nicht ausreichte, hatte die Geschichte der Geschlechtskrankheiten in den letzten 400 Jahren gezeigt. Auch der Staat musste sich daher um die Bekämpfung der Krankheiten kümmern.

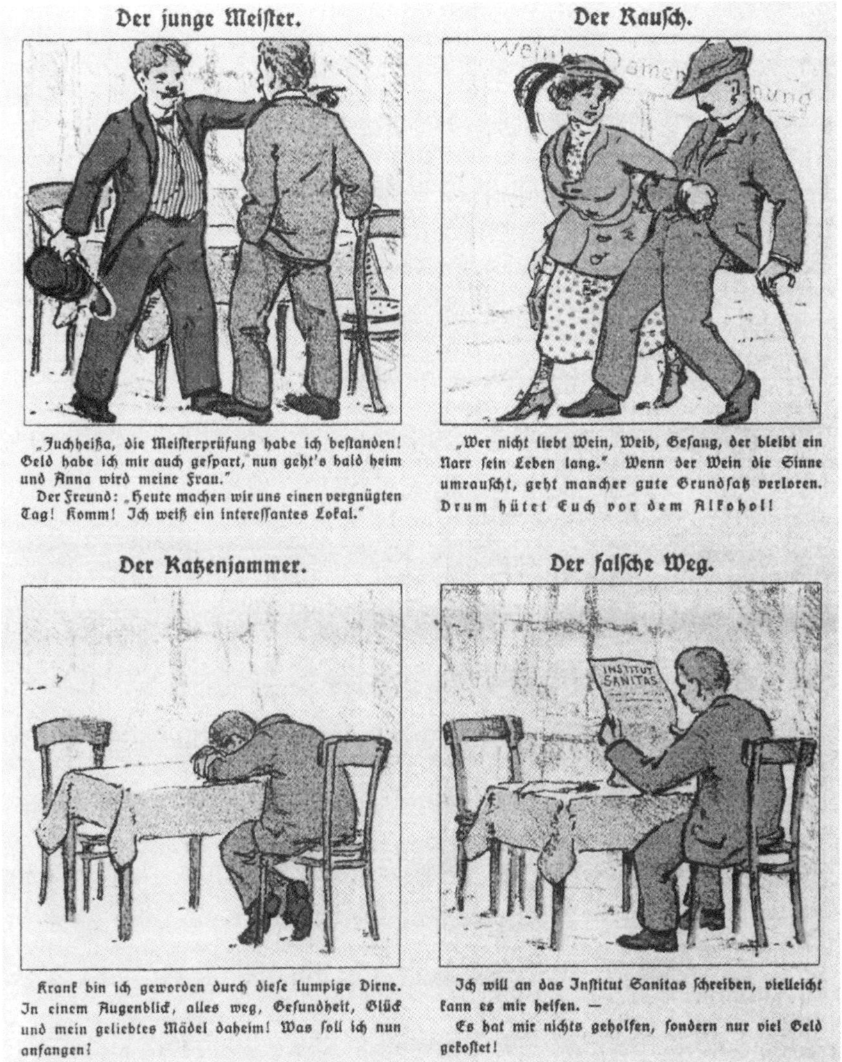
Der junge Meister.
„Juchheiſsa, die Meiſterprüfung habe ich beſtanden! Geld habe ich mir auch geſpart, nun geht's bald heim und Anna wird meine Frau."
Der Freund: „Heute machen wir uns einen vergnügten Tag! Komm! Ich weiß ein intereſſantes Lokal."
Der Rauſch.
„Wer nicht liebt Wein, Weib, Geſang, der bleibt ein Narr ſein Leben lang." Wenn der Wein die Sinne umrauſcht, geht mancher gute Grundſatz verloren. Drum hütet Euch vor dem Alkohol!
Der Katzenjammer.
Krank bin ich geworden durch dieſe lumpige Dirne. In einem Augenblick, alles weg, Geſundheit, Glück und mein geliebtes Mädel daheim! Was ſoll ich nun anfangen!
Der falſche Weg.
INSTITUT SANITAS
Ich will an das Inſtitut Sanitas ſchreiben, vielleicht kann es mir helfen. –
Es hat mir nichts geholfen, ſondern nur viel Geld gekoſtet!

Aufklärung in Comic-Form: Hütet euch vor Ausschweifungen!

Aufklärung muss her!

Bevor sich Männer und Frauen wirkungsvoll vor einer Geschlechtskrankheit schützen konnten, mussten sie erst einmal über Gefahren aufgeklärt werden, die eine solche Erkrankung mit sich brachte. Wir dürfen nicht vergessen, dass – auch wenn sich nun Politiker verstärkt mit venerischen Krankheiten beschäftigten – die Normalbevölkerung immer noch hinter vorgehaltener Hand über diese „unanständigen" Leiden tuschelte. Nach dem Motto „nichts Genaues weiß man nicht" wusste die Bevölkerung nach wie vor sehr wenig über die Ansteckungsgefahr und über den Verlauf der einzelnen Krankheiten. Eine umfassende Aufklärung war daher von Nöten, und genau damit begann das Problem: Denn natürlich konnte man die Menschen nicht über Geschlechtskrankheiten aufklären, ohne dabei ganz generell sexuelle Dinge anzusprechen. Das rief sofort die Kirche, Sittlichkeitsvereine und andere konservative Gruppierungen auf den Plan, die in der Sexualaufklärung nichts anderes als eine allgemeine Anstiftung zur Unzucht sahen. Denn wussten Jugendliche erst einmal, wie „es" geht, wollten sie es bestimmt auch ausprobieren – und genau das sollte ja verhindert werden. So wurde die Aufklärungsfrage schon bald zum Politikum – eine Einigung war nur schwer zu erzielen.

Aufklärung durch Abschreckung

Dass die Öffentlichkeit aufgeklärt werden musste, bestritt niemand, auf jeden Fall nicht Ärzte und Gesundheitspolitiker. Denn nur in der Aufklärung sahen sie eine wirkungsvolle Methode, die Verbreitung der Geschlechtskrankheiten einzudämmen. So wurde die Deutsche Gesellschaft zur Bekämpfung der Geschlechtskrankheiten mit der wichtigen Aufgabe betraut, das mit vielen Vorurteilen behaftete Thema aus dem stillen Kämmerlein ans Licht der Öffentlichkeit zu zerren.

Das geschah zunächst mit Hilfe von Merkblättern, welche die DGBG ab 1904 in zwei Standardversionen herausgab: eine für Männer und eine für Frauen. Für die besonderen Risikogruppen Matrosen und Soldaten gab es eigene Schriften. Sowohl die männliche als auch die weibliche Ausfertigung beschrieb zunächst die Symptome von Syphilis und Gonorrhöe, propagierte dann sexuelle Enthaltsamkeit als wirkungsvollsten Schutz und riet Kranken davon ab, sich von „Kurpfuschern" behandeln zu lassen. Auch vor Verführung, Alkohol und promiskuitivem Lebenswandel, das heißt dem häufigen Wechsel der Geschlechtspartner, wurde explizit gewarnt. Der große Unterschied zwischen den beiden Flugblättern lag jedoch darin, dass Männer auf Schutzmittel gegen Geschlechtskrankheiten, nämlich Kondome und Desinfektionslösungen, hingewiesen wurden, auch wenn sie als unzuverlässig beschrieben wurden. Bei den Frauen fehlte dieser Hinweis jedoch – ihnen sollte Keuschheit bzw. eheliche Treue als einziger Schutz vor den Krankheiten bleiben. Es war immer noch das alte Muster: Für Männern und Frauen galt nicht dieselbe Sexualmoral. Am Ende der beiden Flugblätter standen Ratschläge für einen sittlichen Lebenswandel. Aus dem Weg gehen sollte man dabei auch allen Unternehmungen, die allein auf das Vergnügen ausgerichtet waren, wie zum Beispiel Tanzveranstaltungen und Alkoholgenuss. So propagierte die DGBG unter dem Vorwand, medizinischen Rat geben zu wollen, gleichzeitig eine ganz bestimmte Moralvorstellung und den damit verbundenen Lebensstil: das bürgerliche Konzept von Ehe und Familie. Vier Millionen Exemplare dieser vierseitigen Merkblätter wurden 1920 an die Krankenkassen ausgeliefert und dann in der Bevölkerung verteilt.

Ob diese Merkblätter nun gelesen wurden oder nicht, weiß niemand so genau, und deshalb setzte die DGBG noch auf eine weitere Aufklärungsmethode: Gesundheitsausstellungen, die sich zu wahren Publikumsmagneten entwickelten. Eine erste solche Ausstellung fand 1909 in Düsseldorf statt und widmete sich neben den Geschlechtskrankheiten auch ganz allgemeinen Fragen der Sexualpädagogik. In 16 Tagen zog sie immerhin 40 000 Besucher an. Am bedeutendsten war jedoch die Erste Internationale Hygieneausstellung, die 1911 in Dresden stattfand. In einem speziellen, für Jugendliche gesperrten Raum wurden dort Krankheitssymptome an Wachsmoulagen (farbigen und damit naturgetreu wirkenden Abgüssen aus Wachs) und auf Wandtafeln gezeigt. Auf die Ausstellung von Schutzmitteln (wie etwa Kondome) wurde mit Rücksicht auf die sittlichen Vorstellungen der Zeit allerdings verzichtet.

Zum ersten Mal konnte die Öffentlichkeit nun realistische Nachbildungen der menschlichen Geschlechtsorgane bestaunen – wahrscheinlich war dies ein nicht ganz unerheblicher Grund für die Besuchermassen, die in die Ausstellung strömten! Welches Motiv der Einzelne auch für den Besuch der Ausstellung gehabt haben mag, das Ziel, das die DGBG mit diesen wirklichkeitsnahen Abbildungen verfolgte, war klar: Durch die realistische, ja abschreckende Darstellung der Krankheitssymptome sollte die Bevölkerung ihr Sexualverhalten ändern und enthaltsam oder monogam leben. So groß war das Erschaudern, dass Menschen mit schwachen Nerven angeblich reihenweise in Ohnmacht gefallen sein sollen.

Anschließend gastierte die Ausstellung noch in mehreren anderen deutschen Städten, wo sie ebenso erfolgreich war. Insgesamt sahen in Deutschland fast eine Million Menschen die Exponate. Der Zweigverein der DGBG in Breslau berichtete über die Reaktionen der Besucher: „Zahlreiche Besucher, der besten Gesellschaft angehörig, versichern, dass sie sich so furchtbar doch nicht diese Krankheiten vorgestellt hätten. [...] Am interessantesten ist es, die Einzelnen bei Gelegenheit einer ärztlichen Führung zu beobachten, und man kann in vielen Fällen an einem bleichen Gesicht dessen, der ständig aus dem Munde des Vortragenden sein Todesurteil zu vernehmen fürchtet, denjenigen herausfinden, dem ein schlechtes Gewissen oder eine alte, längst vergessenen Sache nun angesichts des erdrückenden Materials doch noch einmal Kopfschmerzen macht!"

So manch einem Lebemann ist hier wohl ein tüchtiger Schreck in seine Glieder gefahren; ob diese Aufklärungskampagnen allerdings tatsächlich das Sexualverhalten der Bevölkerung beeinflussten, ist jedoch schwer festzustellen. Die schrecklichen Bilder der Ausstellungen waren nach einigen Wochen, vielleicht sogar schon nach ein paar Tagen wieder vergessen und die alt bekannten Einstellungen „Ich passe schon auf" und „Das kann mir nicht passieren" kehrten zurück. Wenn auch der Erfolg beim Einzelnen vermutlich gering war, verfehlten die Aufklärungskampagnen ihr Ziel dennoch nicht: Die Öffentlichkeit war sich nun bewusst, dass Geschlechtskrankheiten ein medizinisches Problem waren, mit dem sie sich auseinander setzen musste. Syphilis & Co. waren nicht länger tabu, sondern wurden in allen Gesellschaftskreisen diskutiert. Auch in Romanen, Theaterstücken und Filmen wurde das Thema aufgegriffen. So klärt unter anderem das französische Drama *Les Avaries (Die Schiffsbrüchigen)* von Eugéne Brieux über die Syphilis auf und gelangte ab 1910 auch auf deutsche Bühnen. Zu rechtfertigen war eine solche Thematik aber nur unter Berufung auf die Medizin, nur um der Gesundheit willen wurde dieser Verstoß gegen die Sittlichkeit in Kauf genommen. Henrik Ibsens Drama *Gespenster* (1884), in dem es unter anderem um die Erbsyphilis geht, löste daher bei seiner Erstaufführung in Deutschland einen Sturm der Empörung aus. Das Stück wurde prompt verboten. „Die Sünden der Väter werden heimgesucht an den Kindern“, heißt es hier – und diesen Vorwurf wollte man im bürgerlichen Deutschland nicht hören.

Dem unzureichenden Wissensstand der Bevölkerung war nun endlich aufgeholfen. 1927 konnte der Berliner Ärztebund erleichtert feststellen, dass die Bevölkerung so umfassend über die Krankheiten informiert war, dass Kranke sich freiwillig in ärztliche Behandlung begaben und die Anweisungen der Mediziner gewissenhaft befolgten.

Von dr. Sommer noch keine Spur: die Aufklärung der Jugend

Eine Gruppe, die Aufklärung über Geschlechtskrankheiten besonders nötig hatte, waren Jugendliche, wie die hohen Krankheitszahlen in dieser Altersgruppe belegen. Von Unschuld konnte hier keine Rede mehr sein! Bei der Sexualaufklärung von Jugendlichen vermischten sich pädagogische und sittliche Aspekte. Gleichzeitig mit dem Wissen über sexuelle Vorgänge wurde ihnen eine Moralvorstellung vermittelt. Hauptstreitpunkt war auch hier wieder, ob diese Aufklärung nicht vielmehr eine Ermutigung zum Sex war als eine Abschreckung. Wie viele Heranwachsende tatsächlich noch „unschuldig“ waren und durch die Aufklärungskampagnen der DGBG zum ersten Mal etwas von Sex hörten, lässt sich heute nicht mehr nachvollziehen. Vermutlich war der Großteil der Mädchen und Jungen um die Jahrhundertwende aber durchaus besser informiert, als man annehmen möchte. Neben der DGBG widmeten sich auch Ärzte, Pädagogen, Abolitionstinnen und die Frauenbewegung dieser Aufgabe; ein wirklicher Durchbruch trat jedoch erst 1907 ein, als die DGBG Kultusministerien und Schulbehörden zu einer Zusammenarbeit bewegen konnte. Ihr Ziel formulierte die DGBG so: „Wenn wir auch wesentlich den hygienisch-ärztlichen Fragen unsere Aufmerksamkeit werden zuwenden wollen, die moralisch-ethische Seite dürfen wir nicht vernachlässigen, wenn wir uns nicht einer ebenso falschen Einseitigkeit schuldig machen wollen, wie eine große Gruppe von Männern und Frauen, die alles Heil und alle Besserung nur von der Pflege dieser idealen Bestrebungen erwarten.“ Neben der sexuellen Aufklärung wollte man den Jugendlichen also auch ethische Normen vermitteln. Oberstes Erziehungsziel war dabei sexuelle Enthaltsamkeit – auch heute noch die wirkungsvollste Methode, um sich vor Geschlechtskrankheiten zu schützen. Selbstbeherrschung war gefragt, die der preußische Medizinalbeamte Martin Kirchner unter anderem durch „Anschauungsunterricht" fördern wollten, in dem Jugendliche lernen sollten, „nackte Gestalten zu betrachten, ohne sinnlich erregt zu werden". Sport und Spiel sollten die körperlichen Triebe in eine produktive Richtung lenken. In einem angemessen Alter konnten die jungen Leute dann eine glückliche Familie gründen, die sich keine Sorgen um venerische Krankheiten machen musste.

Gegen die Aufklärung von Jugendlichen wandten sich vor allem Sittlichkeitsvereine und die Kirche, denn sie befürchteten, dass dadurch erst das Interesse der jungen Menschen an ihrer Sexualität geweckt werde. Nur der Beichtstuhl sei ein angemessener Ort, um über solche Dinge zu sprechen, meinte die katholische Kirche. Mädchen und Jungen sollten solange wie möglich rein und keusch bleiben, wenn überhaupt solle eine Aufklärung durch die Eltern oder den Beichtvater übernommen werden. 1913 zeigte sich die Fuldaer Bischofskonferenz besorgt, „dass der Jugend das natürliche Schamgefühl vollends verloren geht. Und doch ist dieses der feinste und stärkste Selbstschutz, das unentbehrliche und unersetzliche Bewahrungsmittel gegen das entsetzliche Laster der Unkeuschheit." In der evangelischen Kirche war man nicht minder streng. Oberstes Gebot war auch hier die Sittlichkeit, jegliche sexuelle Sinnlichkeit war dagegen – selbst in der Ehe – streng verpönt.

So unterschiedlich waren also die Positionen, die in dieser Diskussion aufeinander prallten. Paradox ist dabei, dass beide Seiten eigentlich dasselbe Ziel verfolgten: voreheliche Enthaltsamkeit. Doch selbst dort, wo sich Pädagogen einer umfassenden Aufklärung widmeten, kamen die meisten nicht über die altbekannte Bienen-und-Blüten-Erklärung hinaus. Das änderte sich erst in den Zwanzigerjahren, als eine kleine sexuelle Revolution Deutschland erschütterte. Im Mittelpunkt der gesellschaftlichen Auseinandersetzung stand dabei allerdings nicht die freie Liebe, sondern vielmehr der Verkauf von Verhütungsmitteln und die Beseitigung des Abtreibungsverbotes. Auch für die Erotik war nun Platz – allerdings nur in der Ehe. Eine Vielzahl von Eheratgebern beschäftigte sich mit diesem Thema und gestand erstmals auch den Frauen ein erfülltes Sexualleben zu. Die katholische Kirche sah in dem

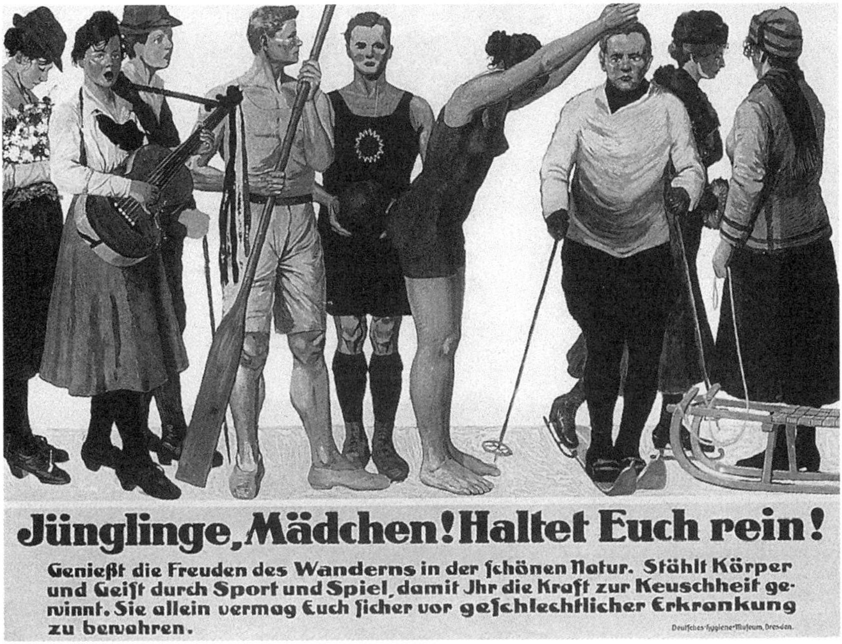
Jünglinge, Mädchen! Haltet Euch rein!
Genießt die Freuden des Wanderns in der schönen Natur. Stählt Körper und Geist durch Sport und Spiel, damit Ihr die Kraft zur Keuschheit gewinnt. Sie allein vermag Euch sicher vor geschlechtlicher Erkrankung zu bewahren.
Deutsches Hygiene-Museum, Dresden.

Enthaltsamkeit als die sicherste Methode, gesund zu bleiben.

neuen Selbstbewusstsein der Frauen – die sich nun „Neue Frauen" nannten – freilich eine Art „sexuelle Anarchie", die nicht nur die Sittlichkeit und Moral bedrohte, sondern gleich das Wohl der ganzen Nation gefährdete. Weiterhin pochte sie auf Keuschheit, Sittsamkeit und Schamhaftigkeit, doch fanden ihre Vorstellungen in der Bevölkerung immer weniger Zustimmung.

Wem wurde nun die undankbare Aufgabe zuteil? Die Eltern wussten meist selbst nicht viel und fielen daher als kompetente Aufklärer aus. Also wurden Lehrer mit dieser Aufgabe betraut. Um deren Kenntnisse auf den neuesten Stand zu bringen, sollte Sexualpädagogik zu einem Teil der Lehrerausbildung werden. Berufstätige Lehrer sollten das nötige Wissen in Fortbildungsveranstaltungen erwerben.

Noch vor dem Ersten Weltkrieg konnten Schüler der oberen Klassen Aufklärungsvorträge besuchen, die zuerst noch von Ärzten gehalten wurden, später dann von Lehrern. Zunächst durften daran jedoch nur Jungen teilnehmen, Mädchen sollten weiterhin in Unschuld und Unwissenheit aufwachsen. Auf Drängen der DGBG wurden jedoch schon bald auch Schulabgängerinnen aufgeklärt, vor allem Mädchen, die in den Risikoberufen Verkäuferin oder Dienstmädchen arbeiten wollten. In der Weimarer Republik stand besonders die Aufklärung der Arbeiterjugend im Vordergrund. An diese Zielgruppe richtete sich eine Vielzahl von Schriften, die nicht nur die biologischen Fakten vermittelten, sondern die jungen Leute gleichzeitig zur bürgerlichen Moral erziehen wollte, denn der liederliche Lebenswandel der Arbeiterklasse galt nach wie vor als ernst zu nehmende Bedrohung der allgemeinen, sprich bürgerlichen, Sittlichkeit.

Enthaltsamkeit – das kleinere Übel?

Im Mittelpunkt der Diskussionen über die Sexualaufklärung und die Eindämmung von Geschlechtskrankheiten stand die Forderung nach Enthaltsamkeit. Durch die längeren Ausbildungszeiten heirateten junge Bürger immer später – wie sollten sie aber mit ihren sexuellen Bedürfnissen umgehen? Oberstes Ideal war hier Enthaltsamkeit, für Frauen sogar nach wie vor die einzige gesellschaftlich akzeptable Lösung. Denn bis zu dieser Zeit bezweifelte man grundsätzlich, dass Frauen überhaupt einen eigenen Sexualtrieb hatten; weibliche Sexualität hatte allein der Befriedigung des Mannes zu dienen. Das kommt unter anderen darin zum Ausdruck, dass das alte Strafrecht zwar Homosexualität zwischen Männern unter Strafe stellte, nicht aber zwischen Frauen: Eigene weibliche Sexualität, gar Homosexualität, lag für den (männlichen) Gesetzgeber weit außerhalb jeder Vorstellungskraft.

So wurde die Forderung nach weiblicher Enthaltsamkeit auch weiter nicht in Frage gestellt. Sie sollten jungfräulich in die Ehe gehen und möglichst wenig über Sex wissen – Schluss, aus, basta! Bei Männern sah dies anders aus: Sie durften ihre Sexualnot ja bei Prostituierten und Dienstmädchen lindern, doch genau da begann für sie auch das Problem: Die jungen Bürger mussten damit rechnen, sich eine Geschlechtskrankheit zuzuziehen, mit der sie später einmal ihre unschuldige und reine Braut anstecken konnten. Die Folge: kranke Kinder – das Bürgertum degeneriert.

Ein Weg aus diesem Dilemma war, Männern eine ebenso strenge Sexualmoral aufzuerlegen wie Frauen. Auch sie sollten sich in Zukunft einfach beherrschen und enthaltsam leben. Doch konnte man so etwas von einem gesunden und kräftigen Mann überhaupt verlangen? „Ja", meinten Ärzte und Hygieneprofessoren um die Jahrhundertwende und rieten, „dass nach tausendfältigen Erfahrungen eine weise Zurückhaltung und Beschränkung im geschlechtlichen Verkehr ohne jede Gefahr für die körperliche und geistige Entwicklung des heranwachsenden jungen Mannes beobachtet werden kann." Eine ausgewogene Ernährung und viel Betätigung an der frischen Luft sollten den Männern die Abstinenz erleichtern. Außerdem sollten sie einen großen Bogen um anzügliche Gespräche oder Lektüre und Alkohol machen – kurz um alles, was irgendwie sexuell stimulierend wirken könnte. Sittlichkeitsvereine und Kirche zeigten sich begeistert von diesen Forderungen. Endlich einmal ein Vorschlag, der ganz nach ihrem Geschmack war! Nur durch sexuelle Enthaltsamkeit könne der kulturelle Niedergang Deutschlands verhindert werden, so glaubten sie. Auch die bürgerliche Jugendbewegung schloss sich diesem Ideal gerne an. Sie forderte eine „asexuelle Kameradschaft" zwischen Jungen und Mädchen, die zugleich auch die Gleichberechtigung der Geschlechter verwirklichen sollte. Der Genuss von Alkohol, Kaffee, Tee und Tabak war in dieser Bewegung streng verpönt, stattdessen standen Wanderungen in der freien Natur auf der Tagesordnung, die von der Reizüberflutung der Großstadt ablenken sollten und ein gutes Mittel zum Abbau überschüssiger Energien waren.

Natürlich gab es auch Stimmen, die sich gegen das neue „Keuschheitsgebot" aussprachen. Sie sahen den Sexualtrieb als festen Teil der menschlichen Natur, der nicht unterdrückt werden dürfe. Nicht jeder sei in der Lage, enthaltsam zu leben, deshalb dürfe man dies auch nicht von allen Männern verlangen, denn sonst könnten sich schwerwiegende körperliche und seelische Folgen einstellen, so protestierten einige Ärzte. Dieser rebellischen Einstellung schob im Jahre 1917 ein Gutachten der medizinischen Fakultät der Universität Halle einen Riegel vor. Die Mediziner kamen darin zu der Feststellung, dass sexuelle Enthaltsamkeit für Männer bis zum Alter von 24 Jahren völlig unschädlich sei. Bis zu diesem Alter hatten sie also gefälligst auf Sex zu verzichten.

Wie viele Männer und auch Frauen sich tatsächlich an diese Forderung hielten, lässt sich heute natürlich nicht mehr sagen. Vermutlich dürfte es damit jedoch nicht allzu weit her gewesen sein, eine andere wirkungsvolle Methode zum Schutz vor Geschlechtskrankheiten musste also gefunden werden.

Von Kondomen und anderen Schutzmitteln

Da die Angst vor einer Ansteckung wohl nicht so groß war, dass Menschen ganz auf Sex verzichten wollten, musste der Geschlechtsverkehr eben so sicher wie möglich gemacht werden, um eine weitere Ausbreitung der Krankheiten zu verhindern. Zu diesem Zweck gab es um die Jahrhundertwende zwei Möglichkeiten: Desinfektionsmittel und Kondome.

Mit einem Desinfektionsmittel – zum Beispiel „Sanitas“ oder „Viro“ – konnte ein Mann nach dem Sex seine Genitalien reinigen und es wenn nötig auch in die Harnröhre einträufeln. Im Vergleich zu Kondomen waren diese Lösungen und Salben auch relativ billig. Es gab sie im Übrigen nur für Männer, Frauen konnten nur auf die Gesundheit ihres Partners vertrauen oder auf die Benutzung eines Kondom bestehen. Doch welche Frau traute sich damals, von ihrem Mann zu verlangen, ein Kondom zu benutzen?

Das alt bekannte Verhüterli ist schon fast so alt wie die Menschheit selbst. Zunächst bestanden sie noch aus Tierdärmen oder Fischblasen, Mitte des 19. Jahrhunderts wurden dann in England die ersten vulkanisierten Kautschuk-Kondome hergestellt. Wenig später waren sie auch in Deutschland erhältlich. Allerdings waren sie nicht ganz billig: 1914 kos-

Safe-Sex um die Jahrhundertwende.

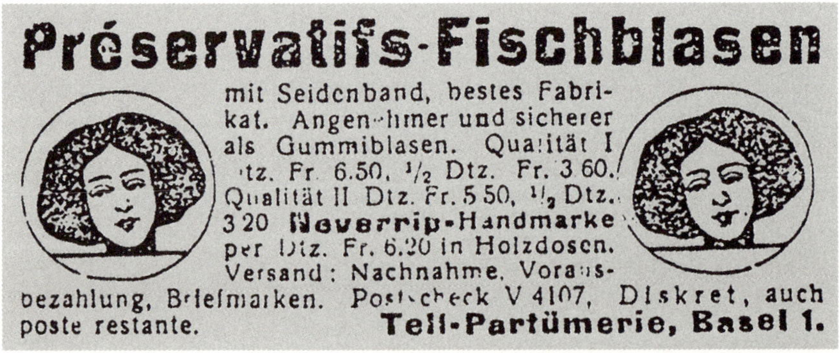
Préservatifs-Fischblasen
mit Seidenband, bestes Fabrikat. Angen-hmer und sicherer als Gummiblasen. Qualität I tz. Fr. 6.50. ½ Dtz. Fr. 3.60. Qualität II Dtz. Fr. 5.50, ½ Dtz. 3.20 Neverrip-Handmarke per Dtz. Fr. 6.20 in Holzdosen. Versand: Nachnahme, Vorausbezahlung, Briefmarken. Postcheck V 4107. Diskret, auch poste restante.
Tell-Parfümerie, Basel 1.

teten zwölf Gummikondome etwa sechs Mark, der Wochenlohn eines ungelernten Arbeiters betrug jedoch nur 20 Mark. Außerdem waren sie damals natürlich noch wesentlich dicker als heute und deshalb auch nicht sehr beliebt. Ab Anfang der Dreißigerjahre kam dann das Latex-Kondom auf den Markt.

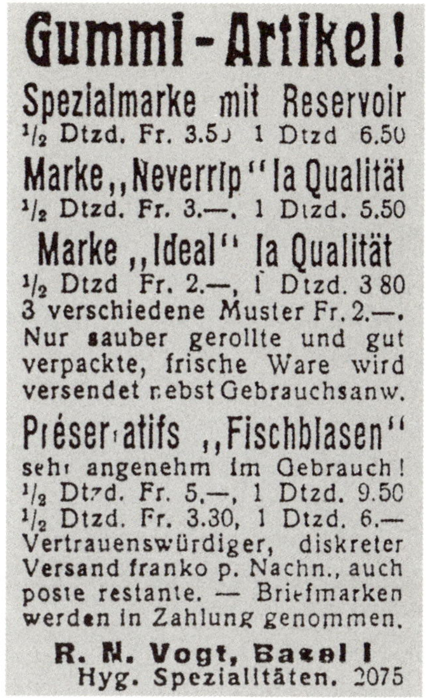

Kondome schützen – das wusste man schon vor 100 Jahren.

Von Anfang an war der Gebrauch von Kondomen heftig umstritten: Sittlichkeitsvereine, konservative Gruppierungen und die Kirche sahen in ihnen geradezu eine Aufforderung zum außerehelichen Geschlechtsverkehr – sie schützten zugleich ja auch vor einer Schwangerschaft – und damit als Zeichen eines völligen Sittenverfalls. Ihnen gegenüber standen Ärzte und die Gesundheitsämter, die in erster Linie die Ausbreitung von Geschlechtskrankheiten eindämmen wollten.

Wie sollte man nun aber vorgehen? Sollte man die Bevölkerung tatsächlich über den Gebrauch von Schutzmitteln aufklären und ihr damit quasi den Freibrief für sexuelle Ausschweifungen erteilen? Problematisch war zudem, dass auch damals Kondome nicht 100 Prozent sicher waren, und auch den Desinfektionsmitteln gelang es nicht immer, eine Ansteckung zu verhindern. So galt als oberstes Ziel weiterhin die Erziehung zur Sittlichkeit, jedoch musste man davon ausgehen, dass dieses Ziel nicht jeder erreichen konnte. Außerdem zeigten sich die Erfolge der Sexualerziehung erst langfristig, Schutzmittel halfen jedoch sofort – und schnelles Handeln war wichtig. Trotz aller Gründe, die für die Schutzmittel sprachen, stellte sich das Kaiserliche Gesundheitsamt im Jahre 1908 auf die Seite der Moralisten. Es begründete diese Haltung damit, dass die nicht absolut zuverlässigen Schutzmittel der Bevölkerung eine falsche Sicherheit gäben und so die Angst vor außerehelichem Geschlechtsverkehr beseitigen würden.

Diese Einstellung zeigte sich auch in der Rechtsprechung, die 1912 folgende Entscheidung fällte: „Der Geschlechtsverkehr ist, sofern er außerhalb der Ehe stattfindet, unzüchtig. Soweit er unzüchtig ist, gilt dies auch von dem Gebrauche der Mittel, die bei ihm angewendet werden, insbesondere zur Verhütung der Übertragung von Geschlechtskrankheiten oder zur Verhütung der Empfängnis." Die Werbung für Kondome und andere Schutzmittel war daher ab sofort verboten. Einige Städte, wie zum Beispiel Bremen, fanden dennoch Wege, wenigstens Risikogruppen über Schutzmöglichkeiten zu informieren. So hingen in Bordellen Aufklärungsplakate aus, zum Teil konnten Freier auch gleich Kondome an Ort und Stelle erwerben.

Dass der Erste Weltkrieg auch ins Sexualleben der Menschen eingriff, mag wie eine unbedeutenden Fußnote der Geschichte erscheinen, für unser Thema ist diese Tatsache jedoch trotzdem nicht ganz unwichtig. Infolge des Krieges wurde nämlich der Rohgummi knapp und damit auch die Kondome. Andere Schutzmittel mussten her und so erlebten Desinfektionsmittel einen Aufschwung. In den Großstädten entstanden spezielle „Spritzstuben", in denen sich Männer nach dem Sex kostenlos und anonym desinfizieren lassen konnten. Ende der Zwanzigerjahre gab es in Berlin 19 solche Einrichtungen, in die pro Nacht bis zu 100 Männer kamen.

Mit der Einführung des Geschlechtskrankheitengesetzes im Jahre 1927 liberalisierte sich die Haltung gegenüber den Schutzmitteln zunehmend, ab Ende der Zwanzigerjahre durften zum Beispiel Drogisten in ihren Schaufenstern auf Kondome hinweisen. In vielen öffentlichen Toiletten waren Automaten mit Desinfektionsmitteln, manchmal auch mit Kondomen, zu finden. Dies bescherte der Kondomindustrie einen noch nie da gewesenen Aufschwung: 1928 soll die Kondomfirma „Fromm" täglich 144 000 Kondome verkauft haben. Sittlichkeitsverbände und die Kirche pochten allerdings weiterhin auf Sitte und Anstand und forderten immer wieder ein Verbot der Schutzmittelautomaten – stießen dabei jedoch zumeist auf taube Ohren.

Die Einstellung gegenüber den Schutzmitteln hatte sich also im Verlauf der letzen 30 Jahre entscheidend gewandelt. Obwohl außerehelicher Geschlechtsverkehr weiterhin als unsittlich galt, standen nun pragmatische Gesichtspunkte im Vordergrund: Die Menschen waren nun einmal nicht zu einem moralisch einwandfreien Leben zu bewegen, also sollten sie bei ihren Fehltritten wenigstens gesund bleiben. Dies galt zumindest für den männlichen Teil der Bevölkerung. Bei den Frauen war man noch lange nicht so weit. Deshalb gab es auch keinerlei Bestrebungen, ein wirksames Schutzmittel für Frauen zu entwickeln. Geschlechtskranke Frauen waren entweder Prostituierte und daher sowieso schon verkommen, oder Ehefrauen, die von ihren Männern „unschuldig" angesteckt wurden. Geschützt werden mussten also nur die Männer, damit sie die Krankheiten nicht in ihre Familien einschleppten. Die Diskussion über Schutzmittel stellte also keineswegs die bürgerliche Doppelmoral in Frage – ganz im Gegenteil: Sie bestätigte sie vielmehr.

Soldaten stehen ausserhalb der Gesetze

Eine Sonderstellung in den Diskussionen um Geschlechtskrankheiten hatten Angehörige des Militärs inne, denn hier musste man von anderen Voraussetzungen ausgehen. Männer, die häufig schon verheiratet und an regelmäßigen Geschlechtsverkehr gewöhnt waren, waren im Ersten Weltkrieg monatelang von ihren Ehefrauen getrennt. Außerdem litten alle Soldaten an extremen körperlichen und seelischen Belastungen und Anspannungen, die sie schließlich irgendwo abbauen mussten. Damit das nicht in homosexuellen Beziehungen geschah, wurde hier außerehelicher Sex toleriert, ja sogar ermutigt, denn zufriedene Soldaten kämpfen besser. Und konnte man jungen Männern im Angesicht des Todes wirklich das einzige Vergnügen, das ihnen noch blieb, verwehren? Doch die Gefahr war auch hier allgegenwärtig.

Während im Lande wilde Debatten im Gange waren, ob die Bevölkerung nun über die Gefahren von Syphilis & Co. aufgeklärt werden sollte oder nicht, war man sich beim Militär in dieser Hinsicht einig. Sexuelle Enthaltsamkeit war den Soldaten in dieser Ausnahmesituation nicht zuzumuten; mit Merkblättern und Vorträgen wurden sie deshalb vor den Gefahren des außerehelichen Geschlechtsverkehrs gewarnt, da es ihre Pflicht gegenüber dem Vaterlande sei, sich „gesund und leistungsfähig zu halten." So umfassend war diese Aufklärung, dass sich einige Soldaten schon über ein Zuviel des Guten beschwerten. Da Enthaltsamkeit hier nicht als Lösung galt, musste der Einsatz von Schutzmitteln erlaubt sein. Hier gab es zwei Wege, um einen Soldaten vor einer Geschlechtskrankheit zu bewahren: Entweder ließ er sich nach dem Sex in seiner Kaserne desinfizieren oder er bekam vor dem Sex ein Päckchen mit den notwendigen Utensilien. Bereits um die Jahrhundertwende wurden Desinfektionsmittel an Soldaten ausgegeben, die teureren Kondome waren hauptsächlich in Offizierskreisen zu finden. Soldaten, die sich eine venerische Krankheit zugezogen hatten, weil sie die Desinfektion versäumt hatten, durften von ihren Vorgesetzten bestraft werden. An oberster Stelle stand jedoch auch hier der Schutz durch Aufklärung. Dazu gab das Kriegsministerium im Jahre 1913 eine Broschüre mit dem Titel *Hütet euch vor Ausschweifungen!* heraus, die eindringlich vor Prostituierten und Alkoholgenuss warnte.

Auch über die Meldepflicht wurde im Militär heiß diskutiert. Da viele Soldaten unter Geschlechtskrankheiten litten, wollte man ihre Behandlung und Überwachung auch nach ihrer Entlassung aus dem Militär sicherstellen. Politisch war die Forderung nach einer Meldepflicht jedoch auch hier nicht durchsetzbar, Soldaten wurden allerdings aufgefordert, sich freiwillig bei den Landesversicherungsanstalten zu melden. Es dürfte nicht sehr überraschend sein, dass dieser Bitte nicht gerade viele Soldaten nachkamen. Eine Verordnung vom Dezember 1918 verfügte dann allerdings doch, dass geschlechtskranke Soldaten auch ohne ihr Einverständnis den Versicherungsanstalten gemeldet werden konnten.

Ähnlich sah es mit der Zwangsbehandlung kranker Soldaten aus. Im Sommer 1915 kündigte das Kriegsministerium an, dass geschlechtskranke Armeeangehörige „mit allen zu Gebote stehenden Mitteln" behandelt werden sollten, auch mit Maßnahmen, „die in Friedenszeiten ohne Weiteres nicht in Frage kommen würden." Neben regelmäßigen Untersuchungen sah diese Verfügung auch eine zwangsweise Behandlung der Soldaten in Lazaretten vor. Auch nach Kriegsende sollten sie eigentlich weiter behandelt werden, doch vermochte dies niemand zu kontrollieren. Da die Sonderregelungen nur für die Kriegszeit galten, gab es nicht einmal ein Gesetz, mit Hilfe dessen die Behandlung der Soldaten fortgesetzt werden konnte. So zerstreuten die Kranken sich ab November 1918 in alle Winde und schleppten ihren Tripper in ihrer Heimat ein. Immerhin bot das Militär den entlassenen Soldaten noch kostenlose Behandlungen in der Heimat an, doch stieg vermutlich nur eine geringe Zahl auf dieses Angebot ein.

In der Debatte über die Reglementierung der Prostitution nahm das Militär ebenfalls eine Sonderstellung ein. Hier wurde die Prostitution sorgfältig überwacht, denn schließlich sollte die Kampfkraft der Soldaten ja nicht durch eine Geschlechtskrankheit geschwächt werden. Aus diesen Gründen gab es Soldatenbordelle, die teilweise sogar von Militärärzten beaufsichtigt wurden. Die Prostituierten mussten sich regelmäßigen Untersuchungen unterziehen, bei Erkrankung wurden sie abgeschoben oder zwangsbehandelt. Allzu viel Vergnügen boten diese Bordelle jedoch nicht. Vor der Türe oder oft auch nur vor einem Vorhang standen die Soldaten Schlange. Bevor ein Soldat zum Zuge kam, musste er einem Sanitätsfeldwebel noch Namen und Einheit mitteilen, sein letztes Untersuchungsergebnis vorlegen und natürlich bezahlen. Dann bekam er Desinfektionsmittel oder ein Kondom ausgehändigt und konnte dann endlich loslegen. Länger als zehn Minuten hatte er jedoch nur selten Zeit. Auch die Verbreitung von Geschlechtskrankheiten ging durch die Soldatenbordelle nicht wesentlich zurück, denn bald stellte sich heraus, dass sich die meisten Soldaten nicht etwa in den Bordellen ansteckten, sondern während des Urlaubs in der Heimat! Maßnahmen zur Bekämpfung der Geschlechtskrankheiten konzentrierten sich in zunehmenden Maße auf die Ehefrauen der Soldaten, die zu Enthaltsamkeit erzogen werden sollten, während ihre Männer sich in Bordellen herumtrieben. Nach Kriegsende war es jedoch vorbei mit dem lustigen Treiben der Soldaten, es galten auch für sie wieder die gleichen Gesetze wie für alle anderen Menschen.

Überwachung durch den Staat

Eine weitere wichtige Frage im Kampf gegen die Geschlechtskrankheiten war das Problem, wie Mediziner und Staat mit den Kranken verfahren sollten. Sollten sic sich in ärztliche Behandlung begeben müssen? Bis zu welchem Grad sollte ihre Therapie überwacht werden? Schließlich stellten Geschlechtskranke, vor allem auch Prostituierte, eine Gefahr für die Allgemeinheit dar, die erst gebannt war, wenn die Krankheit völlig ausgerottet war. Eine Möglichkeit, die weitere Verbreitung der venerischen Krankheiten zu überwachen, war die Meldepflicht.

Meldepflicht: das Ende der Anonymität?

Erste Diskussionen über eine Erfassung aller Geschlechtskranken gab es schon zu Beginn des 19. Jahrhunderts. In Preußen mussten ab 1835 alle Syphilisfälle, bei denen „von der Verschweigung der Krankheit nachtheilige Folgen für den Kranken selbst oder für das Gemeinwesen zu befürchten sind", der Polizei namentlich gemeldet werden. Auch kranke Prostituierte und Soldaten wurden erfasst. Zusätzlich bestand eine anonyme Meldepflicht für alle übrigen Syphilisfälle. Trotzdem zeigte sich nicht die erwünschte Wirkung, da sich viele Ärzte nicht an die Bestimmungen hielten. Die Kranken selbst verschwiegen ihre Leiden oder begaben sich in die Hände von Laienheilkundigen, da sie aus Angst vor Diskriminierung nicht wollten, dass ihre Krankheit bekannt wurde. Lieber suchten sie Kurpfuscher auf, die ihre Krankheit mit zweifelhaften Methoden behandelten, oder vertrauten ihr Geld angeblichen „Wunderheilern" an, als dass sie den Rat eines approbierten Arztes suchten. In der Öffentlichkeit waren venerische Krankheiten ja nach wie vor ein Tabuthema und stellten einen Makel auf der sonst so weißen bürgerlichen Weste dar. Aus diesen Gründen sprachen sich viele Ärzte gegen eine Meldepflicht aus, sahen jedoch ein, dass sie in gewissen Fällen ihre Schweigepflicht aufheben mussten. So sollte zum Beispiel eine Frau, deren Mann an einer Geschlechtskrankheit litt, von seiner Krankheit erfahren, damit sie sich nicht ansteckte.

Die Meldepflicht hatte jedoch auch ihre Befürworter. Ihr Hauptargument war, dass darin die einzige Möglichkeit liege, Menschen, „die durch ihre Geschlechtskrankheit gemeingefährlich sind, der staatlichen Fürsorge und Überwachung" zuzuführen und so die Gesellschaft zu schützen. Diese Forderung konnte auf Reichsebene allerdings nicht durchgesetzt werden und so war es ab 1900 Aufgabe der Länder, eine Meldepflicht zu regeln.

Im Ersten Weltkrieg nahmen die Diskussionen um eine allgemeine Meldepflicht wieder zu, da ein hoher Anteil der Soldaten an Geschlechtskrankheiten litt. Zunehmend spielten in diesen Debatten Fragen der Bevölkerungspolitik eine Rolle, da Deutschland durch den Krieg schon genug Menschen verloren hatte und man sich vor einer weiteren Abnahme der Bevölkerung fürchtete. Ein umfassendes Konzept zur Bekämpfung der Geschlechtskrankheiten musste also her.

Als Erstes weiteten die Krankenkassen die Überwachung ihrer Mitglieder aus. Mit dem Recht auf die Leistungen der Versicherung kam ja zugleich die Pflicht, auf die eigene Gesundheit zu achten und genau auf diese Pflicht pochten die Krankenkassen nun. Ein Geschlechtskranker musste sich bereits bei den ersten Symptomen in ärztliche Behandlung begeben, sonst zahlte die Kasse nicht.

Eine spezielle Meldepflicht für Risikogruppen konnte sich politisch jedoch zunächst genauso wenig durchsetzen wie die Forderungen nach einer Erfassung aller Fälle von Geschlechtskrankheiten. Sie kam erst mit der Einführung des Gesetzes zur Bekämpfung der Geschlechtskrankheiten (GBG) 1927 zustande; es gab nun eine spezielle Meldepflicht als Ersatz für die sittenpolizeiliche Überwachung der Prostitution. Eine allgemeine Meldepflicht – das heißt, jeder Krankheitsfall muss angezeigt werden – für Geschlechtskrankheiten wurde erst nach dem Zweiten Weltkrieg eingeführt.

Behandlung gegen den Willen

Nicht jeder Geschlechtskranke hielt sich jedoch an die Anweisungen seines Arztes, brach die Behandlung ab oder änderte seinen Lebensstil nicht. Diese uneinsichtigen Patienten waren natürlich weiterhin eine Gefahr für die Bevölkerung und stellen die Gesundheitspolitik vor ein ernstes Problem. Wie sollte man mit diesen Kranken verfahren? Sollte man sie auch gegen ihren Willen behandeln und sogar in Krankenhäuser einweisen dürfen? Schließlich waren sie ja sozusagen wandelnde Zeitbomben. Für Prostituierte und Soldaten galten ja schon seit längerem Bestimmungen zur Zwangsbehandlung, doch wie sah es mit der „Normalbevölkerung" aus?

Im Zentrum diese Debatte standen zunächst zwei Personengruppen: Die Landbevölkerung, für die nicht genügend Ärzte zur Verfügung standen, und die Arbeiterklasse, die um die Jahrhundertwende der

Schulmedizin noch eher skeptisch gegenüberstand. Dass Geschlechtskranke sich in ärztliche Behandlung begeben mussten, sah jeder ein – wie das jedoch konkret verwirklicht werden sollte, war Anlass für heftige Diskussionen. Dabei wurden sogar Stimmen laut, die forderten, dass Geschlechtskranke unter Quarantäne gestellt werden sollten, solange ihre Krankheit ansteckend war. Da sich dieser Zeitraum bei Syphilis jedoch über mehrere Jahre erstreckte, war eine solche Maßnahme nicht durchführbar. In einer modifizierten Variante forderte Albert Neisser, dass ein Geschlechtskranker nur dann zwangsweise im Krankenhaus behandelt werden sollte, wenn er „unter solchen (namentlich Wohnungs-) Verhältnissen lebte, dass er im Familienleben, als Mieter, Schlafbursche u. dgl. für seine Umgebung eine Gefahr werden könnte". Das sei die Pflicht des Kranken gegenüber der Allgemeinheit. Bis zum Ersten Weltkrieg gab es jedoch kaum eine gesetzliche Grundlage für solche Zwangsmaßnahmen, außer für Prostituierte. Als zu schwer galt dieser Eingriff in die persönliche Freiheit, als dass man ihn hätte rechtfertigen können.

Die Zwangsbehandlung der Soldaten in Lazaretten endete mit der Demobilisierung 1918. Die kranken Soldaten kehrten zu ihren Ehefrauen zurück. Um die Gefahr einer zügellosen Verbreitung der Geschlechtskrankheiten zu bannen, erließ die Reichsregierung im Dezember 1918 eine Notverordnung, in der sie eine Zwangsbehandlung für Geschlechtskranke anordnete, die sich nun zum ersten Mal nicht mehr nur auf weibliche Prostituierte beschränkte. Eine gesetzliche Regelung des Problems ließ jedoch noch neun Jahre auf sich warten.

Ratgeber und Heilmittel hatte jeder Mediziner im Angebot.

Männerkrank- 14
heiten und Nervenschwäche, von Spezialarzt Dr. med. Rumler. **Preisgekröntes** Werk. Wirklich brauchbarer, äusserst lehrreicher Ratgeber und bester Wegweiser zur Verhütung und Heilung von **Gehirn- und Rückenmarks-Erschöpfung, Geschlechtsnerven-Zerrüttung, Folgen nerven-ruinierender Leidenschaften und Excesse und allen sonstigen geheimen Leiden.** Nach **fachmännischen** Urteilen für jeden Mann, ob jung oder alt, gesund oder schon erkrankt, von **geradezu unschätzbarem gesundheitlichem Nutzen** Für Fr. 1.50 in Briefm. franko von **Dr. med. Rumler Nachf., Genf 477.**

Das Gesetz zur Bekämpfung der Geschlechtskrankheiten von 1927

Nach jahrelangen Diskussionen wurde 1927 endlich das Gesetz zur Bekämpfung der Geschlechtskrankheiten (GBG) erlassen, das Fragen wie Meldepflicht und Zwangsbehandlung nun ein für alle Mal klären sollte. Das GBG verpflichtete infektiöse Geschlechtskranke dazu, sich von einem approbierten Arzt behandeln zu lassen und so die Krankheit zu bekämpfen. Laienheilkundigen war es von nun an untersagt, sich um venerische Krankheiten zu kümmern. Außerdem durften Gesundheitsbehörden von Personen, die im Verdacht standen, an einer Geschlechtskrankheit zu leiden, ein Gesundheitszeugnis verlangen. Im Krankheitsfall durften diese Personen zwangsweise behandelt, falls nötig auch in ein Krankenhaus eingewiesen werden. Diese neue Regelung ersetzte dic frühere sittenpolizeiliche Überwachung der Prostituierten.

Wie schon die Notverordnung von 1918 wandte sich dieses Gesetz nun auch gegen geschlechtskranke Männer – früher galten nur geschlechtskranke Frauen als Gefahr für die Öffentlichkeit. Wenn sich der Patient nicht an die ärztlichen Anordnungen hielt und es weiter so bunt wie vorher trieb, konnte er in die geschlossene Abteilung eine Krankenhauses eingewiesen werden und wurde somit für längere Zeit – und in sämtlichen Bedeutungen des Wortes – aus dem Verkehr gezogen.

Das Argument, dass solche Zwangsmaßnahmen das Recht auf persönliche Freiheit doch empfindlich einschränkten, musste hinter dem Wohl der Allgemeinheit zurückstehen. Dies galt jedoch nur, solange der Kranke ansteckend war. Wenn er dieses Stadium hinter sich gelassen hatte, hatten Zwangsmaßnahmen keine rechtliche Grundlage mehr.

Schon lange vor diesem Gesetz waren Forderungen nach einem Strafmaß für eine wissentliche Ansteckung laut geworden. Bestraft werden sollte jeder Mensch, der „die Gesundheit einer Person dadurch gefährdet, dass er wissend, dass er mit einer ansteckenden Geschlechtskrankheit behaftet ist, außerehelichen Beischlaf ausübt.“ Davon versprach man sich eine weitere Abschreckung, doch ließ sich häufig nur sehr schwer nachweisen, bei wem man sich nun tatsächlich angesteckt hatte. Schon 1900 wurde ein Gesetz verabschiedet, dass eine erfolgte Ansteckung tatsächlich als Körperverletzung ahndete, alleine die Gefährdung seines Sexualpartners reichte jedoch noch nicht für eine Bestrafung. Auf Drängen der DGBG und des Reichsgesundheitsrates nahm die Regierung den Gefährdungspraragraphen schließlich in das Gesetz zur Bekämpfung der Geschlechtskrankheiten von 1927 auf. Wer nun nicht auf Sex verzichtete, obwohl er wusste, dass er unter einer Geschlechtskrankheit litt, musste mit einer Gefängnisstrafe von bis zu drei Jahren rechnen – egal, ob er seinen Partner tatsächlich ansteckte oder nicht. Diese Höchststrafe wurde jedoch so gut wie nie verhängt. Überhaupt war die Beweislage in einem solchen Fall äußerst schwierig. Der Kläger musste erst einmal beweisen, dass der Angeklagte zum Zeitpunkt des Geschlechtsverkehrs tatsächlich an einer Geschlechtskrankheit litt und dies außerdem auch wusste. Dennoch kam es zunächst zu etlichen Verurteilungen, die jedoch später stetig abnahmen. Verurteilt wurden übrigens fast doppelt so viele Frauen wie Männer.

Ein Beispiel für einen solchen Fall ist eine an Syphilis erkrankte Frau, die sich zwangsweise zur Behandlung im Krankenhaus befand. Ihr gelang es, ihren Wächtern zu entwischen und einen nichts ahnenden Handwerker mit ihrer Krankheit anzustecken. Sie wurde zu einer Haftstrafe von drei Monaten verurteilt.

Ehe-TÜV einmal anders: das Gesundheitszeugnis

Für Beunruhigung sorgte nach dem Ersten Weltkrieg, der so vielen Menschen das Leben gekostet hatte, der zunehmende Geburtenrückgang in Deutschland. Er war zum einen auf Mittel zur Empfängnisverhütung zurückzuführen, zum anderen spielten aber auch Geschlechtskrankheiten eine Rolle. Bei Männern wie Frauen konnten sie zu Sterilität führen, krank geborene Kinder überlebten oft nicht lange oder waren gesundheitlich schwer geschädigt. Rund vier Prozent aller Ehen blieben wegen einer Geschlechtskrankheit kinderlos, schätzten die Mediziner.

Wie schlimm dieser Bevölkerungsrückgang damals empfunden wurde, zeigt ein medizinischer Ratgeber aus den Zwanzigerjahren. In einem Kapitel *„Die Geschlechtskrankheiten als Volksgefahr“* warnt der

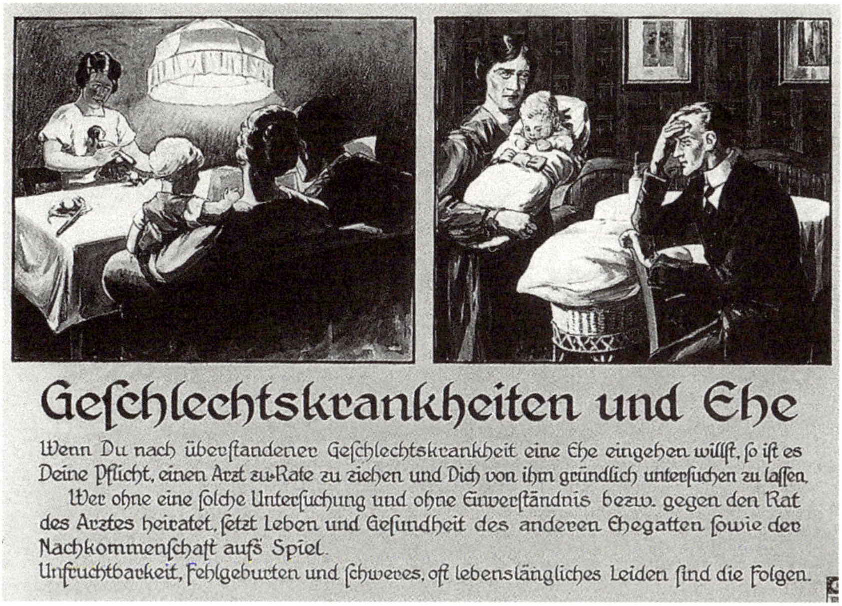
Geschlechtskrankheiten und Ehe
Wenn Du nach überstandener Geschlechtskrankheit eine Ehe eingehen willst, so ist es Deine Pflicht, einen Arzt zu Rate zu ziehen und Dich von ihm gründlich untersuchen zu lassen.
Wer ohne eine solche Untersuchung und ohne Einverständnis bezw. gegen den Rat des Arztes heiratet, setzt Leben und Gesundheit des anderen Ehegatten sowie der Nachkommenschaft aufs Spiel.
Unfruchtbarkeit, Fehlgeburten und schweres, oft lebenslängliches Leiden sind die Folgen.

Auch Ehepaare wollten aufgeklärt sein, damit ein Seitensprung keine schlimmen Folgen hatte.

Autor vor der Bedrohung durch diese heimtückischen Krankheiten: „Wir sehen seit dem Weltkriege viele Kräfte am Werke, die – sei es unbewusst, sei es planvoll – daran arbeiten, das deutsche Volk dem Untergange zuzuführen. Unter ihnen aber ist keine, die sein Lebenswerk so unmittelbar bedroht wie der Dämon der Geschlechtskrankheiten. [...] Schlimmer noch als alle diese Einbußen an unserem Nationalwohlstand ist der Fluch der Unfruchtbarkeit, den diese furchtbare Geißel über die von ihr getroffenen Männer und Frauen zu bringen vermag. [...] Wenn hingegen die Volkszahl durch anhaltendes Sinken der Geburtenziffern abzunehmen beginnt, so hat für ein solches Volk die Totenglocke geschlagen. [...] Für uns Deutsche vollends ist dieser Kinderreichtum unseres Volkes nicht bloß ein Vorzug, der uns mitten im Zustande unserer Versklavung durch den Versailler Gewaltfrieden ein berechtigtes Gefühl der Überlegenheit verleiht, sondern er ist uns auch eine Gewähr für die Kerngesundheit unseres Stammes und damit für die Möglichkeit unseres Wiederaufstieges. Wer die deutsche Geburtenziffer bedroht – und das geschieht eben durch die

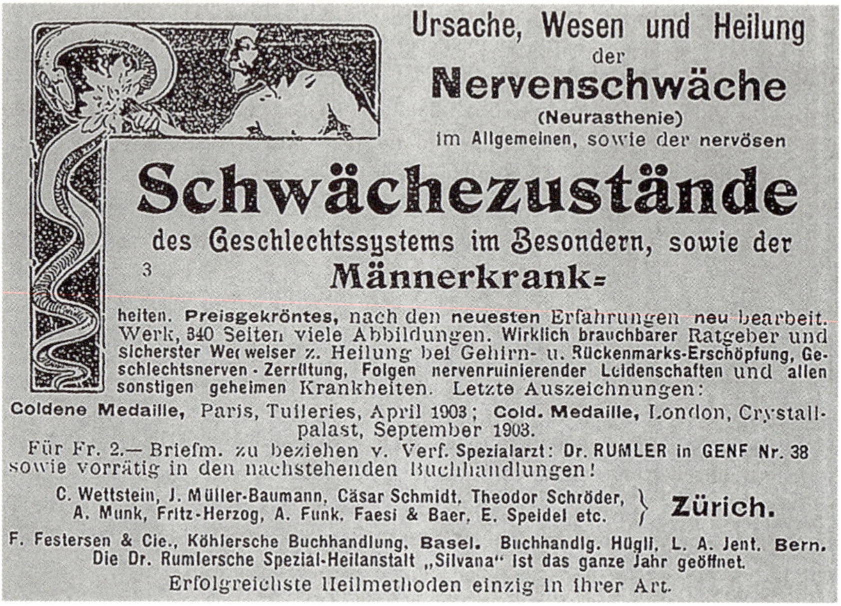

Aus der Angst vor den „Lustseuchen“ wussten Ärzte und Wunderheiler Kapital zu schlagen.

Geschlechtskrankheiten – der legt die Axt an die tiefste Wurzel unserer Größe und Wohlfahrt.“

Um diesen für die Bevölkerungspolitik und das deutsche Nationalgefühl so schädlichen Geburtenausfall zu bekämpfen, wurden Forderungen nach Gesundheitszeugnissen laut. Zunächst sollten Hebammen und Ammen ihren einwandfreien Gesundheitszustand belegen, um nicht gesunde Babys in Gefahr zu bringen.

Auch die Ehe wurde ins Visier genommen. Wenn möglich, sollte die Heirat Geschlechtskranker von vornherein verhindert werden. Zu diesem Zweck sollten Ärzte Gesundheitszeugnisse ausstellen, die sich die Brautleute vor der Hochzeit zeigen lassen sollten. Eine immer wichtigere Rolle bei diesen Überlegungen spielten eugenische Überzeugungen, die durch ein Heiratsverbot verhindern wollten, dass die „Durchschnittsqualität des Nachwuchses in intellektueller Beziehung minderwertig und die Nation dadurch zweifellos geschädigt“ werde. Kinder ja, aber bitte nur gesunde! Überlegungen zu einer qualitativen Bevölkerungspolitik und „Rassenhygiene“ gab es übrigens schon lange vor Hitlers Machtergreifung im Jahre 1933. Schon im Kaiserreich unterstütze unter anderem die DGBG die Forderung nach Ehegesundheitszeugnissen.

Freilich gab es gegen diese Zeugnisse auch Einwände: Sie waren ja nur sinnvoll, wenn die Brautleute vor der Hochzeit tatsächlich noch nicht miteinander geschlafen hatten – und dies war damals schon eine Seltenheit. Außerdem waren Geschlechtskrankheiten nach wie vor nur schwer festzustellen, erst mit der Wassermann'schen Reaktion von 1906 konnte zumindest die Syphilis einwandfrei nachgewiesen werden. Und getrickst wurde hier natürlich auch! Was passierte, wenn sich ein Partner erst eine Geschlechtskrankheit zuzog, wenn das Zeugnis bereits ausgestellt war? Oder überhaupt erst während der Ehe? Außerdem bedeutete ein Heiratsverbot ja nicht, dass Menschen dann keine Kinder bekommen. Zu viele Überlegungen sprachen gegen diesen Ehe-TÜV, Gesundheitszeugnisse wurden daher nicht eingeführt, man entschied sich für eine andere Lösung.

Ab 1921 lag an den Standesämtern jedoch ein vom Reichsgesundheitsamt verfasstes Merkblatt für Eheschließende aus, das auf die Problematik der Geschlechtskrankheiten hinwies. Auch in Familien- und Eheberatungsstellen konnten sich Heiratswillige gesundheitlich beraten lassen. Das Thema „Gesundheitszeugnis" wurde erst im Jahre 1935 wieder aktuell: Das Ehegesundheitsgesetz der nationalsozialistischen Diktatur schrieb vor, dass sich Brautleute vor der Eheschließung ärztlich untersuchen lassen mussten, eine Heiratsgenehmigung wurde nur bei einwandfreiem Gesundheitszustand erteilt. Im Vordergrund standen hier zwar vor allem Erb- und Geisteskrankheiten, doch konnte auch eine Geschlechtskrankheit Grund für ein Heiratsverbot sein. In den Jahren zwischen 1935 und 1941 durften etwa 4 Prozent der Untersuchten aus den verschiedensten Gründen nicht heiraten.

Prostitution: von polizeilicher zu medizinischer Überwachung

In den Diskussionen über Maßnahmen zur Bekämpfung der Geschlechtskrankheiten stand eine Personengruppe schon immer im Mittelpunkt, denn schließlich waren sie ja die Hauptinfektionsquelle: die Prostituierten. Paragraph 361 Absatz 6 des Strafgesetzbuches von

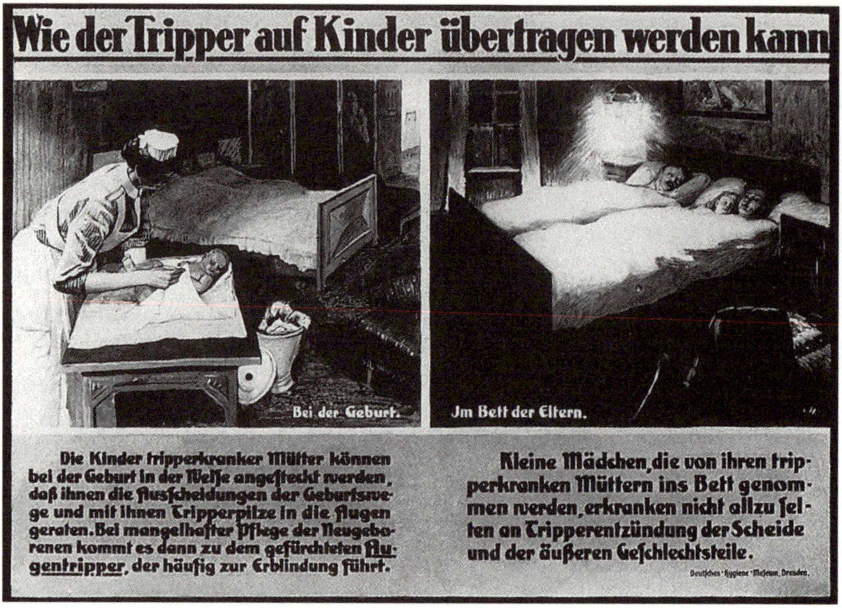

Auch ungeborene Kinder waren in Gefahr.

1871/76 besagte: „Mit Haft wird bestraft: Eine Weibsperson, welche wegen gewerbsmäßiger Unzucht einer polizeilichen Aufsicht unterstellt ist, wenn sie den in dieser Hinsicht zur Sicherheit der Gesundheit, der öffentlichen Ordnung und des öffentlichen Anstandes erlassenen polizeilichen Vorschriften zuwiderhandelt oder welche, ohne einer solchen Aufsicht unterstellt zu sein, gewerbsmäßig Unzucht treibt.“ Mit dieser Aufsicht war die Sittenpolizei betraut, die die Gesellschaft vor gesundheitlicher und sittlicher Ansteckung schützen sollte. Eine Prostituierte musste sich in eine Liste einschreiben, erst dann erhielt sie die Erlaubnis zur Ausübung ihrer Tätigkeit, natürlich unter Aufsicht der Polizei. Dies änderte sich erst 1927 mit der Einführung des neuen Gesetzes zur Bekämpfung der Geschlechtskrankheiten, denn nun waren Ärzte für die Überwachung der Prostituierten zuständig – die Sittenpolizei war nun entmachtet.

Schon lange vor der Einführung dieses Gesetzes galten für Prostituierte gesetzliche Sonderbestimmungen, da sie durch ihre Tätigkeit die Bevölkerung gefährdeten. Es war gesellschaftlich ja völlig akzeptabel, dass Männer ihre sexuellen Bedürfnisse bei Prostituierten stillten, doch sollten sie dafür natürlich nicht mit ihrer eigenen Gesundheit bezahlen müssen. Die Dirnen mussten also sorgfältig überwacht werden, darin waren sich Ärzte und Politiker einig. Wie diese Überwachung jedoch aussehen sollte, war wieder einmal heftig umstritten.

Abgesehen von den Gruppierungen, die jegliche Prostitution am liebsten ganz abgeschafft hätten, prallten hier zwei Positionen aufeinander: Freiwillige Behandlung oder Zwangsbehandlung – das war hier die Frage. Die Argumente sind schnell zusammengefasst: Für eine freiwillige Behandlung sprach das Recht auf persönliche Freiheit, das auch für Prostituierte gelten musste, für die Zwangsbehandlung sprach die Tatsache, dass sich Dirnen freiwillig kaum in Behandlung begeben würden, da das Bekanntwerden einer Geschlechtskrankheit für sie geschäftsschädigend war. Das Wohl der Allgemeinheit ging hier jedoch vor und so wurden Prostituierte von der Sittenpolizei streng überwacht und gegebenenfalls zwangsweise behandelt.

Welche Beschränkungen die Sittenpolizei den Prostituierten auferlegten, zeigen eindrucksvoll die Berliner Polizeivorschriften aus dem Jahre 1902: Nach ihnen muss sich eine Dirne je nach Alter bis zu zweimal wöchentlich ärztlich untersuchen lassen. „Wenn sie geschlechtskrank oder überhaupt an einer ansteckenden Krankheit leidend befunden wird, ist sie gehalten, sich der Überführung nach der von der Behörde bestimmten Heilanstalt und der Kur bis zu ihrer Wiederherstellung zu fügen." Es folgen Bestimmungen darüber, an welchen Orten sich Prostituierte aufhalten dürfen und wie sie sich in der Öffentlichkeit zu verhalten haben. Polizisten dürfen ihre Wohnung zu jeder Tages- und Nachtzeit betreten. Kontrollbuch und Legitimationskarte, mit denen sie bei der Sittenpolizei registriert ist, dürfen nicht in fremde Hände gelangen. Insgesamt 18 Paragraphen umfassen diese Vorschriften, bei Zuwiderhandlung droht Gefängnisstrafe. Erscheinungsbild und Verhalten der Prostituierten werden also genau festgelegt.

Entwürdigend sind die regelmäßigen medizinischen Untersuchungen, die ein Berliner Arzt mit folgenden Worten beschreibt: „[Die Prostituierte] muss sich die Krankenhausbehandlung gefallen lassen, wenn sie auch nur die geringste verdächtige Stelle am Körper hat. Diese Behandlung ist eine Zwangsbehandlung. Mädchen, die sich nicht fügen, werden festgeschnallt. Ob sich ein Mädchen die Quecksilberschmierkur gefallen lassen will oder nicht, wird nicht in Erwägung gezogen. Ob die Mädchen mit dem Glüheisen gebrannt, mit Messern geschnitten, mit Ätzmitteln bestreut, mit Quecksilber beschmiert werden sollen, oder ob sie die Schmerzen mit Bewusstsein ertragen sollen, entscheiden nicht die Kranken, sondern die Ärzte."

Doch nicht nur in körperlicher Hinsicht waren die Dirnen dem Staat hilflos ausgeliefert, auch ihre Seele wurde einer gründlichen Untersuchung unterzogen. Die Prostituierten mussten ihr Innerstes nach Außen kehren, denn die Sittenpolizei wollte mit kriminalpsychologischen Befragungen hinter das Wesen der Prostitution kommen. Dabei kam es zu Charakterstudien, die unter anderem das folgende Ergebnis brachten: „Die typischen psychischen Eigenschaften der Prostituierten sind Arbeitsscheu, bedingt durch die Unfähigkeit, die Aufmerksamkeit auf irgendetwas Nützliches zu konzentrieren, eine beständige innere Unruhe, Sucht nach Ungebundenheit, Indifferentismus gegen das eigene Los, Lügenhaftigkeit, Habsucht, ethische Stumpfheit, Bosheit bis zur Gewalttätigkeit, Gleichgültigkeit gegen venerische Erkrankungen und die Verbreitung derselben, Unzugänglichkeit für irgendwelche Besse-

Ein hohes Gut, das geschützt werden musste: die bürgerliche Großfamilie.

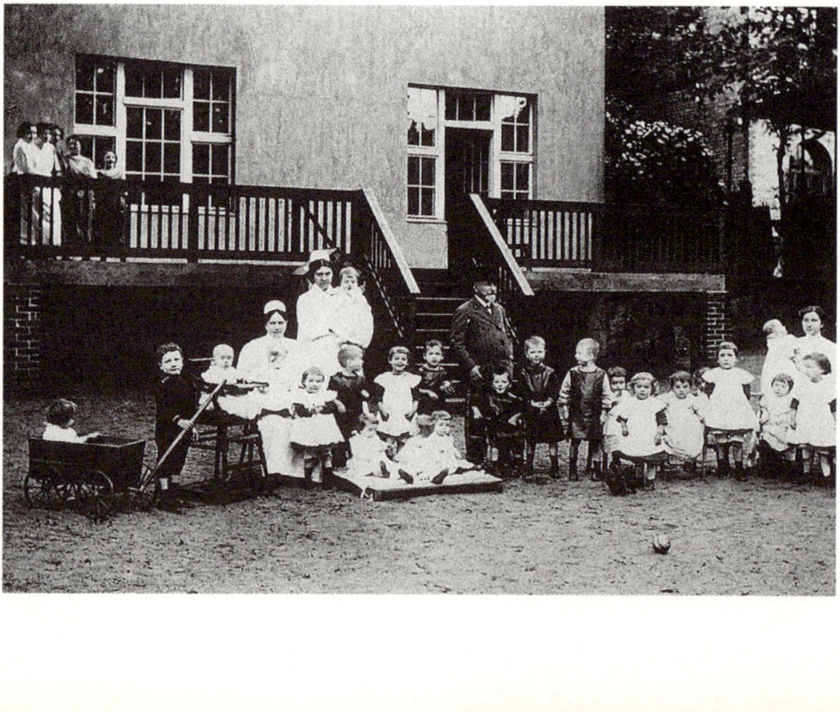

rungsversuche, Hang zur Kriminalität. Sobald sich zu diesen Eigenschaften die Schamlosigkeit und sexuelle Anästhesie gesellen, wird das Weib zur Prostituierten. Die Prostituierten repräsentieren eben unter den Frauen den Parasitismus, den unter den Männern die Vagabunden und Verbrecher darstellen [...] nicht selten bezeichnen die Prostituierten ihre Preisgebung als Arbeit, wie auch der mit einer Drehorgel oder einem zahmen Affen durch die Straßen ziehende Bummler von seiner Arbeit spricht." Nicht selten verdienten die Beamten der Sittenpolizei an der Prostitution kräftig mit, indem sie von Dirnen oder Bordellbetreibern Bestechungsgelder oder Geschenke entgegennahmen und so bei den Zwangsuntersuchungen ein Auge zudrückten. Auch durch „Naturalien" sprich Sex konnte sich eine Prostituierte freikaufen. In Berlin mussten aus diesem Grund im August 1911 gleich sechs Polizisten vom Dienst suspendiert werden.

Gewerbsmäßige Unzucht wurde mit einer Haftstrafe belegt, die in einem Arbeitshaus oder einer Korrektionsanstalt (Erziehungsanstalt) zu verbüßen war. Neben der einfachen Bestrafung spielte also auch die Erziehung zu einem moralischen Lebenswandel mit einer „ordentlichen" Arbeit eine Rolle. Wer sich dabei dem Personal der Anstalt unterordnete und nicht durch unangepasstes Verhalten auffiel, durfte mit einer Verkürzung der Strafe rechnen.

Im Laufe der Zeit gerieten die Überwachungsmethoden der Sittenpolizei jedoch zunehmend unter Beschuss, auch da in der Behandlung der Prostituierten wieder sehr schön die Doppelmoral der damaligen Zeit sichtbar wird. Kontrolliert und bestraft werden nur die Frauen, die Freier dagegen mussten sich nicht behandeln lassen. Ab 1916 gab es dann auch auf Reichsebene ernsthafte Bestrebungen, die Prostitutionsüberwachung zu reformieren.

Einigkeit herrschte in dem Punkt, dass die bisherige Reglementierung der Prostitution versagt hatte, denn weder konnte sie die Prostitution ausrotten, noch die Verbreitung der Geschlechtskrankheiten eindämmen. Ein Problem bei der Überwachung der Dirnen waren seit je her die so genannten heimlichen Prostituierten gewesen, also Frauen, die nicht im Bordell oder auf der Straße anschaffen gingen, sondern Dienstmädchen, Kellnerinnen oder Verkäuferinnen, die sich auf diese Weise ein Zubrot verdienten. In der bürgerlichen Welt galt jede Frau, die außerhalb der Ehe Sex hatte, als Prostituierte, egal, ob sie dafür bezahlt wurde oder nicht. Ein Geheimer Medizinalrat aus Stettin bezeichnete sogar alle Frauen als Dirnen, „die ganz wahllos unregelmäßig und häufig wechselnden Geschlechtsverkehr ausüben und zwar weniger zum Erwerb, als zur Befriedigung der Vergnügungssucht, dem Triebe nachgebend, allenfalls zum Nebenerwerb." Alle diese Frauen fielen nun durch das Netz der Sittenpolizei, da sie ja nicht eingeschrieben waren und nur erfasst werden konnten, wenn man sie tatsächlich auf frischer Tat ertappte. In diesen Fällen war die bisherige Regelung also völlig unwirksam und die Sittenpolizei bekam das Problem einfach nicht in den Griff – die Prostitution war nicht zu kontrollieren oder gar auszurotten.

Ein Entwurf des Gesetzes zur Bekämpfung der Geschlechtskrankheiten von 1922 sah dann auch vor, dass Prostitution nicht mehr strafbar sein sollte, außer wenn sie „öffentlich in einer Sitte und Anstand verletzenden Weise" ausgeübt werde. In der Nähe von Kirchen und Schulen sollten sie ihrer Tätigkeit nicht nachgehen dürfen, kleineren Gemeinden stand es zu, ein generelles Prostitutionsverbot zu erlassen. Darüber entbrannten heftige Diskussionen, die wieder einmal zeigten, dass der Unterschied zwischen den einzelnen Meinungen nicht so sehr gesundheitspolitischer Natur, sondern vielmehr eine Sache von gegensätzlichen Moralvorstellungen war.

Trotz allem kam es zu einem Konsens und mit dem Gesetz zur Bekämpfung der Geschlechtskrankheiten von 1927 wurde die Reglementierung der Prostitution in Deutschland abgeschafft. Prostitution blieb nun grundsätzlich straffrei und Dirnen mussten sich die Ausübung ihres Gewerbes nicht mehr von der Sittenpolizei genehmigen lassen. Die Polizei durfte lediglich kontrollieren, dass die Dirnen ihrem Gewerbe auch „ordnungsgemäß" nachgingen, also nicht in der Nähe von Kirchen oder Schulen oder in übertrieben auffälliger Weise. In allen anderen Belangen kümmerten sich nun Fürsorge und Gesundheitsbehörden um die Dirnen.

Die Prostitution war also von einem moralischen Problem zu einem medizinischen geworden. Diese Neuregelung stieß jedoch nicht überall auf Gegenliebe, und so waren einige Länder dann auch besonders findig, wenn es darum ging, sie zu umgehen. In Bayern zum Beispiel übertrug das Innenministerium kurzerhand der Polizeidirektion die Aufgaben der Gesundheitsbehörde – und somit blieb alles beim Alten.

Andere Gesundheitsämter kontrollierten und schikanierten die Prostituierten in ähnlicher Weise, wie es zuvor die Polizei getan hatte. Insgesamt hatte sich also der Einfluss von der Sittenpolizei auf die Ärzte verlagert.

Kritiker des GBG machten die Neuregelung für eine Zunahme der Straßenprostitution verantwortlich, die etwa ab diesem Zeitpunkt beobachtet werden konnte und in der sie eine Bedrohung für die Moral sahen. Natürlich mag es die Straffreiheit Frauen leichter gemacht haben, ihren Lebensunterhalt durch Prostitution zu verdienen, zu dieser Tätigkeit getrieben wurden sie aber wohl doch durch andere Gründe. Die Folgen der Wirtschaftskrise mit steigender Frauen-Arbeitslosigkeit und Armut wird wohl eher dazu geführt haben, dass Frauen ihr Geld auf der Straße verdienen mussten.

Nicht einmal im Dritten Reich wurde Prostitution wieder ganz verboten, allerdings hatte die Polizei nun wieder größere Befugnisse einzugreifen, wenn sie die Allgemeinheit für belästigt hielt. Prostitution wurde auch für nötig gehalten, damit die Jugend nicht Ersatz in homosexuellen Beziehungen suchte. Im Mittelpunkt der Diskussionen standen aber zu dieser Zeit nicht Fragen der Sitte und Moral, sondern alleine die Bekämpfung der venerischen Krankheiten. Als „Patentlösung gegen die Geschlechtskrankheiten" galten ärztlich kontrollierte Bordelle, verboten wurde lediglich die Straßenprostitution.

Zwischen 1880 und 1930 stellte sich also ein Umbruch im Denken der Bevölkerung ein. Gesundheitspolitische Entscheidungen übten einen Einfluss auf die Sexualmoral aus, der dazu führte, dass Geschlechtskrankheiten nicht mehr als Strafe für einen ausschweifenden Lebensstil galten, sondern als medizinisches Problem wahrgenommen wurden. Der Wegfall der Reglementierung der Prostitution führte dazu, dass außerehelicher Sex stärker akzeptiert wurde – allerdings nur bei Männern. Prostituierte galten nun nicht mehr als Bedrohung für Staat und Familie, die von der Sittenpolizei streng kontrolliert werden musste, sondern als medizinische Gefahrenquelle. Da das Gesetz zu Bekämpfung von Geschlechtskrankheiten von 1927 kranke Männer und Frauen gleich behandelte, war ein Teil der bürgerlichen Doppelmoral aufgehoben – zumindest in theoretischer Sicht.

Das Gesetz zur Bekämpfung der Geschlechtskrankheiten, die veränderte Einstellung zur Sexualität und die Fortschritte auf medizinischem

Gebiet brachten schließlich auch die erwünschte Wirkung. Mit Hilfe der neuen Gesetze und der „Wunderwaffe“ Penicillin gelang es, Syphilis und Gonorrhöe so weit unter Kontrolle zu bringen, dass diese Geschlechtskrankheiten nicht mehr länger eine Bedrohung darstellten. Ärzte und Politiker waren zuversichtlich: Schließlich war es ja auch gelungen, Krankheiten wie Pocken in unseren Breiten weitgehend auszurotten – warum sollte es also mit Geschlechtskrankheiten anders sein? Dieser Optimismus wurde zunächst auch bestätigt. In den Fünfzigerjahren ging die Zahl der Neuansteckungen mit Syphilis und Gonorrhöe in Europa und den USA stetig zurück, auch in den Sechzigerjahren setzte sich dieser Trend noch fort. Dies zeigt das Beispiel Nordrhein-Westfalen. Steckten sich im Jahre 1946 immerhin noch 59 Personen von 10 000 mit einer Geschlechtskrankheit an, waren es zwanzig Jahre später nur noch 7,3. In den medizinischen Vorlesungen und Lehrbüchern nahmen Syphilis und Gonorrhöe nur noch wenig Raum ein, gleichzeitig verschwanden die Krankheiten auch aus dem Bewusstsein der Bevölkerung.

Doch der Optimismus der Ärzte und Politiker kam zu früh. Mit der „sexuellen Revolution“ der 68-er und dem Zeitalter der „freien Liebe“ blühten auch Syphilis und Gonorrhöe wieder auf, die Zahl der Neuansteckungen schnellte in die Höhe – nicht mehr so dramatisch wie hundert Jahre zuvor, aber immerhin ernsthaft genug, um Anlass zur Beunruhigung zu geben. Angst hatten Ärzte vor allem vor einer neuen Syphilis-Welle, doch halten sich die Krankenzahlen für die Lues nach wie vor eher gering. Das Sekundärstadium und die Spätfolgen Tabes dorsalis und Paralyse treten in den Industrienationen so gut wie nicht mehr auf. Anders sieht es beim Tripper aus: Er gehört in Mitteleuropa nun wieder zu den häufigsten Infektionskrankheiten. Mittlerweile sind die Zahlen zwar auch wieder rückläufig, wie wir im ersten Kapitel gesehen haben, doch sind Geschlechtskrankheiten in Europa nach wie vor nicht ausgerottet. Die langwierigen Diskussionen über das Gesetz zur Bekämpfung der Geschlechtskrankheiten waren jedoch keinesfalls umsonst, denn immerhin wurde hier der Grundstein zu einer größtenteils erfolgreichen Bekämpfung der ehemaligen „Lustseuchen“ gelegt.

Ein Streitpunkt in der Bekämpfung der Geschlechtskrankheiten war der Konflikt zwischen dem Interesse des Einzelnen und dem der Allgemeinheit. Wie weit sollte der Staat in die Privatsphäre eingreifen dürfen? War eine Meldepflicht überhaupt zulässig und durften Menschen gegen ihren Willen untersucht und behandelt werden? In diesen Fragen einigte man einigte sich letztendlich auf eine Lösung, die einige Freiheiten des Einzelnen für eine bestimmte Zeit aufhob – allerdings zum Schutz der Allgemeinheit. Wichtige Punkte dieser Diskussionen wiederholen sich heute im Zusammenhang mit einer anderen Krankheit: der Immunschwäche Aids.

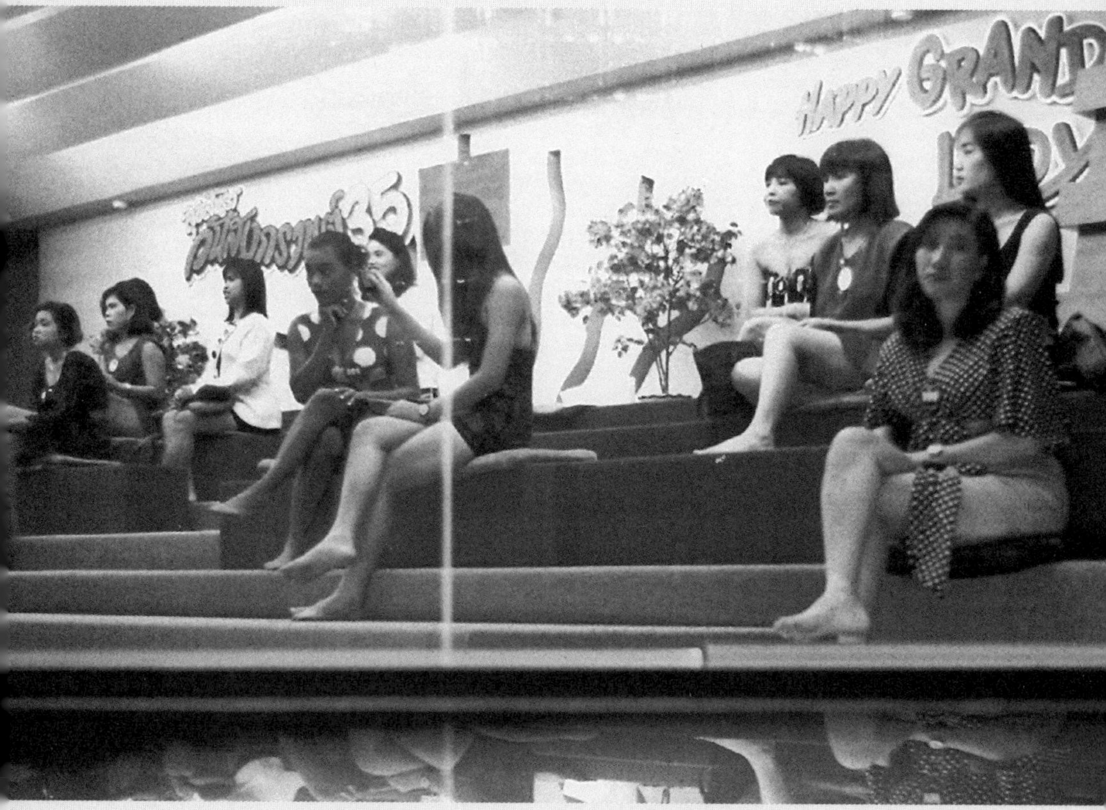
HAPPY GRAN

5. Kapitel

Aids – die Lustseuche der heutigen Zeit?

Ab Mitte der 1980-er Jahre verbreitete eine andere Krankheit Angst und Schrecken, ganz ähnlich wie 100 Jahre zuvor Syphilis und Gonorrhöe: die Immunschwäche Aids. Nach Bekanntwerden der ersten Todesfälle brach weltweit Panik aus, besonders da noch wenig über das neue Virus bekannt war. Kann die Krankheit durch Küssen übertragen werden? Kann man sich auf einer öffentlichen Toilette anstecken? Ist Aids ein Grund für eine fristlose Entlassung? Mit den medizinischen Fakten rund um die Immunschwäche Aids haben wir uns bereits im ersten Kapitel dieses Buches auseinander gesetzt, jetzt wollen wir uns der Frage widmen, wie die Gesellschaft mit dieser neuen „Lustseuche" umgeht.

DIE AUSBREITUNG DER KRANKHEIT

An die Aids-Panik der Achtzigerjahre können wir uns alle noch gut erinnern, doch mittlerweile ist es stiller geworden um die Immunschwäche. Die Menschen denken nicht gerne an die Krankheit, denn sie müssen sich dann auch mit Themen wie Homosexualität, Drogenabhängigkeit, Prostitution, Krankheit und Tod auseinander setzen. Nicht gerade das ideale Gesprächsthema für den Kaffeeklatsch, den gemütlichen Sonntagnachmittag oder den fröhlichen Abend in der Kneipe! Und so machen wir es wie mit allem anderen, was uns irgendwie unangenehm ist – wir schieben es ganz weit weg. Allenfalls am Welt-Aids-Tag, dem 1. Dezember, oder wenn wieder einmal ein Prominenter der Krankheit zum Opfer fällt, erinnern uns die Medien an die nach wie vor unheilbare Krankheit. Besteht etwa Grund zur Entwarnung?

VOM „SCHWULENKREBS" ZUR KRANKHEIT, DIE ALLE ANGEHT

Als 1981 die ersten Fälle der neuen Krankheit bekannt wurden – ausnahmslos junge homosexuelle Männer –, nannte man sie zunächst noch „Grid" (Gay-related Immune Deficiency) und legte damit die Vermutung nahe, nur Schwule wären davon betroffen. Mit dieser unglücklichen Formulierung schürten die Mediziner nur die Vorurteile, die in der Gesellschaft sowieso schon gegen Homosexuelle bestanden. Die

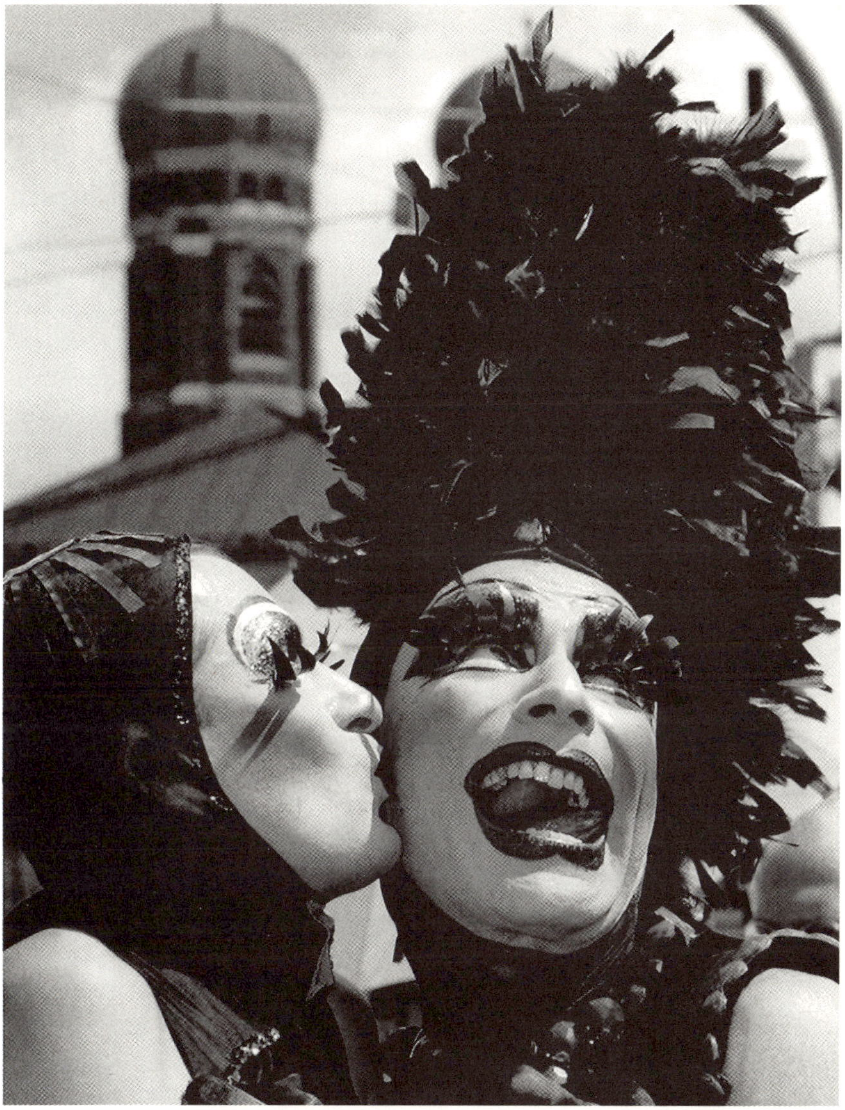

Homosexuelle feiern ihren Lebensstil.

Anerkennung und Toleranz, die sich die Schwulenbewegung in den 60-er und 70-er Jahren mühsam erkämpft hatte, erhielt einen empfindlichen Dämpfer. Auch die Medien sprangen auf den Zug auf und berichteten ausführlich über den „Schwulenkrebs". Einer der ersten

Artikel über die neu entdeckte Krankheit erschien am 3. Juli 1981 in der *New York Times*. Er berichtete über eine neue Art von Krebs, die jedoch nur bei homosexuellen Männern auftrete, die „häufigen Geschlechtsverkehr mit vielen verschiedenen Partnern" hätten. Für Heterosexuelle und Frauen bestehe jedoch keine Gefahr, so hieß es damals.

Eine Wende zeichnete sich erst 1982 ab, als die ersten Heterosexuellen, Babys von Drogenabhängigen, Bluter und Empfänger von Bluttransfusionen der Krankheit zum Opfer fielen. Ein anderer Name musste her und war schließlich auch schnell gefunden: Aids, die Abkürzung für „Acquired Immune Deficency Syndrome" (erworbene Immunschwäche). Im Volksmund blieb die Krankheit jedoch weiterhin die „Schwulenseuche", ein großer Teil der Bevölkerung wiegte sich nach wie vor in trügerischer Sicherheit. Moralapostel scheuten sich nicht, mit dem Finger auf Kranke oder Infizierte zu zeigen und sie als „selbst schuld" an ihrem Leiden zu bezeichnen. Syphilis lässt grüßen! In den Augen des bekannte Reverend Billy Graham war Aids ein Gottesurteil, ein anderer amerikanischer Fernsehpfarrer, Jerry Falwell, prangerte die „perverse Lebensführung" HIV-Positiver an und schloss seine Predigt mit den Worten: „Aids ist eine Strafe Gottes."

Einen entscheidenden Wandel in der Einstellung der Öffentlichkeit brachte der Fall der 23-jährigen Amerikanerin Kimberley Bergailis, der auch in Deutschland große Aufmerksamkeit erregte. Die junge Frau war von ihrem HIV-positiven Zahnarzt bei einer Routinebehandlung mit der Immunschwäche infiziert worden. Auf einmal war jedem klar: Es kann uns alle treffen! Die Folge war eine wahre Aids-Hysterie. Zu lange waren die Gefahren für Heterosexuelle unterschätzt worden – doch was war nun gefährlich und was nicht? Heute wissen wir über die Übertragungswege von Aids Bescheid und es ist selbstverständlich geworden, dass Zahnärzte und Ärzte, die mit Blut oder anderen Körperflüssigkeiten in Kontakt kommen, Handschuhe tragen. Einweghandschuhe sind heute in jeden Verbandskasten zu finden, kaum jemand erinnert sich noch an eine Zeit, als das noch nicht so war.

Langsam kam man auch dem Ursprung der Krankheit auf die Spur. Er liegt in Afrika, wo das Virus vom Affen auf den Menschen übersprang und schließlich in den Rest der Welt exportiert wurde. Nicht jeder schenkt dieser „offiziellen" Erklärung jedoch Glauben. So wie sich in der frühen Neuzeit die europäischen Völker gegenseitig die Schuld für die Syphilis-Epidemie in die Schuhe schoben, gibt es auch heute einige bizarre Theorien über die Herkunft der Immunschwäche. Anhänger von interplanetarischen Verschwörungstheorien sehen Außerirdische als Sündenböcke und natürlich haben sich auch Russen und Amerikaner schon gegenseitig verdächtigt, das Virus in ihren Labors gezüchtet und es dann unters Volk gebracht zu haben. In Amerika kursiert außerdem die Theorie, die amerikanische Regierung habe das Aids-Virus bewusst verbreitet, um die schwarze Bevölkerung zu dezimieren, wenn nicht gleich ganz auszurotten. So exzentrisch diese Erklärungsversuche auch anmuten, sie zeigen jedenfalls, dass vielen Menschen die Krankheit so ungeheuerlich schien, dass sie unmöglich nur eine Laune der Natur sein konnte. Und sie zeigen auch, wie leicht es immer noch fällt, an die Stelle rationaler Erklärungen nationalistische und rassistische Hassgefühle zu setzen.

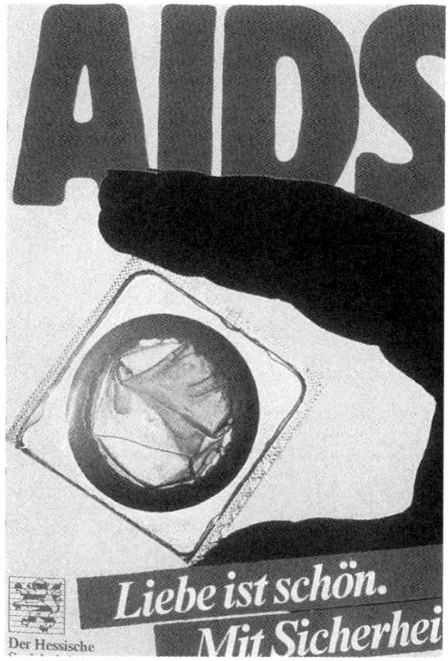

Plakate klären auf: Kondome schützen vor Aids.

Die Menschen beschäftigten sich also mit Aids und ab Mitte der Achtzigerjahre änderte sich auch die öffentliche Meinung zu dieser Krankheit: Jeder war gefährdet – es war also höchste Zeit, etwas dagegen zu unternehmen.

Gib Aids keine Chance!

Wie schon hundert Jahre zuvor waren sich Politiker und Ärzte auch nun wieder schnell einig, wie man die Bevölkerung am besten vor einer Aids-Epidemie schützen kann: Ein Heilmittel gibt es nicht, also muss eine Infektion eben von vornherein verhindert werden. An oberster Stelle stand deshalb auch hier wieder die Aufklärung, allerdings war diese nun nicht mehr so umstritten wie noch zu Zeiten der Syphilis.

Dank der sexuellen Revolution, dank „Bravo" und anderen Jugendzeitschriften wusste ja jedes Kind über sexuelle Vorgänge Bescheid. Die Jugendlichen – und natürlich auch die Erwachsenen – mussten also „nur noch" zu einem verantwortungsbewussten Umgang mit ihrer Sexualität erzogen werden. Aufklärungsarbeit leisteten vor allem die Medien, keine Zeitung oder Zeitschrift sparte das Thema „Aids" aus, auch im Fernsehen flimmerte es auf allen Kanälen über den Bildschirm. Beratungsstellen der Deutschen Aids-Hilfe schossen in jeder größeren Stadt aus dem Boden und die bunten Plakate mit der Aufschrift „Gib Aids keine Chance" durften an keiner Litfaßsäule oder Bushaltestelle fehlen. In den Schulen mussten die Lehrer damit umzugehen lernen: Im Biologieunterricht, aber auch in Fächern wie Religion, Sozial- oder Gesellschaftskunde stand die Immunschwäche nun auf dem Lehrplan. Wie zu früheren Zeiten kann man allerdings auch heute nicht davon ausgehen, dass die Angst vor Aids Jugendliche vom Sex abhält. Alles, was Lehrer, Eltern und Medien tun können, ist ihnen zu zeigen, wie sie sich vor einer Infektion schützen können.

Auch in anderer Hinsicht ähnelte die Diskussion über die Immunschwäche den Debatten über die Bekämpfung der Geschlechtskrankheiten vor hundert Jahren, denn teilweise standen wieder dieselben Fragen im Mittelpunkt. Jeder sah ein, dass Kondome tatsächlich vor einer Infektion mit dem HI-Virus schützen und so wurden auch in öffentlichen Toiletten, Diskotheken und ähnlichen „Anbandelungsorten" Automaten mit Verhüterlis aufgestellt oder von der Aids-Hilfe sogar kostenlos zur Verfügung gestellt. Ob Kondomautomaten allerdings auch in Schulen aufgestellt werden sollten – darin kam es zu keiner Einigung. Zu groß war für einige besorgte Eltern und Lehrer die Gefahr, dass „unschuldige" Schüler die Automaten sehen könnten und so zu Dingen ermutigt werden könnten, für die sie noch nicht bereit waren.

Eine Frage des Rechts

Wie schon vor hundert Jahren wurde auch nun die Einführung einer allgemeinen Meldepflicht heiß diskutiert. Eine Zwangsbehandlung kam allerdings nicht in Frage, denn Aids war und ist ja leider unheilbar.

Einige Länder, darunter Dänemark, Italien, Norwegen und Island, gingen sehr radikal vor und führten eine namentliche Meldepflicht für alle Infizierten ein. Die meisten anderen europäischen Länder sehen zumindest eine anonyme Meldepflicht vor. In Deutschland wurde die Immunschwäche dagegen nicht ins Bundesseuchengesetz aufgenommen, sondern lediglich eine anonyme Meldung von HIV-Infektionen an das Gesundheitsamt vereinbart, die allerdings nicht verpflichtend ist. Ein maßgeblicher Grund für den Verzicht auf eine Meldepflicht war die Angst, die Informationen könnten in die falschen Hände gelangen und so zum Nachteil des Infizierten verwendet werden. Infizierte befürchteten, ihre Stelle zu verlieren oder von Familie und Freunden verstoßen zu werden, wenn ihre Erkrankung bekannt würde. Obwohl eine HIV-Infektion nicht als Grund für eine Entlassung verwendet werden darf, ist Aids noch immer stigmatisiert, die Angst der Infizierten war also durchaus berechtigt. HIV-Positive müssen übrigens auch ihren Arbeitgeber nicht über ihre Infektion informieren, bei Ausbruch der Krankheit ist jedoch Klartext angesagt, da sich die Arbeitsfähigkeit in absehbarer Zeit verringern wird.

Als am 01.01.2001 das Bundesseuchengesetz durch das Infektionsschutzgesetz abgelöst wurde, ergab sich auch in Sachen Aids eine Neuerung: „Nichtnamentlich ist bei folgenden Krankheitserregern der direkte oder indirekte Nachweis zu erbringen: Treponema pallidum, HIV, [...]", heißt es dort in Paragraph 7,3. Diese anonyme Meldepflicht beinhaltet eine spezielle Verschlüsselung des Namens, das Geschlecht, Geburtsmonat und -jahr, die ersten drei Ziffern der Postleitzahl sowie Informationen zum Zeitpunkt und der Art der Diagnose und dem wahrscheinlichen Infektionsweg. Die Gesundheitspolitiker versprechen sich davon einen besseren Überblick über die Verbreitung der Krankheit, zum Schutze der Bevölkerung und für die weitere Planung der Aidsfürsorge.

Die Berufsgruppe, der dieses neue Gesetz die größten Änderungen bescherte, sind die Prostituierten. Die regelmäßigen Zwangsuntersuchungen wurden abgeschafft, der so genannte „Bockschein", auf dem Tripper-, Syphilis- und Aids-Tests verzeichnet waren, existiert nicht mehr. Die Folge: Im Münchner Gesundheitsamt nahm die Zahl der Tests rapide ab. Während im Jahr 2000 noch rund 40 bis 60 Frauen pro Tag erschienen, waren es im März 2001 nur noch vier bis acht. Zugleich fiel die so genannte „Kondomanordnung" weg, sofort schnellte die Nachfrage nach Sex ohne Gummi in die Höhe. Es scheint, als ob die Aufklärungsversuche der Aids-Hilfe auf taube Ohren stoßen ...

Unvorstellbare Ausmasse

Die Bevölkerung scheint wieder gleichgültig gegenüber der Immunschwäche geworden zu sein, und das obwohl heutzutage keineswegs nur Randgruppen betroffen sind. Die meisten HIV-Positiven sind zwar nach wie vor Homosexuelle und Drogenabhängige, doch die Zahl der Infektionen durch heterosexuelle Kontakte nimmt stetig zu. In Deutschland erfolgten im Jahr 2000 rund 17 Prozent der Neuansteckungen auf diese Weise.

In den USA sieht es ähnlich aus. Dort hat sich Aids in den letzten Jahren zu einer Krankheit der Gettos entwickelt. Die Armut der Menschen, die schlechte Gesundheitsfürsorge und die hohe Arbeitslosigkeit belasten die Kranken noch. Besorgt über die Verbreitung der Immunschwäche zeigte sich auch der ehemalige US-Präsident Bill Clinton und bezeichnete die Immunschwäche daher im Mai 2000 als ernst zu nehmende Bedrohung für die nationale Sicherheit. Die Ausbreitung der Epidemie könne zum Sturz von Regierungen und ethnischen Konflikten führen, so der Präsident. Grund für Clintons Befürchtungen war ein Report des amerikanischen Geheimdienstes zur Verbreitung von Aids. Dieser brachte tatsächlich unvorstellbare Zahlen ans Tageslicht.

Mehr als 70 Prozent der etwa 36 Millionen HIV-Positiven leben in Afrika, insgesamt sind dort rund 25,3 Millionen Menschen infiziert. Am schlimmsten betroffen ist Botswana, 36 Prozent der Erwachsenen leben dort mit dem Virus. In dieser traurigen Hitparade folgen Swasiland, Simbabwe, Lesotho, Sambia, Südafrika und Namibia. Es gibt kaum eine Familie auf diesem Kontinent, die nicht betroffen ist, viele Menschen wissen nicht einmal von ihrer Infektion. Lebensverlängernde Medikamente sind für diese Infizierten unerschwinglich, auch Kondome sind nur schwer erhältlich. Trotz dieser unvorstellbaren Ausmaße der Immunschwäche auf dem schwarzen Kontinent ist Aids dort nach wie vor so stigmatisiert, dass die meisten Kranken ihre Infektion nicht zugeben. Zu groß ist die Angst, den Arbeitsplatz zu verlieren oder von der Familie verstoßen zu werden.

Gründe für diese weite Verbreitung der Krankheit ist die große Unwissenheit der Bevölkerung; viele Menschen sind sich der Gefahren, die Sex mit sich bringen kann, gar nicht bewusst oder meinen, es könne sie nicht treffen. Dazu kommt die große Migration innerhalb der Bevölkerung. Immer mehr Männer verlassen ihre Dörfer, um Arbeit in Minen oder in der Stadt zu finden, die Frauen bleiben in der Heimat zurück. Auch Beamte, Soldaten, Ärzte oder Lehrer werden von den Behörden häufig in ländliche Gegenden versetzt und so monatelang von ihren Ehefrauen getrennt. Ihre sexuellen Bedürfnisse stillen sie in der Zwischenzeit bei Prostituierten und schleppen das Virus dann in ihre Heimat ein. Da die traditionelle Polygamie nach wie vor in den Köpfen vieler Afrikaner fest verwurzelt ist, gilt dies auch nicht weiter als verwerflich. Eine weitere Berufsgruppe, die viel zur rasanten Ausbreitung des Virus beitragen, sind Fernfahrer, die häufig weite Strecken über den gesamten Kontinent zurücklegen. An den Straßenrändern stehen Prostituierte bereit, die den Fahrern die nächtlichen Pausen versüßen. Im Gegensatz zu Europa und den USA, wo sich nur sehr wenige Menschen durch heterosexuelle Kontakte anstecken, erfolgen in Afrika rund 75 Prozent der Infektionen auf diese Weise.

Ganz abgesehen von den Menschenleben, die die Krankheit fordern wird, sind auch ihre ökonomischen Auswirkungen nicht zu unterschätzen. Betroffen sind ja zumeist Erwachsene, die mitten im Berufsleben stehen. Nach Schätzungen der Weltbank wird Aids in Afrika in den nächsten 15 Jahren einen Wirtschaftsrückgang von 25 Prozent zur Folge haben. In Kenia gehören deshalb bei vielen Firmen nicht nur Lebenslauf und Zeugnisse in eine Bewerbungsmappe, sondern auch ein negativer Aids-Test. Nur wer sich regelmäßig testen lässt, wird befördert oder kommt in den Genuss einer Krankenversicherung über den Arbeitgeber.

Auch in Asien und Lateinamerika ist die Immunschwäche auf dem Vormarsch. Experten rechnen damit, dass in etwa zehn Jahren in Südostasien ähnliche Zustände herrschen werden wie heute in Afrika. In Russland explodiert die Zahl der Neuansteckungen ebenfalls, eine wichtige Rolle spielt hier die große Anzahl der Drogenabhängigen und Prostituierten.

Nicht zu unterschätzen ist in dieser Entwicklung auch die Rolle der Katholischen Kirche. Viele Risikoländer wie zum Beispiel die Staaten Lateinamerikas oder die Philippinen, sind streng katholisch, der Gebrauch von Kondomen ist daher verpönt. In anderen Ländern sind die Menschen wiederum zu arm, um sich die lebensrettenden Gummis überhaupt leisten zu können. Auch die derzeit erhältlichen Medikamente sind für 90 Prozent aller Infizierten zu teuer.

Was hat all dies nun mit uns in Europa zu tun? Auf den ersten Blick vielleicht nicht viel, denn Afrika oder Asien sind weit weg. Auf der anderen Seite macht diese erschreckende Entwicklung aber auch deutlich, wie knapp wir an einer Katastrophe vorbeigeschrammt sind. Es ist wohl nur dem größtenteils umsichtigen Verhalten der Europäer zu verdanken, dass Aids sich nicht in demselben Maße verbreiten konnte wie in Afrika. Und wir sollten alles daran setzen, diese relative Sicherheit nicht zu gefährden...

Die ersten Opfer: Homosexuelle und Drogenabhängige

Die Aids-Panik der Achtzigerjahre bescherte der Schwulenszene weit mehr Aufmerksamkeit als die Homosexuellen-Bewegung der Siebzigerjahre. Plötzlich war Homosexualität in aller Munde: Wie viele Schwule gibt es überhaupt? Warum konnte sich die Krankheit unter ihnen überhaupt so ausbreiten? Und welche Gefahr besteht für Heterosexuelle?

Auf die erste Frage kann man keine genaue Antwort geben, da es sich leider immer noch nicht jeder Homosexuelle leisten kann, zu seiner Neigung zu stehen. Der Anteil von Schwulen und Lesben an der Gesamtbevölkerung wird jedoch auf etwa zehn Prozent geschätzt. Und warum konnte sich die Krankheit hier so sehr ausbreiten? Ein Grund dafür mag in der Schwulenbewegung liegen: In den Siebzigerjahren kämpften Homosexuelle für mehr Anerkennung und Toleranz in der Gesellschaft, „gay liberation" lautete das Schlagwort. In Städten wie San Francisco, Los Angeles und New York entstand eine lebhafte Schwulenszene mit eigenen Bars, Discos und einem ganz eigenen Lebensstil. Hier waren auch etliche Saunaklubs zu finden, die allerdings nicht nur der gesunden Schwitzkur dienten, sondern gleichzeitig auch Gelegenheit für anonymen Sex boten. Promiskuitives Verhalten war hier ja nicht gefährlich, denn schließlich konnte ja niemand schwanger werden, und vor einer moralischen Verurteilung musste sich auch niemand fürchten, denn Schwule lebten ja ohnehin schon außerhalb der gesellschaftlichen Norm. Leider waren genau diese Saunaklubs auch Brutstätten des Aids-Virus, das sich dort optimal verbreiten konnte, denn zu Beginn der Aids-Epidemie hatten infizierte Schwule nicht selten 1000 oder mehr Sexualpartner gehabt. Viele Saunaklubs schlossen daher Anfang der Achtzigerjahre ihre Türen, um weitere Infektionen mit der Immunschwächekrankheit zu verhindern.

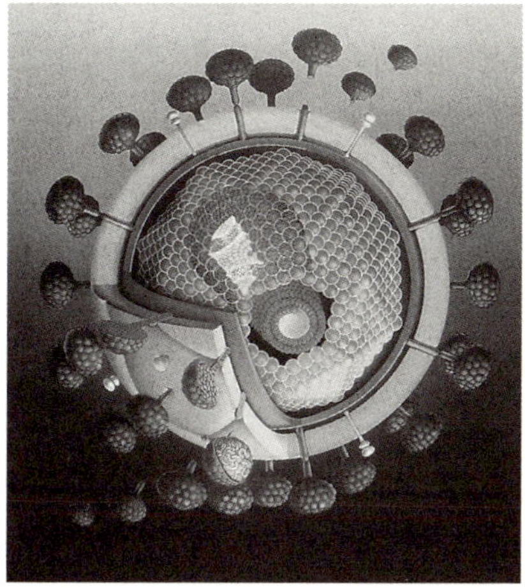

HI-Virus

Mit dem verstärkten Auftreten der Krankheit erwachten leider auch die alten Vorurteile gegenüber Homosexuellen wieder. Heftige Proteste rief zum Beispiel die Verteilung von Gratiskondomen in Schwulenbars hervor, da selbst ernannte Moralapostel darin eine Aufforderung zu „perversen Praktiken" sahen. Aus Angst vor einer erneuten Diskrimierung weigerten sich viele Homosexuelle, sich einem Aids-Test zu unterziehen.

Nur wenige Ärzte erkannten, wie wichtig umfangreiche Tests waren, um sich einen Überblick über die Verbreitung der Krankheit zu verschaffen und so weitere Ansteckungen zu verhindern. Dazu zählte der Mediziner B. Bolan aus San Francisco, der täglich mit sterbenden Aids-Patienten konfrontiert wurde: „Wir müssen unseren Widerstand aufgeben gegenüber der Ermahnung, sich testen zu lassen, auch wenn ein positives Testresultat eine psychologische Belastung bedeutet. Mit einer Antikörperprävalenz von heute nahezu 50 Prozent erreicht unsere Gemeinschaft in San Francisco bald die Sättigungsgrenze, und wir werden verlieren, wenn wir unsere ängstliche Haltung gegenüber dem Antikörpertest nicht aufgeben. Berechtigte Anliegen wie Bürgerrechte können hier die Lage vernebeln und als Entschuldigung dafür herhalten, über seine eigenen Risiken nicht informiert zu sein. [...] Es gibt wirklich keine Entschuldigung mehr für eine optimistische Verpackung unserer Botschaft. Unsere Verantwortung ist groß. Es ist an der Zeit, jede Form von sexuellem Verhalten zu unterlassen, bei der

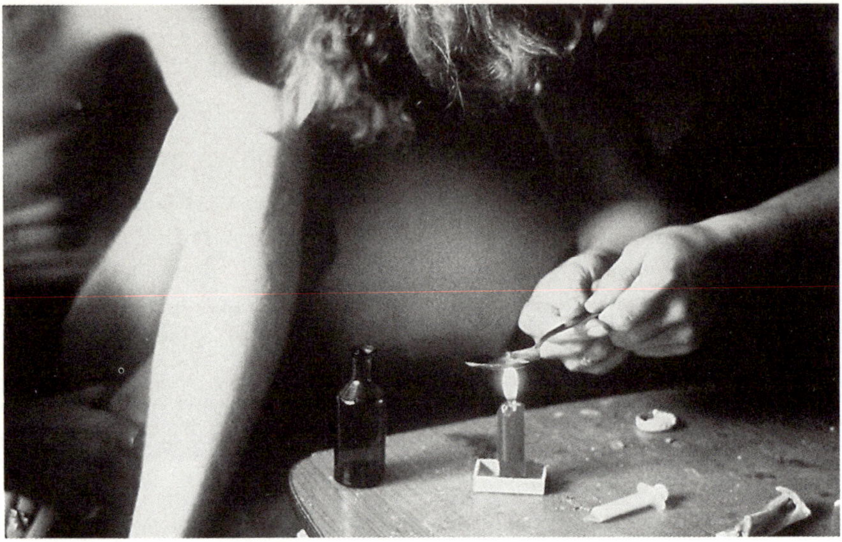

Verschmutztes Spritzbesteck förderte die Ausbreitung von Aids unter Drogenabhängigen.

dieses Virus übertragen werden kann. Kein Ausweichen mehr, kein Vernebeln des Themas. Ganz einfach Schluss mit riskanten Sexualpraktiken. Wir stehen mit dem Rücken an der Wand. Sich vor irgendeiner Information über diese Krankheit zu verstecken, wird uns nichts nützen. Wir müssen zu jeder Zeit so viel wie möglich über sie wissen und gewillt sein, die psychische Belastung zu ertragen, um unseren wirklichen Feind kennen zu lernen. Wir haben uns nicht hinreichend effektiv mit unserem wirklichen Feind beschäftigt: dem Selbstbetrug und dem Aids-Virus", ermahnte der Mediziner. Doch noch immer lehnten viele Schwule einen Aids-Test ab und bezeichneten ihn sogar als „Zwangstest": Es gebe auch ein „Recht auf Nichtwissen", lautete ihre Argumentation. Auch in Deutschland sprachen sich verschiedene Gruppierungen gegen Aidstests für Risikogruppen aus. Der „Verein Demokratischer Ärztinnen und Ärzte" in Frankfurt am Main verteufelte einen Test bei symptomlosen Patienten gar als „ärztlichen Kunstfehler".

Mehr als 15 Jahre später sind homosexuelle Männer nach wie vor am stärksten von HIV und Aids betroffen. Fast jeder hat den Tod oder die Erkrankung eines Freundes oder Partners miterlebt. Die zahlreichen Kampagnen veränderten auch das sexuelle Verhalten und die Auseinandersetzung mit Aids und HIV ist heute aus einem „schwulen Lebensstil" nicht mehr wegzudenken.

In den gesellschaftlichen Alltag scheinen Homosexuelle heute ebenfalls völlig integriert. Kaum eine Fernsehserie kommt mehr ohne ein schwules Pärchen aus und auch die Werbung entdeckt Homosexuelle zunehmend als Werbeträger wie als Zielgruppe. Wie sehr das Thema jedoch noch immer die Meinungen polarisiert, zeigt sich in den jüngsten Diskussionen um die „Homo-Ehe", die ans Tageslicht bringen, wie gering die Toleranz gegenüber gleichgeschlechtlichen Lebensgemeinschaften in manchen Gesellschaftsgruppen immer noch ist.

Wesentlich schwerer zu beeinflussen als die Gruppe der Homosexuellen ist die zweite Risikogruppe: Drogenabhängige. Hier konnte sich das Virus vor allem durch den gemeinsamen Gebrauch von Spritzbesteck verbreiten. Teilte ein Infizierter seine Spritze mit mehreren anderen Süchtigen – das gemeinsame Spritzen galt lange Zeit als eine Art Ritual in der Drogenszene –, übertrug er das Virus damit auch auf seine Freunde. Dieser gemeinsame Gebrauch von Spritzen ist auch heute noch das größte Problem bei der Verbreitung von Aids. Da einem Abhängigen, der dringend seine Sucht befriedigen muss, der nächste Schuss immer wichtiger ist als seine Gesundheit, kümmert er sich nicht um den Zustand der Nadel – Hauptsache, er bekommt seinen Stoff. So konnte sich das Aids-Virus in der Drogenszene schnell ausbreiten. Infizierte Süchtige leben außerdem nur selten so, dass sie ihren Körper im Kampf gegen das Virus unterstützen können. Schlechte Ernährung schwächt das Immunsystem zusätzlich, dazu kommt noch die Angst vor Strafverfolgung und Diskriminierung, die HIV-positive Drogenabhängige davon abhält, sich in ärztliche Behandlung zu begeben. Während die Zahl der Neuinfektionen unter homosexuellen Männern in den Neunzigerjahren deutlich zurückgegangen ist, war das bei den Drogenabhängigen leider nicht der Fall. In den Gettos der amerikanischen Großstädte sind Schätzungen zufolge etwa 50 bis 75 Prozent der Heroinsüchtigen HIV-positiv und auch in Deutschland ist Aids in dieser Gruppe weit verbreitet.

Wer sich Drogen spritzen will, muss das meist hastig und unter unhygienischen Bedingungen erledigen. Die Gefahr, unsauberes Spritzbesteck zu benutzen ist dann besonders groß. Um eine HIV-Infektion zu verhindern, muss erst einmal jeder Drogenabhängige leicht an saubere Spritzbestecke herankommen. Aus diesem Grund geben Drogenberatungsstellen und Aids-Hilfen kostenlose Spritzen aus, doch rief auch diese Maßnahme Proteste hervor. Konservative Gruppierung erkennen die Notwendigkeit nicht, die Süchtigen vor einer Krankheit zu schützen, sondern sehen in den kostenlosen Spritzbestecken vielmehr eine Unterstützung der Sucht. Auch die so genannten „Fixerstuben", wie es sie unter anderem in Hamburg, Hannover, Frankfurt am Main und Saarbrücken gibt, stoßen auf heftige Widerstände bei Politikern und Bürgern. Süchtige können sich dort unter Aufsicht Drogen injizieren, sodass die Gefahr einer Überdosis verringert wird. Sauberes Spritzbesteck ist in den Fixerstuben ebenfalls erhältlich.

Doch nicht nur schmutziges Spritzbesteck ist für die große Zahl der Aids-Infektionen in der Drogenszene verantwortlich. Viele Süchtige beschaffen sich das Geld für ihre Drogen auf dem Strich. Da sie meistens dringend den nächsten Schuss brauchen, lassen sie sich häufig von den Freiern ausnutzen und zum Sex ohne Kondom zwingen. So gelangt das Virus dann aus der Drogenszene in andere gesellschaftliche Kreise. Besonders schlimm ist die Situation im Gefängnis. Drogen sind hier allgegenwärtig und leicht zu beschaffen – Spritzbestecke aber nicht. Auch Kondome sind Mangelware, zu homosexuelle Kontakten kommt es dagegen häufig. Aids ist auch im Gefängnis weit verbreitet und leider kommt es immer noch vor, dass Aidskranke im Gefängnis sterben müssen. In einigen Haftanstalten werden daher Kondome und Spritzen kostenlos verteilt, auch an einer besseren ärztlichen Betreuung wird gearbeitet.

Zum Beispiel Bangkok: Sextourismus

So manch ein Urlauber bringt neben Sonnenbräune und Erholung noch ein anderes Souvenir aus dem Urlaub mit: eine HIV-Infektion. Länder wie Kenia, Thailand, Brasilien, die Dominikanische Republik, die Philippinen oder in jüngster Zeit auch Osteuropa sind beliebte Reiseziele für Touristen, die nicht so sehr an Sonne, Strand und Meer interessiert sind, sondern an hemmungslosem Sex. Eines der beliebtesten Reiseziele ist dabei Thailand, eine Studie aus dem Jahr 1991 geht davon aus, dass rund 50 Prozent der männlichen Thailand-Reisenden Sextouristen waren. Darunter waren auch 200 000 bis 300 000 deutsche Männer.

Dieses blühende Sexgewerbe hat eine unangenehme Nebenwirkung: Schätzungen zufolge erfolgen in Deutschland etwa 5 bis 10 Prozent der HIV-Infektionen durch sexuelle Kontakte im Urlaub.

In Thailand begann diese besondere Urlaubsvariante während des Vietnamkriegs in den Sechzigerjahren, als sich amerikanische GIs dort erholen durften, bevor sie wieder ihrem Vaterland zu Diensten stehen mussten. „Rest & Recreation" hieß dieses Programm, rund um die Stützpunkte der Armee schossen Vergnügungszentren aus dem Boden. In dieser Zeit entwickelte sich auch das friedliche Fischerdorf Pattaya, rund zwei Autostunden von Bangkok entfernt am Golf von Siam gelegen, zum größten Bordell Asiens. Mit dem Ende des Vietnamkriegs schien auch die Sexindustrie vor dem Aus zu stehen, doch eine andere Gruppe füllte mühelos die Lücke: Es sprach sich schnell in der ganzen Welt herum, dass Thailand neben paradiesischen Stränden und historischen Tempeln noch etwas anderes zu bieten hat: schöne Frauen, die so ganz anders sind, als die Männer im Westen es gewöhnt waren.

Die Medien taten zunächst alles, um dieses Image der sanften und demütigen Thaifrau zu unterstützen. Selbst Illustrierte wie „Stern" oder „Spiegel" ließen es sich nicht nehmen, in epischer Breite über Thailands besondere Attraktionen zu berichten. Auch Kataloge von namhaften Reiseveranstaltern priesen Hotels als „Junggesellenhotels" oder „besonders für allein reisende Herren geeignet" an, distanzieren sich jedoch heute deutlich von der Sexindustrie. Neben Pattaya ist Bangkoks berühmtes Rotlichtviertel Patpong sowie die Insel Phuket Hauptziel der Sextouristen. Es soll sogar Männer geben, die nichts anderes von Thailand kennen als die Go-Go-Bars von Patpong!

Wie sieht nun aber der typische Sextourist aus? Zu Alter oder Beruf kann man hier keine Angaben machen, vertreten sind Männer aller Altersgruppen und Schichten. Nicht zu unterschätzen ist der Anteil Homosexueller, die ihre Neigungen oft nur fern der Heimat ausleben können. Machtwille oder Gehemmtheit sind ebenfalls Motive für Sexreisen. Dabei sind es keinesfalls nur Touristen aus dem Westen, die ihr Vergnügen in Thailand suchen. Wesentlich mehr Männer reisen aus anderen asiatischen Ländern wie Japan, China und besonders dem puritanischen islamischen Malaysia an. Den weitaus größten Teil der Bordellbesucher in Thailand stellen jedoch die Einheimischen dar. Im Jahre 1993 schätzte die Regierung, dass jeder thailändische Mann im sexuell aktiven Alter etwa zwei bis drei Mal pro Monat ein Bordell aufsucht. So wie man bei uns mit Geschäftspartnern zum Essen geht, besucht man dort eben ein Bordell. Der Sextourismus aus dem Westen macht also nur einen Bruchteil der thailändischen Sexindustrie aus, auf die Verbreitung von Aids hat dies jedoch keinen Einfluss.

In Thailand selbst steht man dem Sextourismus zwiespältig gegenüber. Sextouristen sind immerhin auch Touristen und bringen heiß begehrte Devisen ins Land. In den Achtzigerjahren wurde immerhin rund die Hälfte der Devisen in Pattaya erwirtschaftet – Einnahmen, auf die man nicht verzichten will. Andererseits schreckt das Image des Landes als Sexparadies Touristen ab, die sich ernsthaft für die Kultur und die landschaftliche Schönheit des Königreichs interessieren. Dazu kommt noch, dass Prostitution in Thailand seit 1960 offiziell verboten ist – schwer vorzustellen in einem Land, in dem es etwa 1 Million Prostituierte gibt! Deshalb findet man dort auch kein einziges Bordell, wer Sex sucht muss sich in einen Massagesalon, einen Nachtklub oder eine Go-Go-Bar begeben. Diese Etablissements sind natürlich auch der Polizei bekannt und so stellen Schmiergelder sicher, dass das Geschäft reibungslos weiterlaufen kann.

Die meisten Prostituierten in Thailand stammen aus den armen Regionen im Osten und Nordosten des Landes. Wegen der hohen Arbeitslosigkeit machen sich viele Mädchen freiwillig auf den Weg in die Millionenstadt Bangkok, anfangs noch in der Hoffnung, einen ehrenwerten Job als Verkäuferin oder Dienstmädchen zu finden. Viele werden jedoch von ihren Eltern verkauft, ein Mädchen ist dabei zwischen 100 und 500 Euro wert, je nachdem, wie hübsch es ist. Es gibt tatsächlich zahlreiche Dörfer in Nordthailand, in denen man kein einziges Mädchen zwischen 13 und 25 Jahren findet.

Kein Wunder, dass ein Land mit einer solchen Sexindustrie auch von der Immunschwäche Aids nicht verschont bleibt. Insgesamt waren im Jahr 2000 etwa 1 Million Menschen in Thailand HIV-positiv, bei einer Gesamtbevölkerung von 61 Millionen. Rund 50 Prozent aller Prostituierten sind HIV-positiv, in der nordthailändischen Stadt Chiang Mai wird dieser Anteil sogar auf über 70 Prozent geschätzt. Für einen Sextouristen bedeutet ungeschützter Geschlechtsverkehr „Russisches Roulette." Nur etwa die Hälfte der Männer benutzt ein Kondom, und auch die Prostituierten bestehen nicht immer darauf. Schließlich stehen wirtschaftliche Interessen im Vordergrund, eine Prostituierte verliert nur ungern einen potenziellen Freier.

Verglichen mit anderen asiatischen Ländern erkannte Thailand schon sehr früh die Gefahren, welche die Immunschwäche Aids mit sich brachte. Der größte Teil der Freier sind ja einheimische Männer und so ist die Gefahr einer Ausbreitung im eigenen Lande auch relativ hoch. Vorbildlich war hier der ehemalige Minister Meechai Viravaidya, der persönlich durch die Rotlichtviertel von Bangkok zog und die Prostituierten mit Kondomen vertraut machte. Das brachte ihm den Spitznamen „Mister Condom" ein, Kondome werden ihm zu Ehren auch heute noch „Meechai" genannt. Auch der Verkauf der Gummis nahm zu: Seit 1990 haben sich die Verkaufszahlen verzehnfacht. Bei den Sextouristen hat die Angst vor Aids ebenfalls ihre Spuren hinterlassen und ist für eine besonders traurige Entwicklung verantwortlich. Sie ließ nämlich die Nachfrage nach minderjährigen Prostituierten in die Höhe schnellen, damit die Gefahr einer Ansteckung nicht so hoch ist. Besonders Japaner zahlen Höchstpreise für eine Entjungferung. Schätzungen zufolge sind in Thailand etwa 40 Prozent der Prostituierten jünger als 16 Jahre, gesetzlichen Schutz hatten sie bisher jedoch kaum: Wenn ein westlicher Tourist beim Kindesmissbrauch ertappt wurde, konnte er sich zumeist durch Schmiergeld aus der Affäre ziehen. Seit neuestem gibt es immerhin ein Gesetz, das diese Kinder schützt. Männer, die im Ausland Kinder missbraucht haben, können nun auch nach ihrer Rückkehr nach Deutschland dafür bestraft werden, selbst wenn die Tat erst später ans Tageslicht kommt. Allerdings sind die Zahlen nicht gerade ermutigend: Zwischen Oktober 1993 und Januar 1998 liefen gerade einmal 53 Verfahren gegen Deutsche wegen Kindesmissbrauchs im Ausland, 15 davon wurden eingestellt. Auch in Thailand selbst werden Päderasten seit der Einführung des „Prostitution Prevention and Suppression Act" (Gesetz zur Verhütung und Unterdrückung der Prostitution) im Jahre 1996 härter bestraft. So wurde im März 1996 ein deutscher Sexualstraftäter von einem thailändischen Gericht zur Höchststrafe von 40 Jahren und vier Monaten Gefängnis verurteilt.

In jüngster Zeit hat sich das tschechische Grenzgebiet zu Deutschland als größter Straßenstrich Europas etabliert. 810 Kilometer lang ist die Grenze zwischen Deutschland und Tschechien. An Tankstellen, Bushaltestellen und in Waldstücken warten Prostituierte auf ihre

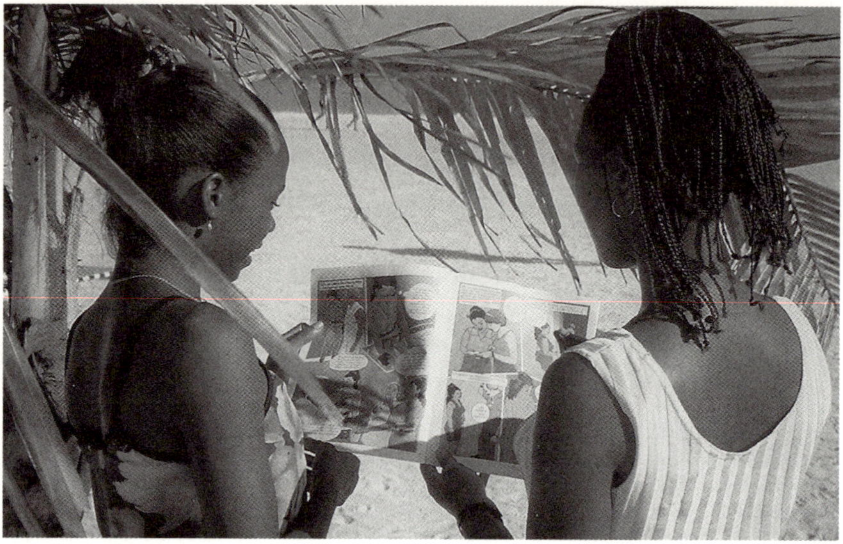

Exotische Frauen sind für viele Männer ein größerer Anreiz für Fernreisen als Strand und Meer.

Kundschaft – überwiegend Bayern oder Sachsen. Der Großteil der Prostituierten ist zwischen acht und 18 Jahre alt, doch auch wer Sex mit einem Baby will, hat hier keine Probleme, ein Kleinkind zu finden. Fast alle Kinder sind drogenabhängig, denn Klebstoffschnüffeln oder Amphetamine sind die einzige Möglichkeit, die Qualen zu überstehen. Das Leben dieser Kinder ist für immer zerstört, die Kinderschänder kommen dagegen ungeschoren davon. Häufig können sich die Kinder die Autonummern nicht merken oder das Fahrzeug gehört gar nicht dem Täter. Außerdem brauchen tschechische Kinder die Erlaubnis ihrer Eltern, um an einem Prozess in Deutschland teilnehmen zu können – und häufig sind es genau diese Eltern, die ihre Kinder auf den Strich schicken oder verkaufen. Wie viele von ihnen dazu noch HIV-positiv sind, weiß niemand – gering ist der Prozentsatz jedoch ganz bestimmt nicht.

Trotz der weiten Verbreitung von Aids in Tschechien, Thailand und anderen Ländern mit einer blühenden Sexindustrie ist die Zahl der Sextouristen in den letzten Jahren nicht zurückgegangen. Täglich starten „Bums-Bomber“ in Richtung Bangkok, Manila oder Nairobi – an Bord nach außen hin anständige Männer, die im Urlaub einfach mal „die Sau rauslassen“ wollen.

Die Krankheit bekommt ein Gesicht: prominente Aids-Opfer

Erst wenn ein Mensch, den alle Welt kennt und bewundert, erkrankt, bekommt eine Krankheit wie Aids auch ein Gesicht und rüttelt die Menschen auf. Einer der ersten Prominenten, der seine Infektion mit dem HI-Virus offiziell bekannt gab, war der amerikanische Basketballspieler „Magic" Earvin Johnson. Im November 1991 trat er mit seiner Erkrankung an die Öffentlichkeit und wollte sich zunächst ganz aus dem Sport zurückziehen. 1996 gelang ihm jedoch ein erstaunliches Comeback. Neben dem Sport widmet er sich heute auch der Aids-Aufklärung.

Rock Hudson: sauberer Sex und Scheinehe

Das erste berühmte Todesopfer im Fall „Aids" war der amerikanische Schauspieler Rock Hudson, der am 2. Oktober 1985 an der Immunschwäche starb. Schockiert war die Öffentlichkeit aber noch aus einem ganz anderen Grund, denn Aids galt nach wie vor hauptsächlich als Krankheit der Schwulen und Drogenabhängigen. Sollte Rock Hudson, der romantische Held der Sechzigerjahre und die Verkörperung des guten Amerikaners, etwa homosexuell gewesen sein?

Geboren wurde Roy Harold Scherer jr. am 17. November 1925 in Winnetka, Illinois. Nach einer kurzen Zeit in der Armee und diversen Gelegenheitsjobs machte er sich auf den Weg nach Hollywood, um Schauspieler zu werden. Von einem Talentsucher bekam der aufstrebende Künstler den männlich-kernigen Namen Rock Hudson verpasst und konnte 1948 sein Debüt in dem Film „Jagdstaffel" geben. In den folgenden Jahren spielte er hauptsächlich in Abenteuerfilmen und Western mit, systematisch wurde er zum romantischen Liebhaber aufgebaut. Seine Rolle in „Giganten" an der Seite von Elizabeth Taylor und James Dean brachte ihm 1956 eine Oscar-Nominierung ein.

Mit dem Film „Bettgeflüster" (1959) vollzog Hudson dann einen Genrewechsel und verlegte sich in den Sechzigerjahre zunehmend auf Komödien. Unvergessen bleiben seine Rollen neben Doris Day, mit der er in Filmen wie „Ein Pyjama für zwei" (1961) oder „Schick mir keine Blumen" (1964) auftrat. Hudsons charmantem Playboy stand hier

Days jungfräuliche Durchschnittsamerikanerin gegenüber und die beiden wurden zu einem der beliebtesten Filmpaare der Sechzigerjahre, das das Genre der „Screwball-Komödie“ à la Katherine Hepburn und Spencer Tracy mit neuem Leben füllte. In diesen „Sex-Komödien“ wurde die einzige Art von Sex präsentiert, die im bigotten Amerika der Eisenhower-Zeit erlaubt war: zuckersüß und steril. „In America they don't make sex, they commit it“ (In Amerika macht man keinen Sex, man begeht ihn), schrieb das Filmmagazin „Variety“ so treffend über diese Filme. Sex als Verbrechen, das auf der Leinwand am besten gar nicht gezeigt wird.

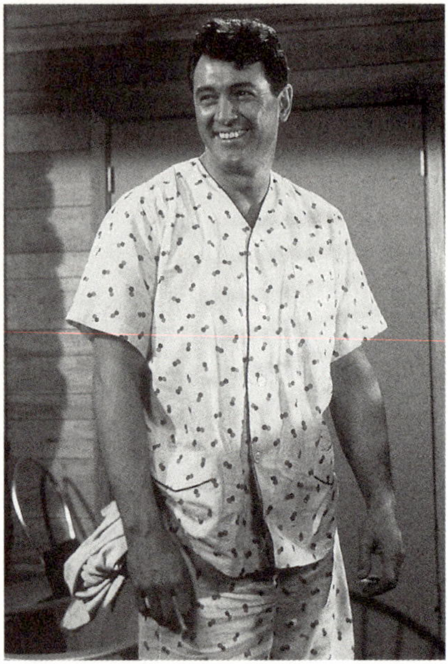
Der perfekte Charmeur: Rock Hudson.

Mit dem Beginn der Siebzigerjahre war es jedoch vorbei mit Hudsons Leinwandkarriere. Der Sex auf der Leinwand wurde härter und drastischer, für einen romantischen Helden der alten Schule war kein Platz mehr. In den folgenden Jahren sah man Rock Hudson immer öfter in TV-Serien, so auch in seiner letzten Rolle 1984/85 im „Denver-Clan“.

In all diesen Jahren pflegte Rock Hudson stets sein Image als Frauenheld, das ihm die Studiobosse verordnet hatten. Kaum jemand wusste, dass der Star in Wirklichkeit homosexuell war. Auch nach seinem Tod fiel es der Öffentlichkeit schwer dies zu glauben, zu sehr identifizierte man Hudson mit seinem Leinwand-Alter-Ego. In seinen Filmen verkörperte er maskuline amerikanische Werte wie Pragmatismus, moralische Integrität und Stärke. Seine Größe – Hudson war 1,90 m groß – und seine durchtrainierte Figur taten ihr Übriges, um ihn zum Schwarm aller Frauen dies- und jenseits des großen Teiches werden zu lassen. Doch Rock Hudson war schwul, und das durfte die Öffentlichkeit – und vor allem die Frauenwelt – nicht erfahren. Im prüden Amerika der Fünfzigerjahre wurde Homosexualität nämlich nicht nur nicht toleriert, sondern sogar verurteilt. Zurecht befürchteten die Bosse der Universal-Studios, bei denen Hudson damals unter Vertrag stand, dass sich das weibliche Kinopublikum von ihrem Kassenmagneten abwenden könne. Und in diesen Mann hatten sie ja immerhin eine ganze Menge Geld investiert! In den Zeitschriften und Fan-Magazinen wurden schon Stimmen laut, die fragten, warum ein so toller Mann immer noch Junggeselle war. Schließlich drohte das Enthüllungsblatt „Confidential" an, Hudsons Neigungen publik zu machen. Eine Frau musste also her, und zwar schnell. Die ideale Kandidatin wurde in Phyllis Gates, der Sekretärin seines Agenten, gefunden. Am 9. November 1955 führte Rock Hudson die Brünette vor den Traualtar, Amerika war endlich zufrieden. Kurz vor der Hochzeit schrieb die Zeitschrift „Photoplay": „Rock Hudson hat es getan. Er hat dem Mädchen, das er liebt, einen Diamanten und ein Halsband aus Opalen geschenkt. Man weiß, dass es sich da um Liebe handeln muss, denn dies ist das erste Mal, dass Hudson Schmuck verschenkt hat. Das höchste, was seine frühere Freundin Betty Abbot von ihm bekommen hatte, waren ein paar Dutzend Rosen." Nur 33 Monate nach der Hochzeit wurde die Ehe allerdings schon wieder geschieden. Phyllis Gates gab „seelische Grausamkeit" als Grund für die Scheidung an: „Er war mürrisch und sprach manchmal wochenlang nicht mit mir [...] manchmal kam er die ganze Nacht nicht nach Hause, und wenn ich ihn fragte, wo er gewesen sei, antwortet er nur: ‚Das geht dich nichts an!'" Seelische Grausamkeit mag hier nicht so sehr das Verhalten des Filmstars gewesen sein, sondern vielmehr der Umstand, dass hier zwei Menschen, die sich kaum kannten, gezwungen wurden, eine Ehe einzugehen.

Sein Kollege und Co-Star aus „Giganten", James Dean, teilte übrigens Rock Hudsons Schicksal. Auch er war homosexuell und auch er bekam von den Studios immer wieder junge Schauspielerinnen an die Seite gestellt, um diese Neigung zu vertuschen. Wäre Dean nicht so früh auf tragische Weise gestorben, hätte vielleicht auch er sich auf eine solche Scheinehe einlassen müssen.

Die Wahrheit über Hudsons Sexualleben deutete sich erst im Juli 1985 an, als der Star auf einer Pressekonferenz in Paris bekannt gab, dass er an Aids erkrankt war. Er war nach Frankreich gekommen, um ein mögliches Gegenmittel an sich testen zu lassen, doch lehnten die Ärzte eine Behandlung ab, da Hudson bereits zu schwach war. Er gab seine Homosexualität jedoch nie offen zu. Seine Erkrankung trug viel dazu bei, das Thema „Aids" salonfähig zu machen. Zwei Wochen vor Hudsons Tod fand in Los Angeles eine Benefizveranstaltung statt, die Geld für die Aidsforschung sammeln sollte. Rock Hudson selbst konnte an der Veranstaltung nicht mehr teilnehmen, ließ jedoch durch Burt Lancaster ein Telegramm verlesen, in dem er mitteilte: „Ich bin nicht glücklich darüber, dass ich krank bin. Ich bin nicht glücklich darüber, dass ich Aids habe. Aber wenn das anderen hilft, weiß ich wenigstens, dass mein Unglück ein bisschen was wert war." Panik brach dagegen im „Denver-Clan" aus. Linda Evans hatte noch kurz zuvor Kussszenen mit Rock Hudson gedreht und auch John Forsythe war dem kranken Star bei Szenen eines Flugzeugabsturzes recht nahe gekommen. „Denver-Biest" Joan Collins machte ihrem Namen alle Ehre und urteilte: „Aids ist die gerechte Strafe für die Sünden Hollywoods."

Nach seinem Tod nur drei Monate später wühlten Zeitungen und Zeitschriften ungeniert im Privatleben des Stars herum und versuchten sich mit reißerischen Berichten über Hudsons Sexualleben gegenseitig zu übertreffen. Eine große deutsche Tageszeitung berichtete gleich täglich über „wüste Orgien und Spritztouren durch Schwulenbars". Wie viel davon wahr ist, hat Rock Hudson mit ins Grab genommen. Was bleibt, ist vor allem die Tatsache, dass er sein Leben lang gezwungen wurde, ein Doppelleben zu führen. Dass er dies so überzeugend getan hat, mag vielleicht die größte schauspielerische Leistung seines Lebens gewesen sein.

Freddie Mercury: das ausschweifende Leben eines Superstars

„Bohemian Rhapsody", „We are the champions", „We will rock you" oder „Radio Ga Ga" – mit Liedern wie diesen schrieb die englische Band Queen Rockgeschichte. Einzigartig wurde sie durch die Mischung verschiedener Stilelemente in ihren Songs: Von krachenden E-Gitarren bis hin zu opernhaften Einlagen waren oft sämtliche Stimmungen in einem einzigen Lied zu finden. Nicht zuletzt durch ihre mitreißenden Liveshows konnten sich Queen einen Platz im Rock-Olymp erobern und zählen mit Recht zu den wichtigsten Bands der Siebziger- und Achtzigerjahre.

Ein großer Teil des Erfolges der Band beruhte auf ihrem schillernden Sänger Freddie Mercury, der Männer und Frauen gleich faszinierte. Umso schockierter war die Musikwelt, als Mercury am 23. November 1991 eine kurze Presseerklärung herausgab: „Ich bestätige, dass ich HIV-infiziert bin und an Aids leide. Ich hielt es für richtig, diese Tatsache bis zum heutigen Tag geheim zu halten, um mein persönliches Umfeld vor Übergriffen auf die Privatsphäre zu bewahren. Aber jetzt hielt ich die Zeit für gekommen, um meinen Freunden und Anhängern überall auf der Welt die Wahrheit zu sagen. Denn ich hoffe, dass alle Welt im Kampf gegen diese schreckliche Krankheit zusammenstehen wird." 24 Stunden später war Freddie Mercury tot – nur 45 Jahre alt war die Ikone der Rockmusik geworden.

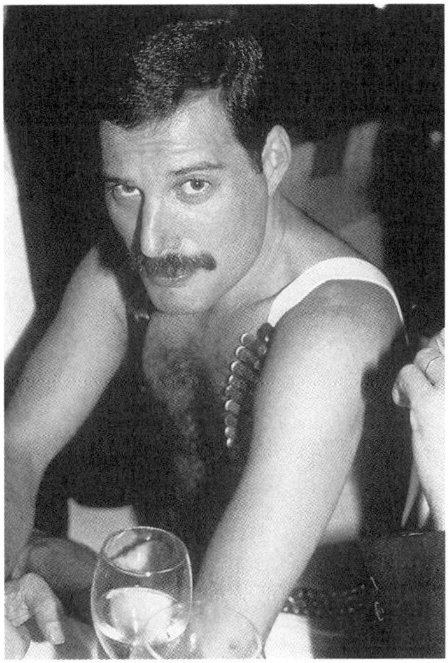
Freddie Mercury faszinierte Frauen und Männer.

Doch gehen wir zurück zum Anfang: Geboren wurde Freddie Mercury als Farokh Bulsara am 5. September 1946 auf der Insel Sansibar. Als er fünf Jahre alt war, zogen seine Eltern mit ihm nach Bombay, wo er später nach eigenen Aussagen in einem Internat erste homosexuelle Erfahrungen machte. Mit 14 Jahren ging die Familie schließlich nach England und Freddie landete in dem wenig glamourösen Städtchen Feltham in Middlesex. Trotzdem wurde der Teenager hier mit einem ganz neuen Lebensgefühl konfrontiert. Es war die Zeit der „Swinging Sixties". Jugendliche sagten sich los von den konservativen Werten und veralteten Moralvorstellungen ihrer Eltern und erfanden ihren eigenen Lebensstil, mit ihrer eigenen Mode und ihrer eigenen Musik. „Beatles" und „Rolling Stones" hießen die Könige der Zeit, letztere brachten mit ihrer Hymne „(I can't get no) Satisfaction" ihre Unzufriedenheit mit dem Leben ihrer Eltern auf den Punkt. Die Jugend experimentierte mit Drogen und versuchte so, neue Bewusstseinsebenen zu erreichen und das spießbürgerliche Leben der Erwachsenen hinter sich zu lassen. Die Impulse für diesen rebellischen, alternativen Lebensstil kamen von den Kunstschulen, die Mitglieder der „Rolling Stones" und der „Who" hatten sich dort zusammen gefunden. Und so schrieb sich auch Freddie Mercury nach dem Schulabschluss an der Ealing Art School in London ein und studierte Grafikdesign. 1970 schloss er sich mit dem Gitarristen Brian May und dem Schlagzeuger John Taylor zusammen: Die Band „Queen" war geboren. Ein Jahr später stieß Bassist John Deacon zu dem Trio, 1973 veröffentlichte die Band ihr Debütalbum „Queen". Der erste Nummer-Eins-Hit gelang ihnen 1975 mit „Bohemian Rhapsody", neun Wochen lang hielt sich der bombastische, opernhafte Song an der Spitze der englischen Charts. Auch den Rest der Welt eroberten die vier Musiker im Sturm, in den nächsten 15 Jahren folgte Hit auf Hit, ausverkaufte Konzerttourneen und erfolgreiche Musikvideos.

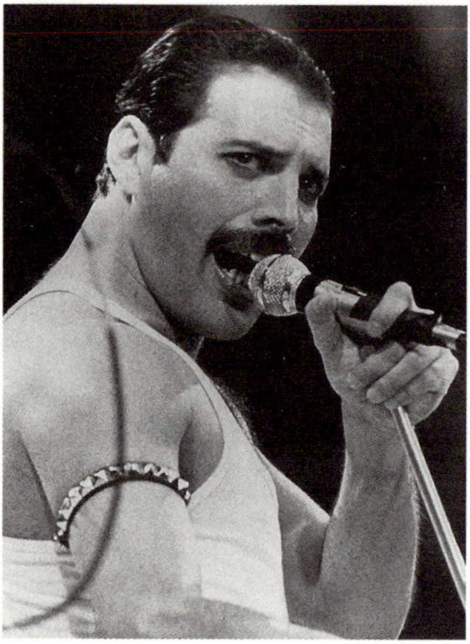

Der öffentliche Freddie: Sänger der Gruppe „Queen".

Freddie Mercury genoss das Leben als Superstar in vollen Zügen. Zunächst lebte er mit der Britin Mary Austin, der Geschäftsführerin einer Boutique, zusammen, doch nach sieben Jahren trennte sich das Paar. Ab dem 25. Lebensjahr war Mercury hauptsächlich homosexuell. Er besaß eine Wohnung in der Schwulenmetropole New York, hielt sich jedoch auch häufig in München auf, denn auch hier gab es eine lebhafte Schwulenszene mit Bars und Klubs wie dem „Frisco" oder dem „New York". Dennoch verband ihn zeit seines Lebens eine enge Freundschaft mit seiner Ex-Freundin Mary Austin, die später fast täglich an seinem Sterbebett wachen sollte. In München lebte Freddie Mercury drei Jahre lang mit der Schauspielerin Barbara Valentin zusammen, die ihr Verhältnis zu dem Rockstar mit folgenden Worten beschrieb: „Freddie und ich hatten keine normale Beziehung. Er war schwul, und ich mag Männer. Aber trotzdem waren wir verliebt."

Freddie Mercury war nun also ein Superstar und feierte dies gebührend. Fast ebenso berühmt wie für seine Stimme und sein musikalisches Talent war Freddie Mercury für seine Partys, die er sich oft bis zu 200 000 Pfund kosten ließ. Nackte Mädchen servierten Champagner und andere Delikatessen, Männer trugen Frauenkleider und die illustre Gästeschar war häufig in bunte Fantasiekostüme gekleidet. Unter den Gästen befanden sich zahlreiche Berühmtheiten, die Einladungskarten waren heiß begehrt. Nicht selten begannen die Partys am Samstagabend und dauerten bis Montagmorgen an. Sex-Einlagen durften ebenfalls nicht fehlen, auf dem Programm standen Stripperinnen, nackte Schlangentänzerinnen und andere reizvolle Überraschungen. Mercury selbst sah die Sache ganz gelassen: „Ausschweifungen sind Teil meiner Natur", lautete seine lakonische Erklärung für die wilden Partys. Drogen in Hülle und Fülle gab es ebenfalls: Kokain, Aufputsch- und Beruhigungsmittel und andere illegale Substanzen gehörten ebenso zum Speiseplan wie Champagner und Kaviar.

An Gelegenheiten, seinen Sexualtrieb zu befriedigen, fehlte es Freddie Mercury nicht. Es ist alt bekannt, dass Geld und Ruhm ein stärkeres Aphrodisiakum sind als jede spanische Fliege und so fehlte es auch nicht an Männern und Frauen, die mit dem Star ins Bett wollten. Oft hatte er jede Nacht einen anderen Liebhaber. „Ich gehe mit jedem und jeder ins Bett. Und mein Bett ist riesig, da passen bequem sechs Leute rein. Ich will Sex ohne jede Verpflichtung. Ja, es gab Zeiten, in denen ich nur für Sex lebte", gestand Mercury. Andererseits gab er auch zu, mit seinen häufigen Partnerwechseln seine Einsamkeit überwinden zu wollen, die ihn besonders auf den langen Tourneen mit Queen quälte. So zog er nach den Konzerten durch die Schwulenkneipen der jeweiligen Stadt und ging seinem Vergnügen nach.

„Liebe ist für mich wie Russisches Roulette", sagte Freddie Mercury einmal und wusste damals noch nicht, welche tragischen Folgen diese Behauptung einst haben würde. 1986 fand er heraus, dass er sich mit dem HI-Virus infiziert hatte und verabschiedete sich von seinem wilden Leben. Seinen plötzlichen Abschied von der Partyszene begründete er damit, dass er nun auch nicht mehr der Jüngste sei. Obwohl immer wieder Spekulationen über seinen Gesundheitszustand laut wurden, hielt er sein Leiden weiter geheim. In einem der letzten Queen-Videos, „I'm going slightly mad", verdeckte er sein von der Krankheit gezeichnetes Gesicht mit einer dicken Schicht von weißem Make-up. Immer seltener sah man ihn nun in der Öffentlichkeit, bis er die Welt schließlich in einer Presseerklärung von seiner Erkrankung in Kenntnis setzte. Für seine Entscheidung, die Öffentlichkeit erst so spät zu informieren, wurde Mercury im Nachhinein scharf kritisiert. Er hätte viel dazu beitragen könne, dass der Krankheit ihr Stigma genommen werde, so lautete der häufigste Vorwurf. Das mag durchaus wahr sein, doch war Freddie Mercury ein sehr privater Mensch. „Mit meinem Leben mache ich, was ich will", sagte er einmal und das müssen wir akzeptieren, ob uns das nun passt oder nicht.

Ausblick

Durch die Aids-Epidemie hat sich die Einstellung zur Sexualität und das sexuelle Verhalten in breiten Teilen der Öffentlichkeit zunächst geändert, die Menschen wurden vorsichtiger. Doch in jüngster Zeit ist Aids wieder aus den Schlagzeilen verschwunden, BSE und Maul- und Klauenseuche beschäftigen uns nun – und das obwohl sie für uns Menschen weit weniger gefährlich sind als Aids. Das Thema „Aids" will niemand mehr hören und gerade bei den Jugendlichen scheint es schon fast in Vergessenheit geraten zu sein. „Das kann mir nicht passieren!" oder „Ich schau mir schon genau an, mit wem ich da ins Bett gehe", hört man häufig. Doch kennen Sie alle früheren Sexualpartner Ihrer Disco-Bekanntschaft? Und die Partner dieser Partner?

Jeder behauptet zu wissen, wie er sich vor einer HIV-Infektion schützen kann – doch wenden nicht alle dieses Wissen auch an. Eine Umfrage eines Kondomherstellers ergab, dass zwar 93 Prozent der Deutschen wissen, dass ein Kondom vor einer HIV-Infektion schützt, doch trotzdem nur ein Viertel die Gummis auch benützt. 2000 bis 3000 Menschen infizieren sich in Deutschland jedes Jahr durch ungeschützten heterosexuellen Sex mit HIV – und diese Zahl wird in den nächsten Jahren noch steigen. In Europa mag sich Aids nicht so verbreitet haben, wie Ärzte Anfang der Achtzigerjahre noch befürchteten; Grund für eine Entwarnung ist dies jedoch noch lange nicht.

Anhang

LITERATURTIPPS

Althen, Michael: *Rock Hudson. Seine Filme – sein Leben.* München 1986
Bäumler, Ernst: *Amors vergifteter Pfeil. Kulturgeschichte einer verschwiegenen Krankheit.* Frankfurt am Main 1997
Bloch, Iwan: D*as Sexualleben unserer Zeit.* Berlin 1909
Christophers, Enno / Ständer, Markward: *Haut- und Geschlechtskrankheiten.* München 19976
Dörrzapf, Reinhold: *Eros, Ehe, Hosenteufel. Eine Kulturgeschichte der Geschlechterbeziehungen.* Frankfurt am Main 1995
Fuchs, Eduard: *Illustrierte Sittengeschichte. Band 2: Renaissance II.* Frankfurt am Main 1985
Fuchs, Eduard: *Illustrierte Sittengeschichte. Band 4: Die galante Zeit II.* Frankfurt am Main1985
Fuchs, Eduard: *Illustrierte Sittengeschichte. Band 6: Das bürgerliche Zeitalter II.* Frankfurt am Main 1985
Haefs, Gabriele/ Gille, Klaus: *Von Sittenstrenge und Aufbegehren. Die Wilhelminische Zeit.* Hamburg 1994
Köster-Lösche, Kari: *Die großen Seuchen. Von der Pest bis Aids.* Frankfurt am Main 1995
Launer, Ekkehard (Hrsg.): *Sextourismus.* Göttingen 1997
Lipka, Susanne: *Das käufliche Glück in Südostasien. Heiratshandel und Sextourismus.* Münster 1989
Mende, Fritz: *Heine-Chronik. Daten zu Leben und Werk.* München 1984
Meyer-Renschhausen, Elisabeth: *„Die weibliche Ehre. Ein Kapitel aus dem Kampf von Frauen gegen Polizei und Ärzte"* in: Johanna Geyer-Kordesch/ Annette Kuhn (Hrsg.): Frauenkörper. Medizin. Sexualität. Auf dem Weg zu einer neuen Sexualmoral. Düsseldorf 1986
Michael, Robert T. / John H. Gagnon / Edward O. Laumann / Gina Colata: *Sexwende. Liebe in den 90ern.* München 1994
Palmade, Guy (Hrsg.): *Fischer Weltgeschichte Band 27: Das bürgerliche Zeitalter.* Frankfurt am Main 1974
Praktischer Hausschatz der Heilkunde. Leipzig o.J.
Puenzieux, Dominique/Ruckstuhl, Brigitte: *Sexualität, Medizin und Moral. Die Bekämpfung der Geschlechtskrankheiten Syphilis und Gonorrhö.* Zürich 1994
Rühle, Otto: *Illustrierte Kultur- und Sittengeschichtes des Proletariats, Erster Band.* Berlin 1930
Sauerteig, Lutz: *Krankheit, Sexualität, Gesellschaft. Geschlechtskrankheiten und Gesundheitspolitik in Deutschland im 19. und frühen 20. Jahrhundert.* Stuttgart 1999

Schulte, Regina: *Sperrbezirke. Tugendhaftigkeit und Prostitution in der bürgerlichen Welt.* Frankfurt am Main 1979
Sky, Rick: *Freddie Mercury. Das Leben des legendären Popstars.* München 1993
van de Velde, Th. H: *Der Ehespiegel.* Leipzig 1929
Winkle, Stefan: *Kulturgeschichte der Seuchen.* Düsseldorf/Zürich 1997
Zweig Stefan: *Die Welt von Gestern. Erinnerungen eines Europäers.* Frankfurt am M. 1952

PERSONENVERZEICHNIS

REGISTER